AF300036

PRÉCIS

D'ANATOMIE COMPARÉE

ET DE

DISSECTIONS

AVEC 294 FIGURES DANS LE TEXTE

A L'USAGE

DES CANDIDATS AU CERTIFICAT DES SCIENCES PHYSIQUES,
CHIMIQUES, NATURELLES

PAR

A. GRUVEL

Docteur ès sciences
Chef des travaux de zoologie à l'Université de Bordeaux
(Faculté des Sciences)

PARIS

MAISON ÉMILE DEYROLLE

LES FILS D'ÉMILE DEYROLLE, ÉDITEURS

46, RUE DU BAC, 46

1897

PRÉCIS

D'ANATOMIE COMPARÉE

ET DE

DISSECTIONS

PRÉCIS

D'ANATOMIE COMPARÉE

ET DE

DISSECTIONS

AVEC 294 FIGURES DANS LE TEXTE

A L'USAGE

DES CANDIDATS AU CERTIFICAT DES SCIENCES PHYSIQUES,
CHIMIQUES, NATURELLES

PAR

A. GRUVEL

Docteur ès sciences
Chef des travaux de zoologie à l'Université de Bordeaux
(Faculté des Sciences)

PARIS

MAISON ÉMILE DEYROLLE

LES FILS D'ÉMILE DEYROLLE, ÉDITEURS

46, RUE DU BAC, 46

1897

NOTE DES ÉDITEURS

Tous les instruments nécessaires aux dissections se trouvent chez

LES FILS D'ÉMILE DEYROLLE

46, RUE DU BAC

PARIS

PRINCIPES GÉNÉRAUX

DE

DISSECTION

Nous sommes bien loin du temps où les zoologistes débutants étaient obligés d'apprendre les notions générales plus ou moins restreintes du règne animal dans des livres assez imparfaits, sans figures pour la plupart.

Les laboratoires à peine formés ne permettaient que de très rares dissections : il fallait croire sur parole l'auteur du livre où l'on étudiait, puisque l'on n'avait à sa disposition aucun moyen facile de contrôle.

L'étude des sciences naturelles, de la zoologie en particulier, qui ne se comprend guère aujourd'hui sans dissections, était loin d'atteindre la facilité qu'elle offre en ce moment aux étudiants.

On ne saurait trop rendre justice aux hommes qui, en introduisant dans leur enseignement la partie pratique destinée à contrôler ou à perfectionner l'étude théorique des êtres, ont fait faire à la science zoologique un puissant pas en avant.

Certes, la pratique n'est pas tout, et il ne faudrait pas tomber dans l'excès ; mais il est une chose certaine : c'est qu'il est impossible de faire de la théorie, encore moins des théories sans avoir des connaissances pratiques très étendues.

D'une façon générale, on ne peut pas dire qu'il existe une méthode de dissection. Il est évident que les maîtres sont bien autorisés à dire aux élèves : « Si vous voulez « obtenir un bon résultat dans la dissection de telle ou « telle espèce animale, vous devez vous y prendre de « telle ou telle façon de préférence à telle ou telle autre, « et cela pour telles ou telles raisons » ; oui, certainement, on nous a dit cela et nous le répétons journellement, mais il n'en est pas moins évident que pour quelqu'un qui sait un peu manier la pince et le scalpel, il est juste de dire que chacun a sa méthode particulière, chacun donne à la formule générale qu'on lui a enseignée, une entorse plus ou moins considérable, chacun en somme lui imprime son caractère personnel. On peut arriver aux mêmes résultats par des procédés bien différents.

Il semble donc très difficile au premier abord de donner des principes généraux de dissection ; mais comme ceux que l'on nous demande sont précisément ces notions vagues dont nous parlions tout à l'heure, cette formule générale éminemment élastique et se pliant à la volonté de chacun, les difficultés s'aplanissent d'elles-mêmes et la question devient, par cela même, beaucoup plus simple à traiter.

Il n'existe pas aujourd'hui en France ni à l'étranger, croyons-nous, d'enseignement théorique des sciences zoologiques qui ne possède comme complément indispensable un enseignement pratique important, et cela pour le plus grand bien de l'étude des sciences naturelles en général.

Les principes généraux de dissection sont, il faut le dire, bien insuffisants ; il faudrait plutôt des principes... particuliers à chaque genre, pour ne pas dire à chaque espèce, mais cependant ils peuvent guider le débutant et, pour peu qu'on lui indique ensuite les quelques particularités de dissection relatives à chaque type, cela sera, croyons-nous, largement suffisant pour lui permettre d'obtenir à bref délai une préparation présentable pour peu que l'on ne sorte pas trop des espèces dites classiques.

Pour obtenir une bonne préparation, il existe des *conditions essentielles*, qui sont immuables, où que l'on se trouve et quel que soit le sujet ; ce sont : *de la patience, une bonne lumière* et de *bons instruments*.

A côté de ces conditions essentielles il en est d'autres que l'on peut qualifier de *secondaires*, qui certainement peuvent aider beaucoup, mais ne sont pas indispensables ; il faudrait même, dirons-nous, habituer un tant soit peu les jeunes gens à savoir s'en passer à l'occasion.

Nos maîtres ne trouvaient certainement pas pour toutes leurs recherches les laboratoires perfectionnés que l'on offre aujourd'hui à profusion aux jeunes zoologistes et cela ne les empêchait pas cependant de faire, avec des installations défectueuses, de remarquables travaux : ils ajoutaient simplement à leur bagage une bonne dose de patience.

L'installation est chose secondaire, mais cela ne veut pas dire que, lorsqu'on le peut, elle doive être négligée. Elle est du reste assez rudimentaire lorsqu'on ne désire pas s'occuper d'histologie, et une table solide, une cuvette à dissection et de l'eau propre suffisent. Si l'on a à sa disposition de l'eau de mer, il est quelquefois bon de s'en servir pour la dissection des animaux qui y vivent et que l'eau douce tue trop promptement.

La lumière doit de préférence venir du nord, car le soleil est très gênant lorsqu'il s'agit d'une dissection fine — bien davantage encore s'il s'agit du microscope.

Les instruments (1) nécessaires sont relativement peu

---

(1) Tous les instruments nécessaires aux dissections se trouvent chez les Fils d'Émile Deyrolle, 46. rue du Bac, Paris.

nombreux ; la condition essentielle, c'est qu'ils soient bons.

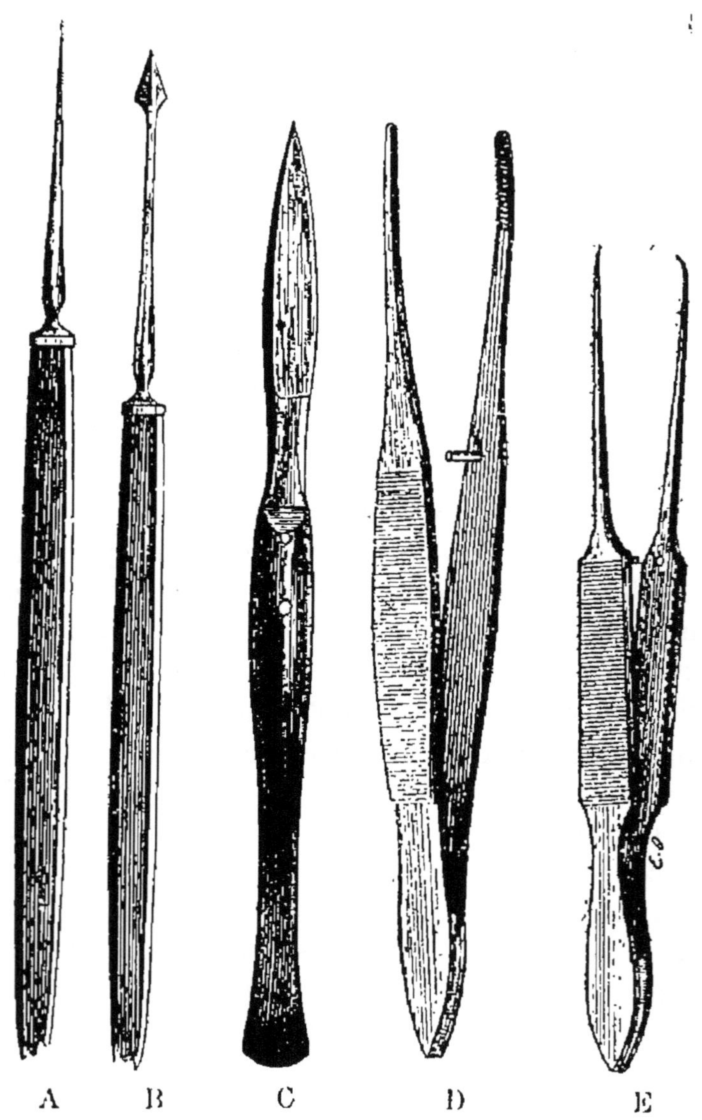

Fig. 1. — Instruments de dissection.
A. Aiguille droite ; B. Aiguille coupante, dite aiguille de Cusco.
C. Scalpel; D. Pince à dissection; E. pince fine de dissection.

Pour toutes les préparations courantes, un scalpel moyen droit, un scalpel fin, deux aiguilles montées dont une coupante, une paire de ciseaux forts, une paire de ciseaux fins, une pince à dissection à mors dentés et une pince ordinaire fine suffisent largement.

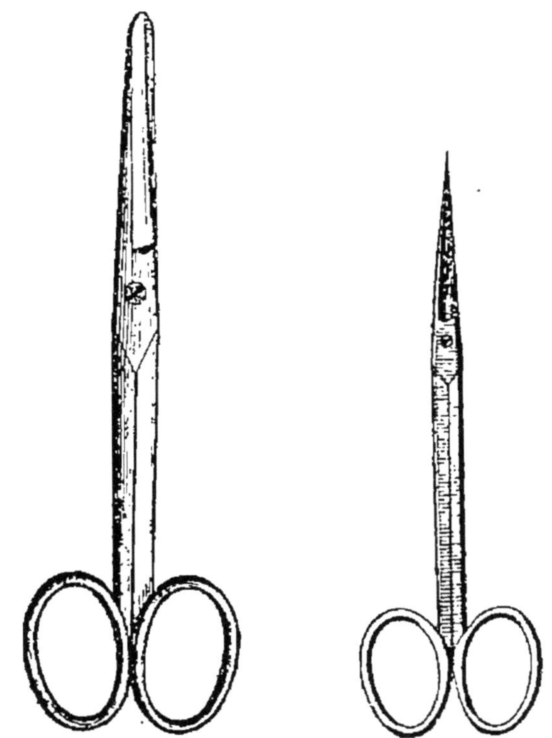

Fig. 2. — Ciseaux de dissection forts et fins.

En général, tous ces instruments sont réunis dans une trousse et l'on y ajoute le plus souvent un tranchoir indispensable pour les travaux de botanique.

La trousse mise en vente par la maison Émile Deyrolle est certainement excellente. Elle renferme, outre les instruments cités plus haut, un paquet d'épingles, des lames et une boîte de lamelles ; un seul reproche à lui faire : il est relatif à la pince fine qui, telle qu'elle est, n'est nullement commode. Il est du reste question de la remplacer par une pince brucelles fine, ce qui rendra l'ensemble parfait.

Avant de commencer toute dissection, avant de pratiquer

sur un animal une incision quelconque, il est indispensable de l'orienter au préalable.

S'il est, en effet, des êtres dont l'orientation saute aux yeux, il en est d'autres qui, pour des débutants, peuvent être plus embarrassants, et pour ceux-là il ne faudrait pas s'acharner à chercher dans la tête les organes qui sont dans la queue et réciproquement.

Une fois orienté, l'animal doit être bien fixé sur le fond de liége de la cuvette à dissection avec des épingles plus ou moins fines selon la taille du sujet.

Toutes les fois qu'on le peut, et c'est la majorité des cas, la dissection doit être faite sous l'eau, et l'immersion doit être complète. De cette façon les organes, perdant une partie de leur poids, se soulèvent légèrement et prennent ainsi à peu près la position qu'ils occupent réellement dans le corps de l'être vivant. La saillie des organes rend leur découverte plus facile et il devient dès lors plus commode d'enlever les parties inutiles pour ne conserver que celles sur lesquelles doit porter la préparation.

La dissection des principaux types classiques peut, en général, se faire sans l'intervention de la loupe; mais, quand il s'agit par exemple de la découverte d'un système nerveux délicat, comme celui d'un insecte, l'aide d'une loupe à pied avec tige articulée devient nécessaire.

Pour ces dissections difficiles, la pince fine et l'aiguille coupante sont d'une grande utilité et peuvent même servir exclusivement.

Il est bon aussi d'avoir à sa disposition une pipette compte-gouttes, au moyen de laquelle un courant d'eau suffisamment fort peut être lancé sur la préparation pour la débarrasser des débris d'organes qui en peuvent masquer la plus grande partie. Ce procédé de nettoyage est bien plus commode que celui qui consiste à enlever ces débris avec les pinces fines, car d'abord il est moins long et, de cette façon, on ne court pas le risque d'enlever une partie essentielle en voulant se débarrasser d'une saleté.

De plus l'eau de la cuvette doit être souvent renouvelée en ayant soin de ne pas faire couler l'eau du robinet, sur la préparation, comme cela arrive trop souvent aux élèves, mais à côté.

La dissection terminée et bien nettoyée, il est indispensable de la dessiner aussi bien que possible, car c'est par le dessin seul que les différents détails se gravent dans l'esprit et qu'il est ensuite facile, au moment d'un examen par exemple, de revoir d'un coup d'œil rapide l'anatomie d'un animal que l'on a bien disséqué.

Le dessin ne s'apprend pas en huit jours, et combien voit-on de jeunes gens arriver dans les Facultés, qui n'ont jamais touché un crayon ! On ne saurait trop insister, à notre humble avis, pour forcer, pendant les études du lycée, tous les jeunes élèves à suivre d'une façon sérieuse les cours de dessin. Tout le monde, on ne le sait que trop, ne peut pas devenir artiste ; mais tous pourraient cependant acquérir des notions suffisantes pour leur permettre de représenter un animal d'une façon assez convenable pour que l'on puisse savoir à quelle espèce l'on a affaire, sans être obligé de faire écrire le nom au-dessous !

Pour la facilité de la compréhension, il est bon pour des élèves d'avoir des crayons de couleurs, et de colorer les divers organes avec des teintes conventionnelles toujours les mêmes. L'anatomie saute aux yeux, dans ces conditions, et ce n'est pas là un des moindres avantages du dessin. La mémoire des yeux est, en effet, d'un puissant secours pour l'étude des sciences naturelles.

Que reste-t-il, dans l'esprit des élèves, d'une préparation très bien faite, mais qu'ils n'ont pas dessinée? On peut répondre sans crainte : Rien ou à peu près rien.

DES MÉTHODES D'INJECTIONS

Il est souvent difficile, parfois même impossible d'étudier les trajets divers de l'appareil circulatoire artériel ou veineux d'un animal sans préparation préalable !

A la rigueur, on pourrait encore y parvenir chez la plupart des mammifères ; car chez eux les vaisseaux artériels se distinguent assez facilement des vaisseaux veineux par leur couleur et leur aspect.

Mais si l'on s'adresse même à des Vertébrés inférieurs, les choses se compliquent singulièrement, et il en est bien autrement encore lorsqu'on étudie un Invertébré quelconque.

Pour les Vertébrés, le système circulatoire étant rempli de sang rouge plus ou moins foncé, tranche par sa couleur sur le reste des tissus ; il est alors facile de se guider, mais pour les Invertébrés dont le sang est le plus généralement incolore, ou tout au moins très légèrement coloré, il est impossible ou à peu près de distinguer les vaisseaux d'avec les autres tissus. C'est donc surtout pour eux que la pratique des injections artérielles ou veineuses s'impose.

Je disais qu'il est fort difficile d'indiquer une méthode générale de dissection ! Que dire alors des méthodes d'injections ? C'est là que la formule générale est facilement malléable et que chaque opérateur lui donne une tournure variable suivant les besoins qui s'imposent, ou les organes que l'on se propose d'atteindre !

Les injections des vaisseaux sont destinées à remplir ces canaux d'une masse colorée, qui chasse devant elle le liquide sanguin qu'ils renferment, et vient le remplacer jusque dans les profondeurs des tissus.

La masse colorée est destinée naturellement à distendre les vaisseaux et à leur donner une couleur rouge, bleue ou jaune, etc., qui tranchant très fortement sur le reste des tissus, permet à l'opérateur de suivre d'une façon très précise les trajets des canaux sanguins.

Quand on pousse la masse dans les vaisseaux, ceux-ci sont en grande partie remplis par le liquide sanguin; il est donc évident que, si la poussée extérieure est trop forte, le sang n'aura pas le temps de s'échapper suffisamment vite et que dans ces conditions, la pression allant en croissant sans cesse, il arrivera fatalement un moment où la paroi des vaisseaux n'aura pas la résistance suffisante et devra éclater. Dans ces conditions, toute la masse à injection qui aura pénétré par cet artériole ou veinule s'échappera par la solution de continuité ainsi produite, et l'opération sera manquée.

Il est donc de toute nécessité de pousser l'injection le plus doucement possible, si l'on veut obtenir un bon résultat.

Pour pratiquer l'injection, l'animal que l'on veut étudier doit être autant que possible vivant : car dans ces conditions, les tissus sont plus élastiques et se prêtent beaucoup mieux à la pénétration des liquides.

Les instruments, la masse à injection, ainsi que tous les accessoires doivent être prêts avant de toucher au sujet.

Les instruments indispensables sont : une seringue avec sa canule, une pince à mors et les instruments de dissection ordinaire.

La seringue que l'on emploie généralement est en

cuivre avec deux canules pouvant s'y adapter, l'une
d'un calibre fin, l'autre d'un calibre un peu plus gros.

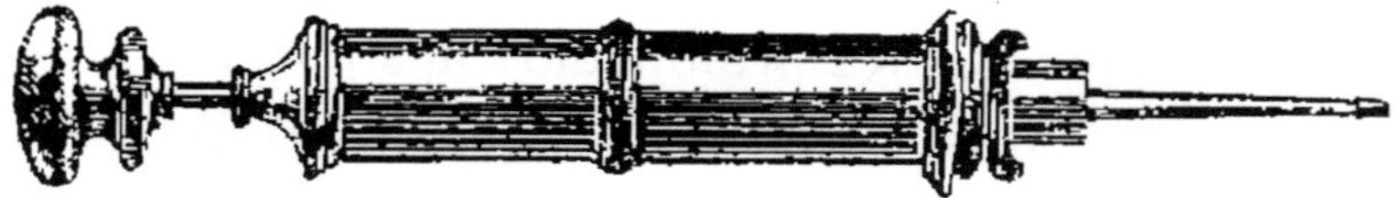

Fig. 3. — Seringue à injection.

Il est bon quelquefois de se servir d'une canule à
robinet.

Girod recommande une pince à mors dont la partie
interne des extrémités libres est revêtue d'amadou, de
façon à ce que la pression de la pince sur la canule ne
coupe pas le vaisseau que l'on veut injecter.

Les masses à injection peuvent être de plusieurs sortes,
suivant que l'on veut opérer à chaud ou à froid.

La méthode à froid n'a que peu d'avantages. Elle permet de pouvoir opérer sans cuisine préalable, et à tous
moments pour ainsi dire ; de plus, elle irait peut-être un
peu plus profondément dans les organes, suivant quelques
auteurs. Tout le monde n'est pas du même avis sur ce
sujet du reste, et elle a le grand inconvénient de couler
des vaisseaux injectés, avec une facilité remarquable. Il
est très difficile de pouvoir conserver une préparation
injectée à froid pendant quelque temps.

La méthode à froid que nous venons surtout de viser
est celle dont la masse est formée de *chromate de plomb.*

Pour la préparer on verse dans un verre une certaine
quantité d'acide chromique à 3 0/0, puis on laisse tomber
goutte à goutte dans ce liquide une solution de sous-
acétate de plomb à 5 0/0 environ. Il se forme un beau
précipité jaune de chromate de plomb. On a soin d'agi-
ter constamment le mélange, au fur et à mesure que l'on
laisse tomber le sous-acétate de façon à réduire à une
très grande ténuité les particules jaunes du précipité.

On peut encore utiliser une masse à injection faite avec du plâtre à mouler, ou bien avec du bitume dissous dans l'éther. Ces masses ont l'avantage de se solidifier dans les canaux et de les mouler pour ainsi dire.

A moins d'avoir des raisons particulières pour les employer, nous préférons de beaucoup les méthodes à chaud pour toutes les préparations courantes.

Elles sont peut-être un peu plus longues à employer, mais on est bien récompensé par les résultats qu'elles procurent !

L'une des plus anciennes et non des meilleures, a pour base une masse au suif.

Lorsque l'on veut faire une masse à injection économique, pour un grand nombre d'élèves, par exemple, on peut employer seulement du *suif* et de la *cire jaune*, mettant environ le double de suif que de cire. On fait fondre au bain-marie et on ajoute une matière colorante bleue ou rouge, etc., jusqu'à ce que la masse ait une teinte suffisamment intense.

Mais ce mélange se coagule trop rapidement, et lorsqu'on veut lui donner une fluidité plus durable, ce qui permet au liquide de pénétrer plus avant dans les vaisseaux, on y ajoute une petite quantité de *térébenthine de Venise*.

Cette préparation a un désagrément: c'est celui de graisser considérablement l'eau de la cuvette, de sorte que quand on dissèque, on a toujours à la surface de l'eau une pellicule plus ou moins étendue et épaisse de matière graisseuse. Cela oblige à renouveler constamment l'eau, et encore cela gêne passablement pour la dissection.

Nous préférons de beaucoup employer la masse à la gélatine.

Pour la préparer on fait chauffer de l'eau au bain-marie, et quand elle est chaude ; on y plonge des lames de gélatine que l'on trouve facilement dans le commerce.

On ajoute les lames une à une, en ayant bien soin de remuer constamment le mélange avec un agitateur de verre, afin de rendre la solution le plus homogène possible. On cesse de mettre de la gélatine quand le mélange a atteint une consistance presque sirupeuse. On broie alors dans un mortier du carmin à 40° que l'on réduit en poudre extrêmement fine. On verse la poudre petit à petit en agitant constamment jusqu'à ce que l'on ait obtenu une coloration rouge foncé.

Il faut alors avoir un tamis fin que l'on chauffe dans l'eau bouillante et à travers lequel on passe le mélange, pour débarrasser la dissolution d'une sorte d'écume provenant de la gélatine et qui s'accumule à la surface du liquide.

Le mélange ainsi préparé peut se conserver quelques jours; mais si on veut en faire une certaine quantité que l'on puisse conserver plusieurs mois, on n'a qu'à ajouter quelques gouttes d'acide phénique pur. Les moisissures ne s'y développent plus alors que très difficilement.

Si on veut faire une masse de couleur bleue, on ajoute du bleu soluble à la place du carmin.

Quand on veut se servir de cette masse, il ne reste plus qu'à la faire chauffer au bain-marie jusqu'à ce qu'elle ait repris sa fluidité parfaite.

Procédés d'injections. — Les procédés d'injections varient selon que l'on emploie les méthodes à froid et à chaud, et aussi selon l'espèce d'étude que l'on désire faire.

Nous ne pourrons donc ici qu'indiquer ce qu'il y a de plus général.

Pour opérer à froid après avoir ouvert l'animal, et mis à nu le cœur ou le vaisseau que l'on désire injecter, il est bon d'opérer à sec, c'est-à-dire sans immerger le sujet.

Dans les méthodes à chaud, la complication est un

peu plus grande. Pour donner une notion exacte de la chose, nous prendrons un exemple et nous supposerons, si l'on veut, qu'il s'agisse de pratiquer l'injection du système artériel de l'Écrevisse.

On doit prendre un animal parfaitement vivant, puis avec trois coups de ciseaux on fait sauter la portion médiane dorsale du céphalothorax (nous ne pouvons entrer ici dans les détails anatomiques).

Dans ces conditions, le cœur est mis à nu entouré de son péricarde. On peut très bien alors observer les battements de cet organe.

Ainsi préparée, l'Écrevisse est placée dans une cuvette à fond de liège sur laquelle on la fixe rapidement.

On doit alors avoir de l'eau bouillante et de l'eau froide à sa disposition. On verse dans la cuvette de l'eau froide d'abord, puis un peu d'eau bouillante et on arrive ainsi à constituer un mélange dont la température doit pouvoir être facilement supportée par la main, et la masse liquide doit totalement recouvrir l'Écrevisse de façon à ce que toutes ses parties prennent la température ambiante. L'immersion doit être maintenue de trois à quatre minutes au plus, mais suffisamment peu pour que les mouvements du cœur ne soient pas arrêtés.

Il est en effet préférable de pratiquer l'injection pendant que le cœur bat encore !

Pendant ce temps, la masse à la gélatine préparée à l'avance est tenue à une température d'environ 45 à 50°.

Il est important qu'elle ne soit pas trop chaude : car, s'il en était ainsi, en pénétrant dans les vaisseaux, elle les détruirait.

Une seringue est aussi tenue dans l'eau chaude.

On remplit la seringue de masse à injection et on la *purge* de l'air qu'elle peut contenir en mettant la canule en haut et chassant un peu du contenu. On est certain ainsi que tout l'air a été chassé.

Alors on incise légèrement le péricarde, puis l'on introduit l'extrémité de la canule fine dans l'un des deux orifices que l'on aperçoit à la partie dorsale du cœur.

A l'aide de la pince munie d'amadou, on presse les lèvres de l'orifice contre la canule de la seringue et l'on chasse alors tout doucement la masse à injection par une légère compression du pouce sur l'anneau qui termine l'axe du piston de la seringue.

Dès qu'on voit le liquide sortir ou qu'on sent une certaine résistance, on doit s'arrêter : l'injection est terminée.

Aussitôt on détache l'animal du fond de la cuvette et on le jette dans l'eau froide. Cette opération a pour but de faire solidifier la gélatine dans les vaisseaux.

Une bonne dissection permet alors de découvrir le trajet des vaisseaux injectés.

Bien que l'on prenne toutes les précautions voulues, une certaine partie de l'opération est laissée au hasard et à l'habileté de l'opérateur !

Ce n'est pas du premier coup que l'on devient habile, mais le temps et la patience triomphent facilement de toutes ces petites difficultés.

CELLULES & TISSUS

Le corps des animaux est formé d'un très grand nombre de petits éléments auxquels on a donné le nom de cellules, par analogie avec ce que l'on rencontre dans les plantes.

Si, pour le règne végétal, le nom de *cellule* est parfaitement justifié, le plus souvent il n'en est pas de même pour le règne animal, où, dans bien des cas, les cellules sont dépourvues de membrane développée.

En zoologie, on doit définir la cellule : un amas de protoplasme, entourant une partie plus différenciée. appelée *noyau*.

Un ensemble de cellules, adaptées à la même fonction, prend le nom de *tissu*.

Sans entrer ici dans toutes les théories en cours sur l'histologie de la cellule et concernant les différentes structures qui ont été observées dans les parties qui la composent, il est essentiel de dire que la cellule *en général* est formée d'une masse protoplasmique à structure plus ou moins compliquée, enveloppée par une membrane hyaline, ou *enveloppe cellulaire*. qui n'est autre chose que du protoplasme différencié au point de vue de la protection de l'élément. Souvent, cette enveloppe manque.

Vers le centre de la cellule se trouve une partie plus réfringente, plus colorable par certains réactifs : c'est le *noyau*, enveloppé lui aussi par une membrane et contenant du protoplasme différent de celui de la cellule avec un ou plusieurs points plus colorables encore que le protoplasme : ce sont les *nucléoles*. dont le nombre n'est pas fixe.

Les cellules se présentent sous les aspects les plus divers, suivant les fonctions qu'elles sont destinées à remplir. Nous allons passer en revue celles que l'on peut étudier le plus facilement dans la pratique, en indiquant les organes où elles se trouvent le mieux représentées.

Cellules épithéliales. — Les cellules épithéliales jouent un rôle protecteur ou sécréteur, suivant qu'elles forment par leur réunion des tissus épithéliaux ou glandulaires.

Les cellules muqueuses et sanguines n'en sont que des modifications.

On peut facilement étudier les cellules épithéliales dans la peau de la grenouille. Pour cela, on recueille dans l'eau où l'on conserve des grenouilles les pellicules minces que l'on voit flotter à la surface et qui ne sont rien autre chose que l'épithélium externe qui s'en détache au moment de la mue. On en place une petite

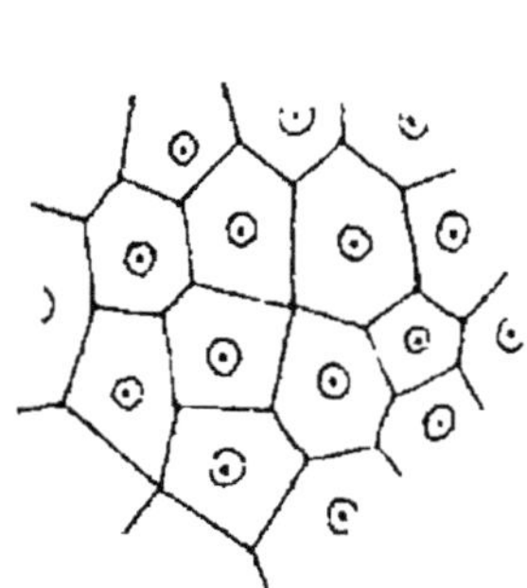

Fig. 4. — Épithélium de la peau de la Grenouille.

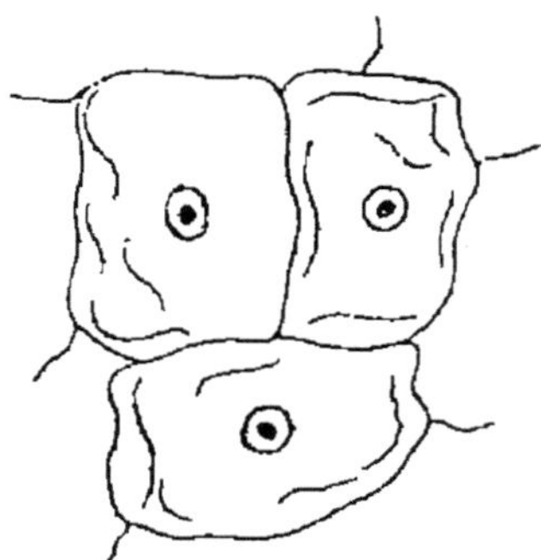

Fig. 5. — Cellules de la muqueuse buccale de l'Homme.

partie sur une lame propre, on colore très légèrement avec un peu de carmin à l'ammoniaque ou de picro-carmin, et, après quelques minutes, en recouvrant avec une lamelle et examinant la préparation au microscope, on voit que cet épithélium est formé de cellules polygonales régulières avec un joli noyau au centre (fig. 4).

Pour examiner des cellules muqueuses de la bouche, on n'a qu'à râcler légèrement avec l'ongle la paroi interne des joues et à mettre la salive ainsi enlevée sur une lame. Traitée par les colorants, cette salive présente de nombreuses cellules aplaties, à bords irréguliers, à contenu granuleux et noyaux très nets (fig. 5).

Souvent, certaines cellules épithéliales présentent sur leur côté libre une certaine quantité de fins prolongements protoplasmiques appelés *cils vibratiles* à cause de leurs mouvements, et fixés sur une sorte de plateau qui limite le bord libre de la cellule : c'est le *plateau épithélial.*

En râclant légèrement l'œsophage ouvert d'une grenouille avec un pinceau un peu raide, et plaçant les débris enlevés sur une lamelle, on obtient de jolies préparations de cellules ciliées (fig. 6).

D'une façon générale, une cellule épithéliale est formée de trois parties : 1° le *corps de la cellule* proprement dit, 2° la *membrane basale* sur laquelle le corps s'appuie, et 3° le *plateau épithélial* qui limite la partie libre de la cellule (fig. 7).

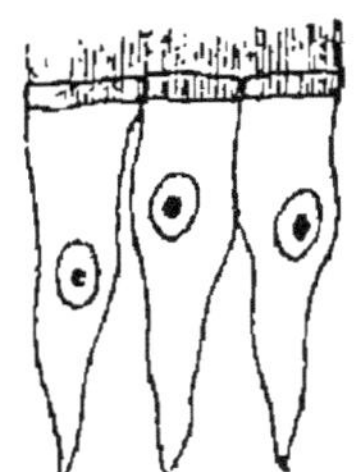 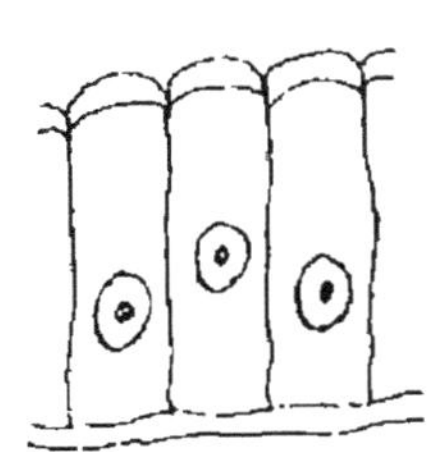 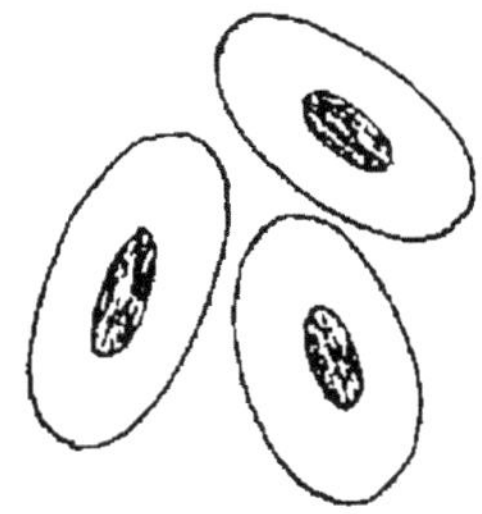

Fig. 6.— Cellules ciliées de l'œsophage de la Grenouille.

Fig. 7. — Cellule épithéliale schématique.

Fig. 8. — Globule rouge du sang de Grenouille.

Les globules rouges du sang des Vertébrés ne sont autre chose que des cellules épithéliales devenues libres et nageant dans un milieu liquide.

Chez l'homme et les mammifères, ces globules sont circulaires avec une partie centrale plus épaissie.

On ne trouve de noyaux qu'à l'état embryonnaire ou très jeune.

Chez les *Ovipares* et chez les *Camélides*, les globules rouges sont elliptiques ; mais, chez les premiers, la partie centrale est déprimée, et on trouve des noyaux même chez les adultes, tandis que, chez les seconds, la partie centrale est comme chez les autres mammifères.

Les globules sanguins les plus faciles à étudier sont ceux de la grenouille. Pour les examiner facilement, on peut laisser tomber une goutte de liquide sanguin sur une lame et y ajouter un mélange formé d'une solution de sel marin à 0,75 0/0 dans l'eau distillée, à laquelle on ajoute une très petite quantité de violet de méthyle. Les éléments sanguins ne se déforment pas dans ce liquide, et les noyaux se colorent énergiquement (fig. 8).

On peut de la même façon étudier les *leucocytes*.

Les cellules glandulaires sont assez difficiles à bien voir sans préparation préalable et sans employer la méthode des coupes.

Cellules conjonctives. — Aucun élément ne se présente, peut-être, sous des aspects aussi différents que les cellules conjonctives, dont l'ensemble forme le tissu conjonctif sous toutes ses formes, et cela parce que, chez l'adulte, les cellules conjonctives primordiales se trouvent noyées au milieu d'une substance intermédiaire aux aspects les plus divers.

On peut cependant assez facilement retrouver la cellule conjonctive primitive, en particulier dans l'ombrelle des méduses, en en dissociant une petite partie avec de fines aiguilles sur une lame et colorant au picro-carmin légèrement acidifié par l'acide acétique. On aperçoit alors des éléments à noyaux bien nets et à nombreux prolongements qui vont se souder et s'anastomoser dans tous les sens (fig. 9).

Cellules cartilagineuses. — Ces cellules sont très facilement visibles dans le cartilage hyalin des vertébrés. On fait une coupe assez mince au rasoir, on la porte rapidement sur une lame, on recouvre par une lamelle que l'on scelle à la paraffine, où on peut voir, à un faible grossissement dans la masse du cartilage, des sortes d'alvéoles remplis par une cellule à contour arrondi, plus ou moins régulier, avec un très beau noyau et un nucléole très visible (fig. 10).

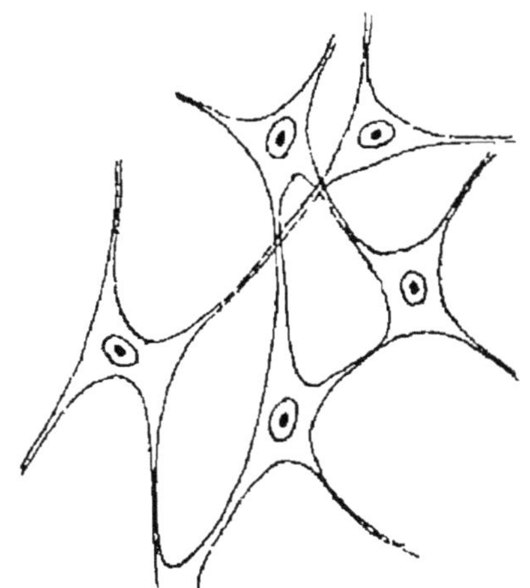

Fig. 9.— Cellules conjonctives.

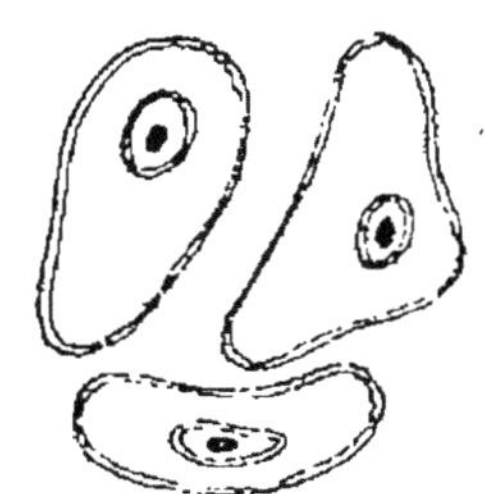

Fig. 10.—Cellules d'un cartilage hyalin.

Cellules osseuses. — Ces éléments sont emprisonnés dans une matière intermédiaire calcifiée. Il faut donc, pour les étudier, prendre un fragment bien frais, le décalcifier dans un mélange d'acide chlorhydrique et d'eau à 5 0/0. Puis on fait des coupes minces au rasoir et l'on colore au carmin. On a alors des cellules qui ressemblent beaucoup aux cellules conjonctives, mais elles sont plus irrégulières dans leurs formes et leurs prolongements (fig. 11).

Cellules musculaires. — Ces éléments sont faciles à étudier sous la forme de fibres musculaires lisses, car les fibres striées sont des cellules trop profondément modifiées.

On peut étudier les fibres lisses dans les muscles de l'escargot après macération dans l'acide chromique au 1/1000. On voit alors que ces éléments se présentent sous la forme de cellules allongées terminées en pointes aux deux extrémités avec un noyau central légèrement elliptique ou allongée dans le sens de la cellule (fig. 12).

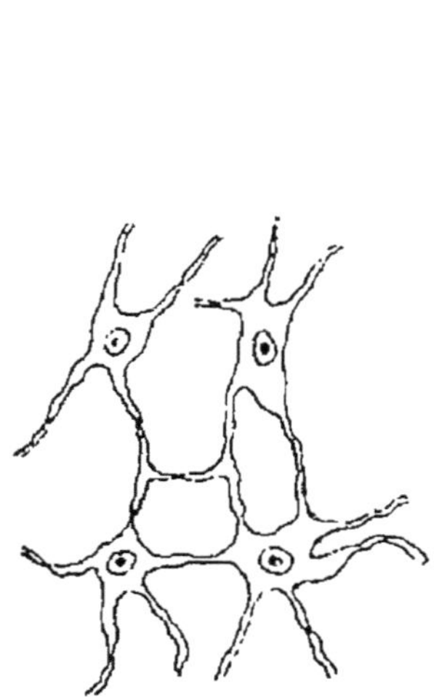

Fig. 11. — Cellules osseuses.

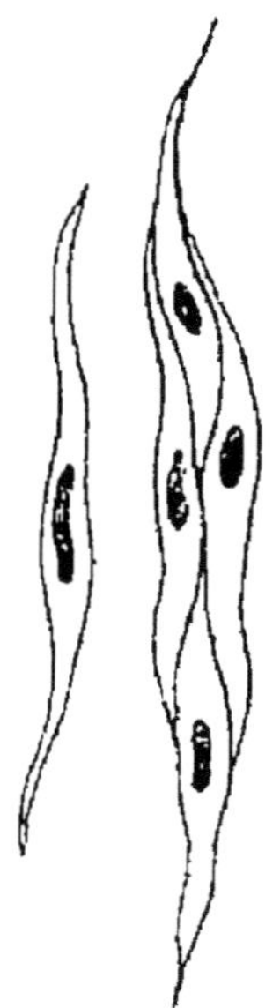

Fig. 12—Cellule musculaire lisse.

Cellules nerveuses. — Les cellules nerveuses des Vertébrés sont assez difficiles à étudier par des préparations rapides; aussi est-il préférable, pour avoir une idée de la cellule nerveuse, de s'adresser à des Invertébrés.

Rien n'est plus facile que de mettre à nu le système nerveux de l'Escargot; on a là de très grosses masses formées presque entièrement de cellules nerveuses. On place l'une de ces masses sur la lame de verre, on la dilacère légèrement avec des aiguilles, on colore, et, après avoir recouvert, on examine à un faible grossissement. On découvre alors, très facilement, des cellules assez volumineuses à protoplasme granuleux et à prolongements plus ou moins nombreux. Le centre est presque entièrement rempli par un superbe noyau qui se colore très énergiquement et dans lequel on aperçoit un ou plusieurs nucléoles (fig. 13).

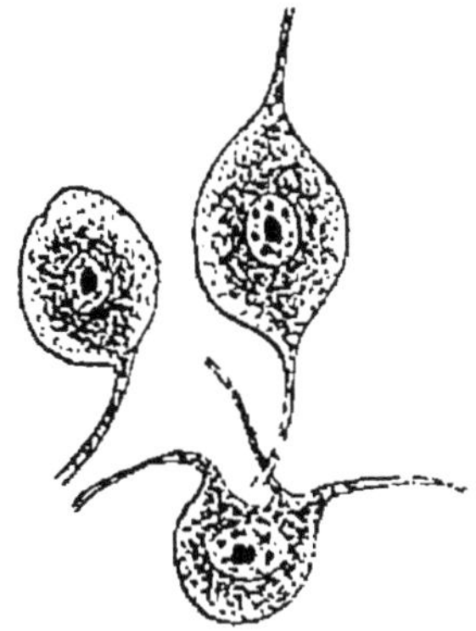

Fig. 13.— Cellules nerveuses d'Invertébrés.

Nous avons défini les tissus « des ensembles de cellules adaptées aux mêmes fonctions »; si cette définition était complète, en étudiant les diverses cellules, nous aurions en même temps défini les tissus qu'elles forment, mais il y a autre chose.

Dans les tissus, en effet, à côté des éléments cellulaires fondamentaux et caractéristiques pour chacun d'eux, il existe des formations supplémentaires qui en forment pour ainsi dire la gangue, et qui donnent à chacune des espèces de tissus sa physionomie d'ensemble, suivant les rapports de position et de quantité qui peuvent exister entre les divers éléments qui la composent.

Seuls, les tissus épithéliaux répondent à la définition générale que nous avons donnée plus haut. Les tissus glandulaires ne sont que des modifications des tissus épithéliaux.

Le sang peut être considéré comme un tissu conjonctif à substance intermédiaire *liquide*, qui n'est autre chose que le *plasma*.

Quand la substance intermédiaire est solide, et qu'elle se différencie en fibrilles plus ou moins longues ou anastomosées, on a du *tissu conjonctif*, dont les cellules peuvent prendre un certain degré d'élasticité pour former des *fibres élastiques*.

D'autres fois, la substance intermédiaire devient compacte et laisse des alvéoles où se logent les cellules pour former du tissu *cartilagineux*, ou bien cette substance intermédiaire s'encroûte de calcaire, limitant des alvéoles allongés en forme de canaux (canaux de Havers) d'où partent de fins prolongements (canalicules osseux) qui vont se terminer dans des alvéoles irréguliers (où se logent les cellules osseuses ou *ostéoblastes*); on a alors du tissu *osseux*.

Dans le *tissu musculaire*, autour de l'élément contractile ou fibre, se trouve un manchon protoplasmique provenant de la cellule initiale et qu'on appelle le *sarcolemme*. L'ensemble des fibres forme le faisceau musculaire ou muscle proprement dit.

Les muscles sont *lisses* lorsque l'élément contractile est simplement divisé en fibrilles longitudinales, et ils sont *striés* lorsque, outre cette division longitudinale, il existe encore une division transversale qui décompose la fibrille en petits disques alternativement clairs et obscurs.

Le *tissu nerveux* est formé à la fois de cellules et de *fibres*.

Lorsque les cellules sont groupées et réunies ensemble par la substance intermédiaire plus ou moins différenciée, elles forment des masses appelées *ganglions*.

Chaque cellule est prolongée par un axe protoplasmique enveloppé par une gaine protectrice plus ou moins compliquée, et l'ensemble de ces prolongements ou *fibres nerveuses* forme les *nerfs* ou cordons nerveux, qui sont eux-mêmes enveloppés complétement par un tissu conjonctif appelé *nervilemme*.

Ce court résumé étant essentiellement pratique, il nous est impossible d'entrer dans plus de détails sur l'histologie des tissus, sans empiéter sur les traités spéciaux, ce qui serait dépasser le but que nous nous sommes proposé.

Pour plus de détails théoriques, nous sommes obligés de renvoyer aux ouvrages d'histologie pure, en général fort bien faits.

DE L'ŒUF

Des flots d'encre ont été répandus au sujet de l'œuf dans la série animale, de son origine et de son évolution ; aussi n'essaierons-nous même pas ici d'en donner une idée, car nous devons nous consacrer entièrement à la partie pratique du sujet.

Parmi les différentes espèces animales, les unes se prêtent difficilement à l'étude de l'œuf ; d'autres, au contraire, permettent, assez facilement et sans grande habitude de suivre les principaux phénomènes qui se passent dans sa substance même.

Dans sa conception la plus simple, l'œuf peut être assimilé à une cellule ordinaire ; mais comme c'est dans tous les cas une cellule très spéciale, on a trouvé bon de donner aux différentes parties qui la composent, des noms autres que ceux que nous avons cités pour la cellule.

Si l'on examine en effet au microscope, même à un faible grossissement l'œuf pris dans l'ovaire du *Strongylocentrotus lividus* qui est un oursin très commun et par conséquent facile à se procurer, on sera frappé de la ressemblance que cet œuf présente avec une cellule.

L'élément examiné a un aspect parfaitement arrondi, et la partie périphérique, semble plus hyaline et plus réfringente que le reste, c'est une membrane d'enveloppe à laquelle on a donné le nom de *membrane vitelline*. Cette partie correspond à l'enveloppe cellulaire déjà connue. La partie interne est granuleuse, plus sombre, elle est formée par du protoplasme différencié appelé *vitellus* ; puis, tantôt vers le centre de ce protoplasme, tantôt reléguée sur l'un des côtés, on aperçoit une petite vésicule plus sombre encore que le milieu qui l'environne et qui correspond au noyau de la cellule ; dans l'œuf c'est la *vésicule germinative ou de Purkinje*. Celle-ci est encore remplie de protoplasme plus sombre que le premier, et en général, en son centre, on aperçoit une tache obscure et très réfringente, correspondant au nucléole : c'est la *tache germinative ou de Wagner*.

Dans l'élément que nous venons d'étudier, le vitellus de formation ou *archilécithe* est répandu uniformément dans toute la substance de l'œuf ; aussi donne-t-on aux éléments ainsi constitués, le nom d'œufs *holoblastiques* ou *alécithiques*.

Des œufs semblables se rencontrent à peu près dans toute la série des invertébrés, avec des différences plus ou moins sensibles ; mais la complication augmente beaucoup lorsqu'on s'adresse aux animaux vertébrés.

Ceux-ci présentent en général, dans l'élément femelle, une plus grande quantité de vitellus nutritif ou *deutolécithe*, réunie à un pôle spécial et qui servira à l'embryon à se nourrir en attendant sa sortie de l'œuf, ou lui permettra de prendre avec l'organisme maternel des attaches assez puissantes pour que sa nourriture lui vienne par là-même.

Les œufs ainsi formés sont dits *méroblastiques* ou *télolécithiques*.

Les œufs des *Ovipares*, sont protégés par une enveloppe plus ou moins résistante, parfois calcifiée ; les autres au contraire sont nus, tels ceux de la plupart des Mammifères.

Le type le plus connu d'œufs méroblastiques à enveloppe est celui des Oiseaux ; comme c'est aussi le plus commode à étudier, c'est de lui que nous allons maintenant parler. Chez tous ces animaux l'œuf est disposé de façon à pouvoir fournir au jeune tous les éléments qui lui sont nécessaires jusqu'à ce qu'il sorte de l'œuf, et souvent à ce moment il peut lui-même directement subvenir à ses besoins. C'est ce qui a lieu pour les poulets au sortir de l'œuf. Or trois choses sont indispensables au développement d'un être, d'abord les éléments de nutrition, en second lieu l'élément respiratoire qui est l'air, et enfin la protection grâce à laquelle il est soustrait, au moins en grande partie, à la plupart des influences extérieures.

Tous ces éléments lui sont fournis par l'organisme maternel, et nous allons étudier maintenant par quelle série de phénomènes.

Tout le monde a plus ou moins vu vider une poule dont on se dispose à faire une bonne soupe, et par conséquent tous ceux-là ont pu remarquer qu'il arrive souvent de rencontrer contre la colonne vertébrale, un amas plus ou moins considérable de petites boules jaunes à différents états de grosseur c'est-à-dire de développement. Cet amas n'est rien autre chose que l'*ovaire* (unique en général chez les Oiseaux), et les petites boules jaunes, ne sont aussi autre chose que les œufs plus ou moins développés.

Si l'on extrait du corps cet *ovaire*, on remarque sans peine que les plus gros œufs ne semblent retenus à la masse générale, que par une sorte de pédicule assez délicat, formé par l'enveloppe ovarienne.

Combien sont différents, les plus gros même de ces éléments de l'œuf de la poule après qu'il est pondu !

Et cependant, si l'on cherche bien dans cette masse ovarique, on trouvera des éléments très petits qui commencent à peine à se former et qui ne semblent guère différer que par leur volume de l'élément que nous avons étudié plus haut.

Prenons un œuf bien développé dans l'ovaire, et nous apercevrons en un point de sa surface une sorte de tache qui tranche par sa couleur blanche sur la masse générale de l'œuf qui est jaune.

On appelle cette tache la *cicatricule*, c'est la partie formatrice de l'œuf, la seule qui se transformera pour produire l'embryon ; aussi y trouverons-nous les éléments germinatifs qui existent dans l'œuf des Échinodermes par exemple (vitellus formatif, vésicule et tache germinative).

Prenons, maintenant, un élément analogue dans l'ovaire et faisons-le cuire dans l'eau bouillante pour plus de simplicité ; la partie jaune ou vitellus de nutrition se sera solidifiée en une masse compacte et nous pourrons, à l'aide d'un instrument bien tranchant, en faire une coupe

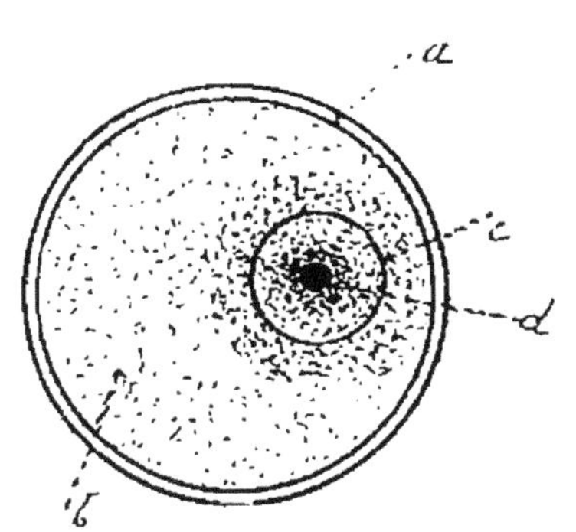

Fig. 14.—Cellule schématique. — a. enveloppe cellulaire.— b. protoplasme. — c. noyau. — d. nucléole.

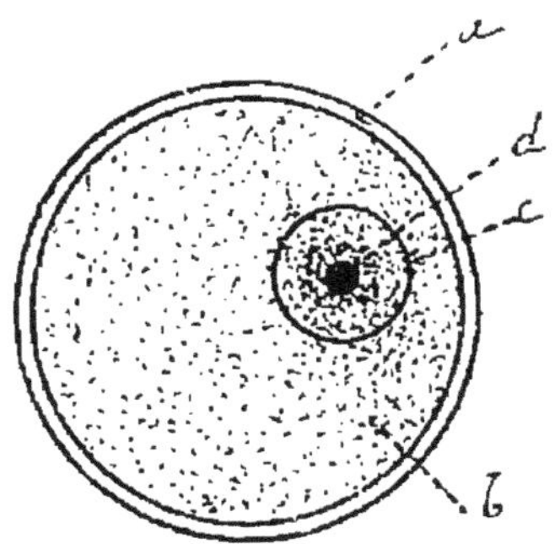

Fig. 15.— Œuf schématique. — a. enveloppe vitelline. — b. vitellus. — c. vésicule germinative.— d. tache germinative.

passant par la cicatricule et à peu près par le centre de l'œuf.

Cette coupe suffira pour nous démontrer que le vitellus de nutrition n'est pas uniformément jaune, car immédiatement au-dessous de la cicatricule, nous apercevrons une surface de couleur blanche d'abord évasée, puis se rétrécissant un peu, et enfin s'arrondissant de nouveau pour se terminer environ vers le centre du vitellus.

Dans son ensemble cet amas de *vitellus blanc* présente à peu près la forme d'un vase à fleur évasé à sa partie supérieure et renflé à sa partie inférieure.

On donne à cette masse le nom de *latebra*.

On voit que depuis son origine jusqu'au stade que nous étudions, la quantité *d'archilécithe* est restée la même,

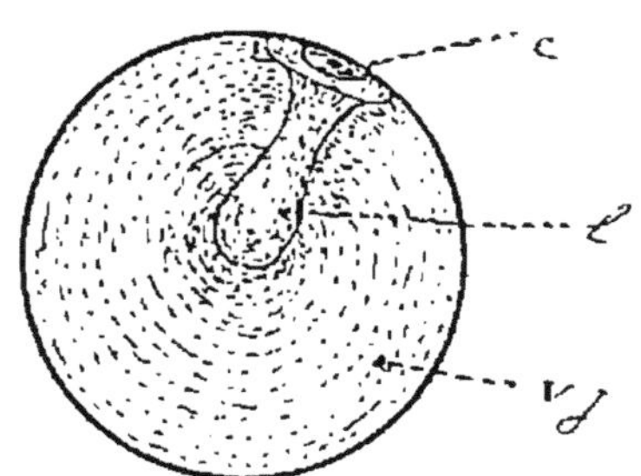

Fig. 16.— Œuf mûr pris dans l'ovaire de la Poule.—*c.* cicatricule. — *l.* latebra formée de vitellus blanc.— *v. j.* vitellus jaune.

seule la quantité de *deutolécithe* a considérablement augmenté.

Toutes les fois que, dans un organe, il se produit une modification quelconque, cette modification a une raison d'être et répond à une fonction spéciale; aussi sommes-nous en droit de nous demander à quoi peut bien correspondre cette *latebra* formée par un vitellus différent du vitellus périphérique. Ce qui semble le plus probable, c'est que ce *vitellus blanc*, formé de vésicules beaucoup plus petites que le *vitellus jaune*, doit être plus facilement assimilé; aussi est-ce lui qui disparaît le premier au moment où l'embryon commence à se développer, et ce n'est que quand cette petite quantité est absorbée que le vitellus jaune commence à disparaître à son tour.

Quand la masse vitelline a cessé de s'accroître l'œuf est mûr, il se détache alors de l'ovaire, et il est saisi par l'extrémité interne de l'oviducte, c'est-à-dire du canal qui devra le conduire au dehors. Pour cela l'oviducte est dilaté en forme d'entonnoir ou *pavillon* : c'est en général dans cette première partie du canal que se produit la rencontre avec l'élément fécondateur, grâce à laquelle pourra se former l'embryon.

Cette partie de l'oviducte est contournée en hélice, et ses parois épaissies sécrètent une matière hyaline de nature albuminoïde ; l'œuf en descendant s'en entoure, et c'est l'ensemble qui formera *l'albumine ou blanc d'œuf.*

Mais pendant son mouvement de descente, l'œuf tourne sur lui-même en suivant les tours de spire de l'oviducte, de sorte que l'albumine au lieu de se déposer autour du

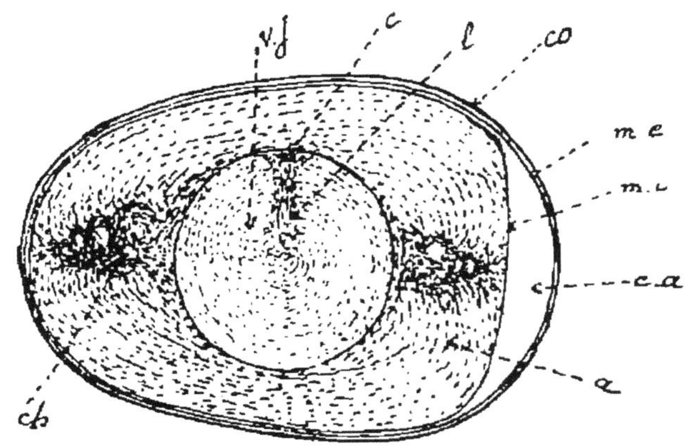

Fig. 17. — Coupe demi schématique de l'œuf de poule. — *co.* coquille. — *m. e.* membrane coquillère externe. — *m. i.* membrane coquillère interne. — *c. a.* chambre à air. — *a.* albumine. — *ch.* chalazes. — (Les autres lettres comme dans la figure précédente.)

vitellus d'une façon uniforme, se contourne sur lui-même à deux pôles opposés et forme alors une sorte de cordon hélicoïde appelé *chalazes.*

La portion albumineuse de l'oviducte, une fois dépassée, l'œuf pénètre dans une région moyenne où le canal évacuateur lui sécrète une enveloppe double appelée *membrane coquillère*. Les deux feuillets de cette membrane sont séparés l'un de l'autre du côté de l'œuf le plus voisin de l'orifice de sortie, c'est-à-dire celui qui se trouve en avant pendant la descente, tandis qu'ils sont appliqués l'un contre l'autre sur tout le reste de la surface de l'œuf. L'espace laissé libre est rempli d'air destiné à la respiration de l'embryon, c'est la *chambre coquillère*.

Enfin l'œuf descend dans la dernière partie de l'oviducte dont les parois lui sécrètent une enveloppe calcaire

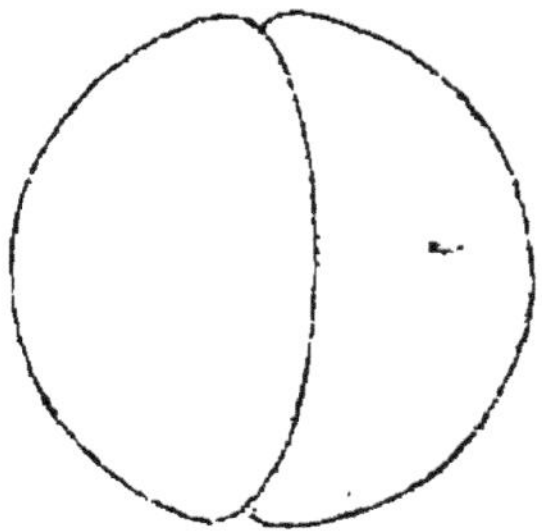

Fig. 18.—Premier stade de segmentation de l'œuf de l'Oursin.

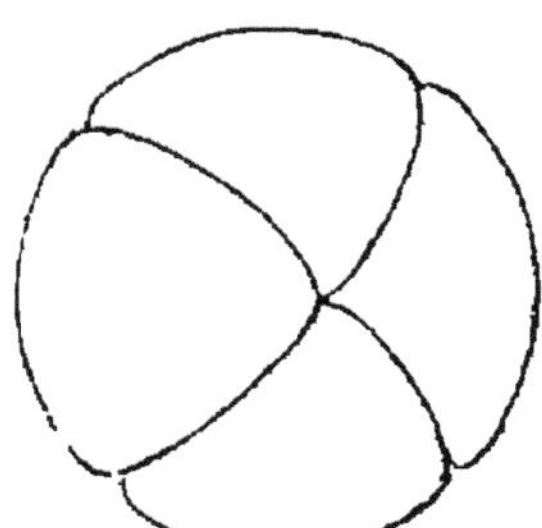

Fig.19.— Deuxième stade de segmentation de l'œuf de l'Oursin.

très poreuse : c'est la coquille. C'est dans cette dernière partie qu'il séjourne le plus longtemps et où il attend le moment d'être évacué au dehors.

Chez les mammifères supérieurs, tels que la Chienne, la Vache, etc., l'œuf est plus difficile à trouver, d'abord grâce à ses dimensions très restreintes et qui réclament le secours du microscope, ensuite par le fait que, lorsque l'œuf se détache de l'ovaire pour être saisi par l'oviducte ou *trompe de Fallope*, son évacuation est toujours suivie d'une émission sanguine plus ou moins considérable (flux menstruel), en sorte qu'il se perd au milieu de cette masse liquide.

On peut cependant l'étudier en le prenant dans l'ovaire même, au moment de sa maturité.

Si l'on extrait d'une Chienne ou d'une Vache fraichement tuée l'ovaire, on remarque que cet organe présente des parties claires et mamelonnées, comme des sortes de cloques remplies d'un liquide hyalin : ce sont les *vésicules de Graaf*, sortes de cavités closes renfermant l'*ovule*.

On cherche celle de ces vésicules qui est le plus développée et on la presse entre le pouce et l'index de façon à la rendre turgescente. On l'apppoche alors d'une lame à préparation bien nettoyée, et d'un coup de pointe de scalpel on fend légèrement la paroi de la vésicule ; un jet de liquide s'en échappe qui tombe sur la lame en entraînant avec lui l'ovule.

On cherche alors sous le microscope avec un faible grossissement, et le plus souvent, si l'on a été un peu habile, on trouve l'ovule qu'il est alors facile d'étudier dans ses parties essentielles.

L'œuf une fois fécondé, c'est-à-dire après avoir reçu l'élément mâle, commence une série de phénomènes souvent très difficiles à voir, qui constituent la *segmentation*, c'est-à-dire la division de la cellule-œuf en deux, quatre, huit, etc., cellules qui sont de plus en plus petites, la masse totale de l'œuf ne variant pas.

La segmentation la plus facile à voir est celle qui se produit dans les œufs *holoblastiques*, tels que celui de l'Oursin, on peut en quelques heures voir se produire plusieurs divisions.

D'une façon générale disons que le *vitellus de formation se divise seul* et que, si on aperçoit des phénomènes de segmentation dans le deutolécithe, c'est que celui-ci est mélangé à l'archilécithe en proportions plus ou moins considérables.

Pour les phénomènes ultérieurs, il est indispensable de recourir aux ouvrages d'embryogénie pure.

DU SPERMATOZOIDE

Les spermatozoïdes sont le produit de la sécrétion de glandes particulières propres à l'appareil génital mâle et que l'on désigne sous le nom de *testicules*. Ces éléments sont évacués au dehors, non pas seuls, mais mélangés aux produits de sécrétion de plusieurs autres glandes annexes, produits qui sont destinés à augmenter la fluidité de l'ensemble et à permettre aux spermatozoïdes des mouvements plus faciles.

C'est *Hamm*, élève de *Leuvenhœk* qui le premier remarqua la présence de ces corps particuliers dans la matière spermatique, vers la fin du xvii° siècle.

Ce dernier considéra ces éléments comme des êtres particuliers d'aspect vermiforme, aussi leur donna-t-il le nom de *vers spermatiques*.

L'étude de ces éléments ne fut reprise que vers le milieu du présent siècle, d'une façon sérieuse et approfondie... peut-être trop approfondie à certains égards.

Déjà, en effet, on cherchait à résoudre le problème philosophique de l'hérédité et l'on se demandait comment il pouvait bien se faire que deux éléments aussi petits que le sont l'œuf et le spermatozoïde puissent contenir en puissance tous les caractères ancestraux remontant à des époques plus ou moins éloignées.

Partant de cette idée préconçue que l'on devait retrouver dans ces éléments tous les caractères plus ou moins nets des parents, les observateurs ont peut-être poussé le zèle un peu loin et vu des choses qui n'ont jamais existé.

Tel lui décrivait, par exemple une bouche en forme de su-
çoir, un autre y reconnaissait la présence d'organes génitaux, un troisième trouvait un tube digestif complet;
en un mot, chacun s'efforçait d'y voir en petit ce qui se
rencontre en grand chez l'adulte.

Si les recherches déterminées par cette théorie n'ont
pas eu de résultats bien précis, au moins peut-on dire
que la science y a gagné quelques bons travaux qui, en
ayant pour but de rectifier les erreurs des devanciers,
ont révélé la structure, sinon exacte, du moins approxi-
mative de l'élément fécondateur.

L'étude du spermatozoïde est, en effet, extrêmement
difficile, à cause de la petitesse de cet élément.

Tandis que l'œuf est le plus volumineux des éléments
du corps de l'être qui le porte, au contraire le spermatozoïde en est le plus petit. Chez l'homme, sa taille ne
dépasse pas 50 µ (µ $= \frac{1}{1000}$ de millimètre) ; aussi est-il
particulièrement difficile à observer. On a beaucoup
écrit sur sa structure, et l'on écrira sans doute encore
beaucoup avant d'avoir obtenu des résultats bien précis.

Des travaux sont en train qui, cependant, nous l'es-
pérons, jetteront une vive lumière sur la structure histologique fine de ces éléments. Il ne nous est pas permis
d'en dire plus long pour le moment.

L'étude de ces corps peut être faite, à l'état frais, pour
ce qui concerne les mouvements ; mais celle de la structure histologique ne peut être résolue que sur des éléments fixés d'un façon énergique par l'acide osmique.

D'une façon générale, on distingue trois parties principales au spermatozoïde de l'homme : la tête, le cou et la
queue ; chacune de ces parties est du reste passablement
compliquée. Le cou est nié par certains auteurs, admis
formellement par d'autres.

La tête se présente sous la forme d'une lame protoplasmique contenant dans son intérieur le noyau, autour

duquel elle peut être repliée des façons les plus diverses,
ce qui donne à cette tête les aspects différents qu'on lui
connaît suivant l'espèce étudiée.

Le cou, lorsqu'il existe, est représenté par un simple
filament protoplasmique étroit servant tout simplement
de trait d'union entre la tête et la queue.

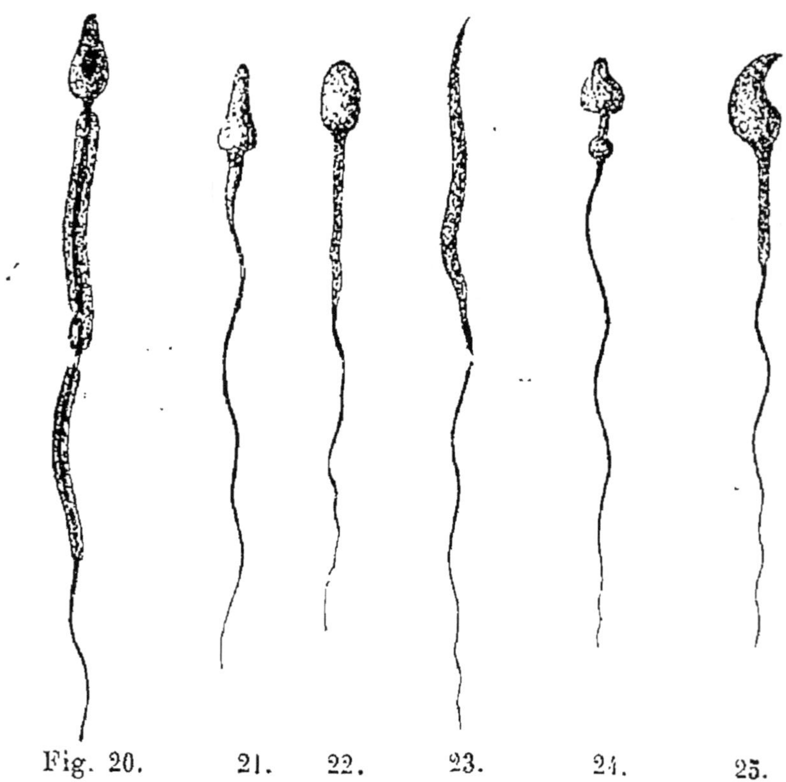

Fig. 20.   21. 22.   23.   24.   25.

Fig. 20. — Spermatozoïde schématique de Vertébré.
Fig. 21. —　　　 —　　　de l'Homme.
Fig. 22. —　　　 —　　　du Bélier.
Fig. 23. —　　　 —　　　de la Torpille.
Fig. 24. —　　　 —　　　de l'Amphioxus.
Fig. 25. —　　　 —　　　de la Souris.

Cette dernière est plus large et se compose de trois
segments réunis entre eux par un *filament axial* qui en

occupe le centre et qui forme à peu près seul le segment
terminal. Les autres segments sont : le segment intermédiaire près du cou, puis le segment principal, et enfin le
dernier ou segment terminal.

On a décrit autour du filament axial une traînée protoplasmique enroulée autour de lui en forme de spirale ;
puis une couche protoplasmique ornée de stries sombres
et claires alternativement.

On sait que chaque spermatozoïde provient d'une cellule et on admet, en général, que la tête serait formée
par le noyau et une toute petite partie du protoplasme
cellulaire, tandis que la queue serait tout entière d'origine prostoplasmique.

Mais il explique à ce sujet des différences d'opinion
dans lesquelles il nous est impossible d'entrer ici.

Presque tous les Vertébrés possèdent des spermatozoïdes avec une queue, ainsi du reste que la grande majorité des Invertébrés, mais il en est cependant où la
forme change totalement.

Chez la plupart des Crustacés supérieurs, par exemple
(Crabe, Écrevisse, etc.), les spermatozoïdes ont la forme
d'étoiles avec un noyau au centre représentant la tête.

Tandis que chez les Vertébrés en général, chaque espèce ne présente qu'une seule forme de spermatozoïdes,
au contraire, chez les Invertébrés il n'est pas rare d'en

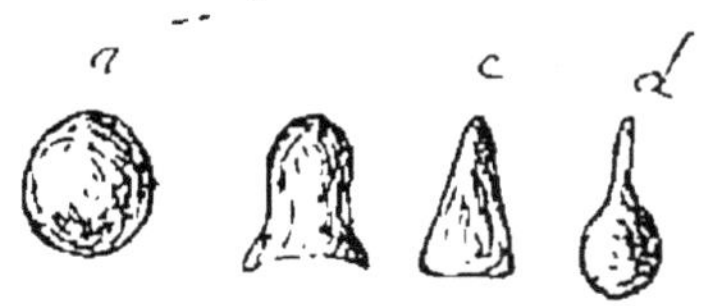

Fig. 26.— (A) Forme non mûre des Spermatozoïdes de *l'Ascaris Megalocephala* ; (B. C. D.) formes mûres du même.

rencontrer plusieurs formes, représentées dans la même
espèce.

Un vers rond (*Ascaris Megalocephala*) est classique à ce point de vue. Dans cette espèce on rencontre un polymorphisme net, en ce sens que l'on peut distinguer quatre formes différentes ; une première est sphérique, elle n'est pas mûre, et par conséquent est incapable de féconder ; les trois autres en forme de cône, de cloche et de poire, sont toutes trois susceptibles de féconder des œufs mûrs.

Parmi les Vertébrés, le **Triton** possède deux formes de spermatozoïdes, et de ces deux l'une est mûre, elle a un aspect vermiforme ou filamenteux, l'autre ne l'est pas, ou tout au moins est incapable de féconder, et ne possède pas de queue, mais, à sa place un bouquet de cils.

Ces exemples sont suffisants pour démontrer d'une façon générale que lorsque deux formes différentes se rencontrent dans les éléments fécondateurs, l'une des deux seule est capable de féconder, seule elle est sexuellement mûre.

Au fur et à mesure des progrès de l'âge et quand la formation des spermatozoïdes se ralentit, on voit le testicule subir une dégénérescence graisseuse plus ou moins accentuée, et à une époque plus ou moins avancée de la vie de l'individu placé dans des conditions normales le développement spermatique s'arrête complètement, en sorte que chez lui le sperme ne contient plus que les produits de sécrétions des glandes accessoires et plus du tout celui de la glande spéciale, c'est-à-dire du testicule.

La différence entre l'œuf et le spermatozoïde est plutôt physiologique qu'anatomique. Les deux éléments ne sont en effet qu'une cellule modifiée dans un sens différent où l'on rencontre cependant toutes les parties fondamentales. Mais tandis que l'œuf a pris un volume considérable, qu'il est devenu fixe pour ainsi dire, le spermatozoïde, grâce à son volume restreint, et à ses organes locomoteurs plus ou moins développés, a acquis une mobilité extrême, qui lui permet facilement de se rapprocher de l'œuf, de le rechercher même pour accomplir l'œuvre de fécondation à laquelle la nature l'a destiné.

Ce qui confirme la ressemblance anatomique des deux éléments sexuels, c'est aussi leur mode de formation, dont les stades se rencontrent pour ainsi dire identiques dans certaines espèces, tellement que certains auteurs admettent une symétrie parfaite dans le développement de ces deux éléments : œuf et spermatozoïde.

S'il est relativement facile d'étudier l'œuf sans grandes préparations préalables, il n'en est pas de même du spermatozoïde, surtout de celui des mammifères.

Si, en effet, on n'applique pas à leur observation les procédés les plus perfectionnés de la technique histologique il devient à peu près impossible de voir autre chose qu'une partie légèrement renflée représentant la tête, et une beaucoup plus allongée et effilée dont il est même difficile d'apercevoir l'extrémité terminale et qui représente la queue.

La progression des spermatozoïdes est relativement rapide et se fait à l'aide de la queue qui ondule de droite et de gauche, la tête restant toujours en avant.

DE LA FÉCONDATION

On confond trop fréquemment, en général, la *Copulation* et la *Fécondation*, ce sont là pourtant deux phénomènes totalement différents.

La copulation correspond au simple rapprochement des sexes, et cela n'implique pas absolument la mise en présence des éléments reproducteurs, tandis que la fécondation ne peut se produire que si les éléments sexuels, œuf et spermatozoïde, sont mis en présence, et dans des conditions déterminées de développement, en sorte qu'il puisse y avoir pénétration de l'élément mâle dans l'élément femelle ; c'est ce dernier phénomène qui constitue *seul* la fécondation.

De même qu'il peut y avoir copulation sans que cet acte soit suivi de fécondation, de même, il peut y avoir fécondation sans qu'il y ait eu copulation préalable, mais dans ces conditions, il faut qu'une cause extérieure ait mis en présence les éléments fécondateurs, c'est ce qui constitue d'une façon générale la *fécondation artificielle*.

Les phénomènes de fécondation sont extrêmement difficiles à observer, et l'on a été bien longtemps sans pouvoir les pénétrer, c'est dire qu'ils ne sont pas d'une observation courante et qu'ils n'entrent que peu dans le cadre de ces études.

Il est cependant quelques espèces d'Invertébrés, chez lesquelles on peut assister au moins à quelques-unes des phases du phénomène, lorsqu'on opère avec une certaine habileté.

Ces phénomènes s'observent assez facilement chez les Echinodermes, en particulier chez les *Oursins* (*Strongylocentrotus lividus*).

C'est chez ces êtres qu'ils ont été observés d'une façon rigoureuse pour la première fois par Hermann Fol.

Pour cela on prend deux individus bien vivants, l'un mâle, l'autre femelle (les sexes sont séparés) et bien mûrs sexuellement.

On place sur une lame de verre très propre quelques-uns des œufs pondus par l'animal et mélangés avec une petite quantité du liquide de la cavité génitale, de façon à ce que placés sous le microscope on n'aperçoive dans le champ que trois ou quatre œufs au plus.

On observe à un assez fort grossissement autant que possible ; puis on prend à part une goutte de liquide spermatique que l'on dilue aussi dans un peu de sang de l'animal, de façon à ce qu'en prenant une goutte du mélange on n'ait que quelques spermatozoïdes dans ce volume de liquide.

Les œufs sont donc placés sous le microscope, et on examine d'un œil, tandis que, à l'extrémité d'un agitateur, on prend une goutte de liquide spermatique, et tout en observant on la met en contact avec le liquide placé sur la lame et contenant les œufs. On voit alors quelques

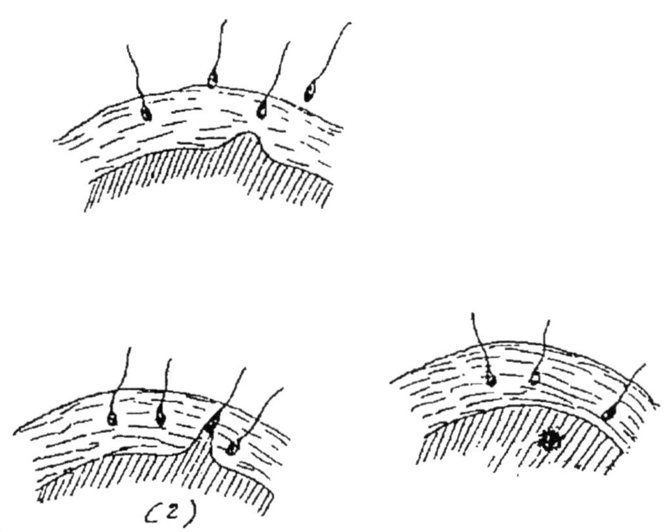

Fig. 27 (1). — Arrivée des Spermatozoïdes au contact de l'œuf du *Strongylocentrotus lividus*.
(2) Pénétration du Spermatozoïde dans l'œuf.
(3) Le Spermatozoïde a pénétré et a formé le *pronucleus mâle*.

spermatozoïdes s'amasser autour des œufs et leur imprimer des mouvements réguliers. La pénétration même de l'élément mâle dans l'œuf est très difficile à voir, mais il est facile d'observer une contraction de l'œuf à l'intérieur de sa membrane d'enveloppe, contraction qui indique que la pénétration a eu lieu et que l'œuf s'est fermé pour ne plus laisser pénétrer aucun des autres éléments mâles. La tête du spermatozoïde devient un corpuscule refringent (pronucléus mâle) qui après un certain trajet dans l'œuf va se fusionner avec le noyau de cet élément et la fécondation est accomplie.

C'est à partir ce moment que vont commencer les phénomènes de segmentation.

DE L'APPAREIL DIGESTIF

Tous les organes qui composent l'appareil digestif, concourent à un seul et même but, celui de permettre à l'organisme de réparer les pertes qu'il a éprouvées dans sa constitution, aux dépens d'éléments venus de l'extérieur, et qui, après avoir subi un certain nombre de transformations à la fois mécaniques et chimiques, sont absorbés par quelques-uns de ces organes pour être transformés en tissus.

Quelles que soient leurs formes et leurs dispositions, presque tous ces organes sont formés aux dépens du feuillet interne de l'embryon ou *endoderme;* ce qui veut dire que le tube digestif à peu près dans son entier ainsi que les glandes qui en dépendent sont d'origine endodermique, de même du reste que l'appareil respiratoire, en un mot tous les organes qui servent d'une façon directe ou indirecte à l'assimilation.

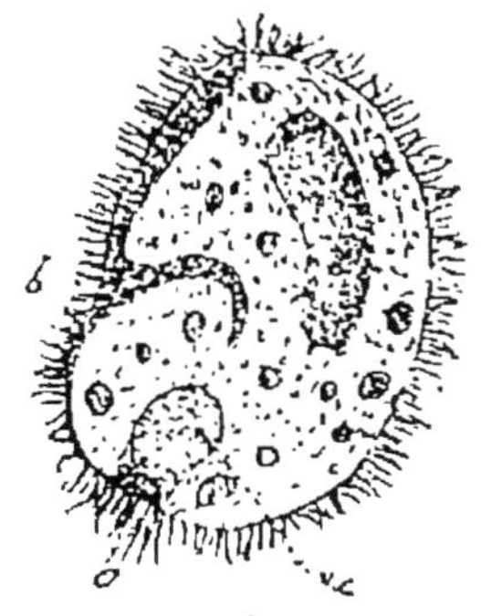

Fig. 28.— Protozoaires (*Plagiotoma Cordiformis*). — *b.* bouche; — *c.* anus; — *v.c.* vésicule contractile.

Chez les Protozoaires, le tube digestif se réduit à sa plus simple expression. Le plus souvent, on ne trouve rien qui puisse en être l'équivalent, et, dans ces cas, l'animal incorpore les éléments dont il se nourrit, dans son protoplasme qui, par une action chimique assez mal connue du reste, les assimile et les transforme en matière semblable à lui-même pour expulser au dehors les débris nuisibles à sa vitalité. Quelquefois cependant aperçoit-on une petite invagination qui peut remplir le rôle d'une bouche, puisque c'est par là que pénètrent les aliments et, en général, du côté opposé, une seconde ouverture qui peut jouer le rôle d'anus ; et c'est là tout ce qui compose l'appareil digestif, le protoplasme en constituant la partie essentielle.

Chez les Cœlentérés, en général, cet appareil est formé par un simple sac plus ou moins dilaté, sans distinction d'organes proprement dits.

Un orifice représentant la bouche sert le plus souvent aussi bien à l'entrée des aliments qu'à la sortie des rési-

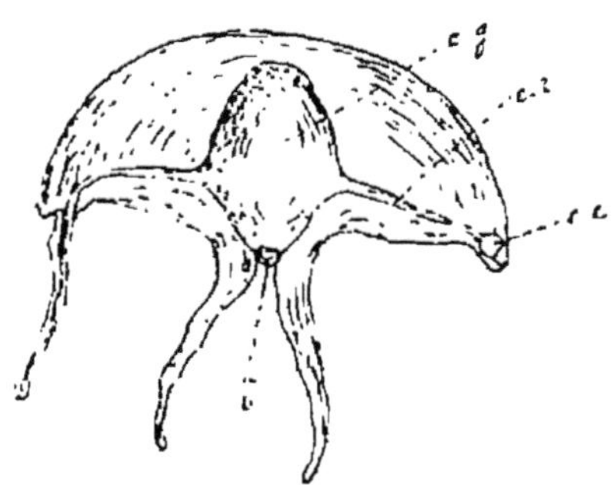

Fig. 29. — Coupe demi-schématique d'un Cœlentéré (*Acalèphe*); *b.* bouche ; — *c.g.* cavité gastrique ; — *c.r.* canal radiaire ; — *c.c.* canal circulaire.

dus de la digestion, mais quelquefois cependant on trouve un autre orifice qui sert seul à l'évacuation des excreta et qui forme l'anus.

Comme ce sac digestif sert également d'appareil circulatoire (*cavité gastro-vasculaire*) toutes les fois que l'ani-

mal présente des appendices sous la forme de tentacules
ou autres, la cavité digestive se poursuit dans leur intérieur.

Pour se donner une idée de cet appareil, il est facile de
l'étudier, par exemple, chez les grandes Actinies ou Anémones de mer que l'on rencontre si fréquemment le long
des plages de nos côtes.

Il est même assez curieux, et l'expérience est facile à
répéter, de voir l'un de ces petits amas gélatineux digérer
des proies plus volumineuses que l'animal tout entier.

Si, par exemple, on présente à l'un de ses animaux bien
épanoui un crabe de grosseur ordinaire mort ou vivant,
on voit l'Actinie l'embrasser de ses tentacules et le tenir
ainsi bien fixé sur sa bouche, puis peu à peu l'animal dé-
vagine son estomac ou plutôt sa cavité digestive et sa proie

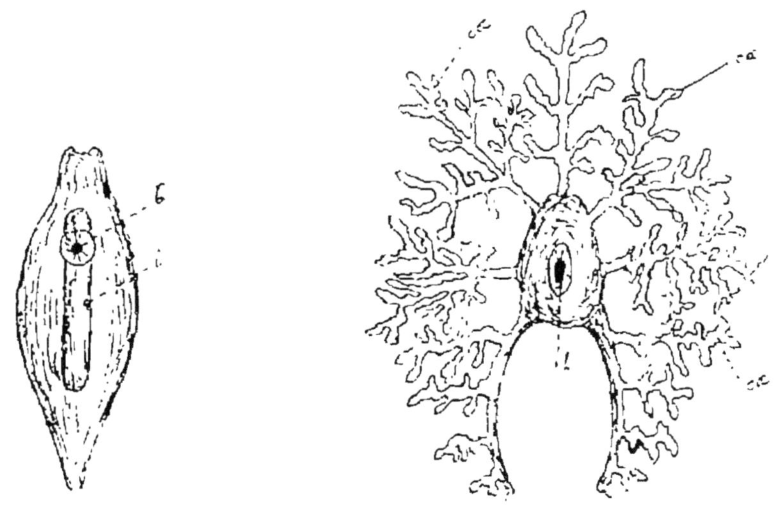

Fig. 30. — Turbellarié rhabdocèle (*Mesostomum*). — *b.*
bouche; — *i.* tube digestif.

Fig. 31.— Turbellarié dendrocèle (*Leptoplana*). — *b.* bouche;
— *cæ.* cæcums gastriques.

disparait petit à petit enfermée dans cette sorte de sac,
mais toujours en dehors de l'animal. Lorsque la

proie n'est pas trop volumineuse, un crabe de petites
dimensions par exemple, peu à peu la rétraction se produit, la poche digestive rentre dans le corps de l'animal,
entrainant avec elle le malheureux Crustacé. Grâce à
l'élasticité des parois du corps, la proie pénètre facilement en les distendant, et, au bout de quelques heures,
quelquefois d'un jour, le phénomène contraire se produit
et l'Actinie rejette un crabe qui n'est plus représenté que
par son enveloppe calcaire.

Lorsque la proie est trop volumineuse et qu'elle ne peut
pénétrer dans le corps, la digestion s'accomplit tout entière à l'extérieur. C'est là la seule différence.

Chez les Vers, en général, l'appareil digestif se complique d'une façon considérable, bien qu'il existe des
formes nombreuses chez lesquelles cet appareil n'est re-

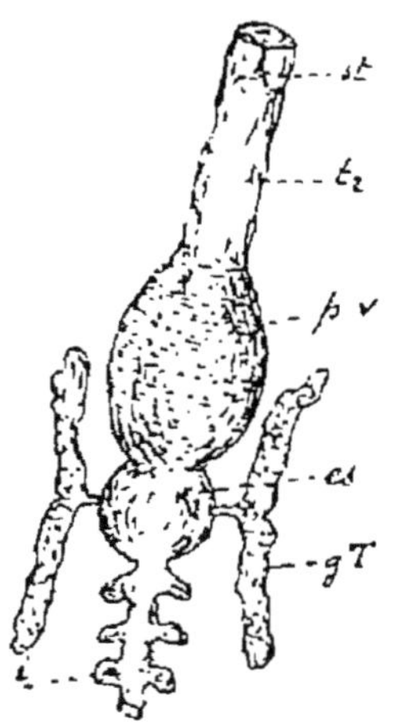

Fig. 32.— Portion antérieure du tube digestif d'une Annélide polychète (*Syllis*). — *st.* stylet; — *tr.* trompe; — *p.v.* proventricule; — *es.* estomac; — *g.T.* glandes en *T*; — *i.* intestin.

présenté que par un simple tube plus ou moins renflé en
l'une de ses parties pour représenter l'estomac.

Chez les plus inférieurs le tube est absolument droit,

puis apparaît un renflement qui souvent pousse de très
nombreuses ramifications plus ou moins arborescentes et
destinées à augmenter la surface d'absorption. Quelques-
unes de ces formes inférieures possèdent même un appareil préhensile constitué par une portion de la partie antérieure du tube digestif qui peut s'évaginer au dehors sous
forme de trompe armée quelquefois soit de crochets, soit
de piquants et servant de moyens d'attaque ou de défense.

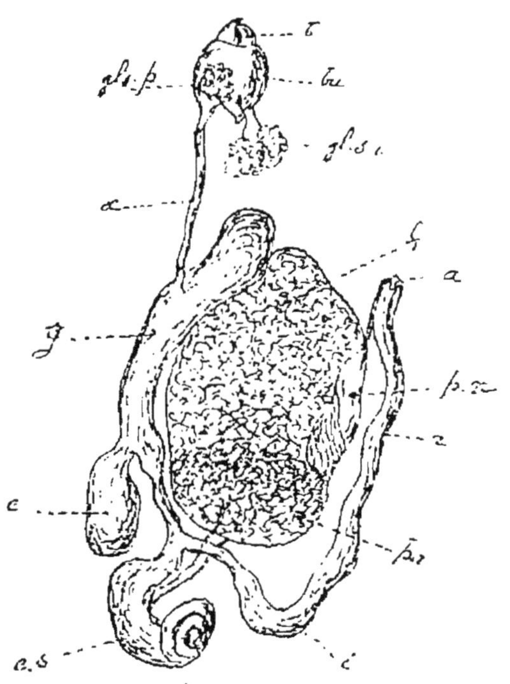

Fig. 33.—Tube digestif d'un Mollusque Céphalopode (*Poulpe*).
— *b.* bec chitineux semblable à celui du perroquet, mais ren-
versé; — *bu.* bulbe buccal; — *gl.s.p.* glandes salivaires supérieures; — *gl.s.i.* glandes salivaires inférieures; — *œ.* œsophage;
— *g.* gésier; — *c* estomac; — *e.s.* estomac spiral; — *f.* foie;
— *pa.* pancréas; — *i.* intestin; — *r.* rectum; *a.* anus; — *p.n.*
poche du noir.

Dans les formes plus élevées, les cæcums intestinaux
se différencient de plus en plus en glandes particulières
dont le rôle exact est encore assez obscur.

Les Mollusques étant en général des animaux à organisation complexe, nous devons nous attendre à trouver un appareil digestif assez différencié.

La bouche, qui jusqu'ici n'avait présenté que des organes servant à la préhension ou à la défense, nous montre, cette fois, des parties chitineuses dont le rôle masticateur ne saurait être douteux, soit en forme de dents, soit de râpes chitineuses hérissées de pointes (*radula*) ou encore de becs semblables à ceux du perroquet, tels qu'on les rencontre chez la plupart des Céphalopodes.

Les poches digestives se compliquent et se différencient; l'estomac est bien localisé et adapté à des fonctions spéciales et nettement séparé de la portion terminale de l'appareil ou tube digestif proprement dit.

Si l'anus manque quelquefois, il existe le plus souvent, tantôt ramené près de la bouche, tantôt situé à l'extrémité du corps opposée à cet orifice.

Ici, nous voyons apparaître des glandes bien différenciées, les unes annexées à la mastication (glandes salivaires), les autres à la digestion proprement dite (foie et glandes pyloriques). Enfin parfois, plus ou moins près de l'anus, débouchent des glandes spéciales, adaptées surtout à la défense ou à la protection et qui sécrètent des liquides plus ou moins âcres ou colorés (poche du noir des Céphalopodes).

Les Arthropodes présentent, au moins dans les formes supérieures, un degré de complication encore plus grand.

Si, dans les espèces dégradées, le tube digestif n'est souvent représenté que par un tube droit, dilaté plus ou moins en l'un de ses points pour former une sorte d'estomac à parois glandulaires, auxquelles on attribue un rôle hépatique, on trouve, dans la plupart des espèces, de nombreuses différenciations adaptées à des buts spéciaux, et le maximum de complication du tube digestif lui-même semble atteint par les insectes.

Quant aux glandes annexes, on a décrit, chez de nombreuses espèces de Crustacés, des *glandes salivaires*, des *glandes hépatiques* et jusqu'à des *glandes pancréatiques*. Il ne faudrait cependant pas pousser l'assimilation trop loin, et l'on a eu peut-être le tort de donner

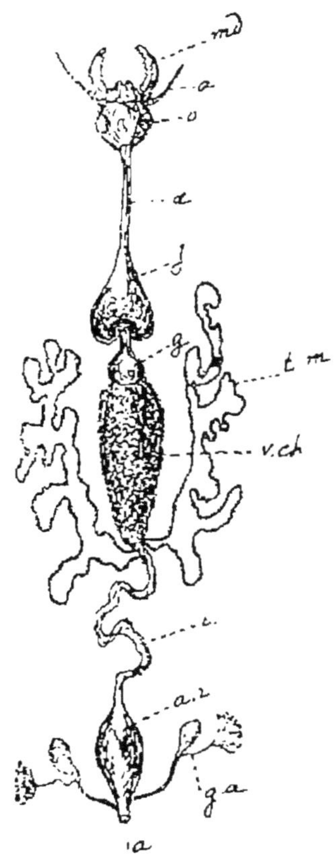

Fig. 34. — Tube digestif d'un Insecte (*Cicindèle*). — *md.* mandibules; — *a.* antennes; — *œ.* œsophage; — *j.* jabot; — *g.* gésier; — *v.ch.* ventricule chylifique ou véritable estomac; — *t.m.* tubes de Malpighi ou tubes urinaires; — *i.* intestin; — *a.r.* ampoule rectale; — *g.a.* glandes anales; — *a.* anus.

des noms que, pour la plupart, l'embryogénie ni la physiologie ne justifient pas suffisamment.

L'appareil buccal se complique beaucoup pour servir à la préhension des aliments (*mandibules*), à la mastication (*mâchoires*) et à la trituration (*lèvres*).

Les pièces de cet appareil se transforment suivant le genre de vie de l'animal pour s'adapter à la succion, à la pénétration, etc.; mais toujours on retrouve le type fondamental suivant la théorie de Savigny.

Chez les Insectes que nous avons spécialement visés dans cette étude, après la bouche vient le pharynx musculeux, puis l'œsophage plus ou moins long se dilate en général pour former une poche, sorte de réservoir alimentaire (*jabot*), puis vient une nouvelle dilatation ou *gésier*. Celle-ci a les parois dures, chitineuses, présentant souvent des dents plus ou moins aplaties. La musculature en est puissante, de sorte que c'est dans cette partie que se fait la trituration et la véritable mastication destinées à permettre aux aliments ainsi préparés de subir l'action des sucs digestifs, action qui se produit dans la poche suivante appelée *estomac* ou *ventricule chylifique*.

L'intestin se rétrécit alors, et, après plus ou moins de circonvolutions, il se dilate en une ampoule (ampoule rectale) avant de s'ouvrir à l'anus.

Les glandes annexes sont aussi nombreuses.

Des *glandes salivaires* s'ouvrent dans le pharynx. Les parois du ventricule chylifique sont très glandulaires et déversent une sorte de *suc hépatique* destiné à la digestion. Enfin près de l'anus s'ouvrent deux glandes qui sécrètent un liquide servant soit à l'attaque, soit à la défense, mais qui n'a aucun rôle digestif.

A la partie postérieure du ventricule chylifique débouchent deux canaux longs, sinueux et ressemblant beaucoup à une échelle formée d'une corde avec bâtons transversaux : ce sont les tubes de Malpighi qui ont une fonction excrétrice, mais probablement n'ont plus aucune action digestive.

Avec les Echinodermes nous revenons à un type simple.

Tantôt tout le tube digestif est représenté par une sorte de sac allant de la bouche à l'anus (quand il existe un anus) ou se terminant en cul-de-sac quand celui-ci manque. Cinq paires de cæcums hépatiques viennent y déboucher (Astéries).

D'autres fois (Oursins) l'intestin est formé par un tube

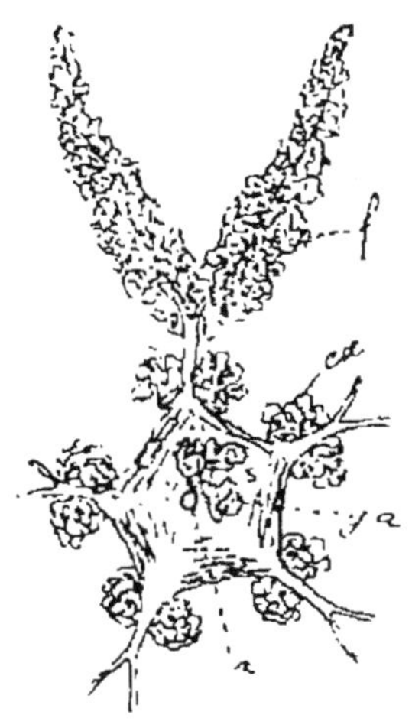

Fig. 35. — Tube digestif d'une *Astérie*. — *a.* anus; — *cæ* cæcums gastriques; — *f.* foie; — *g.a.* glandes anales.

à parois minces qui s'attache contre la face interne du test et y fait deux tours incomplets pour aller s'ouvrir à l'anus, diamétralement opposé à la bouche chez les uns, non loin d'elle chez d'autres.

Chez les Crinoïdes l'anus est placé tout à côté de la bouche (Comatules).

Les Tuniciers (Ascidies) ont un tube digestif simple dont la partie antérieure est adaptée à la respiration,

ainsi du reste que chez la plupart des Vertébrés inférieurs.

Il se continue par un tube droit qui va s'ouvrir direc-

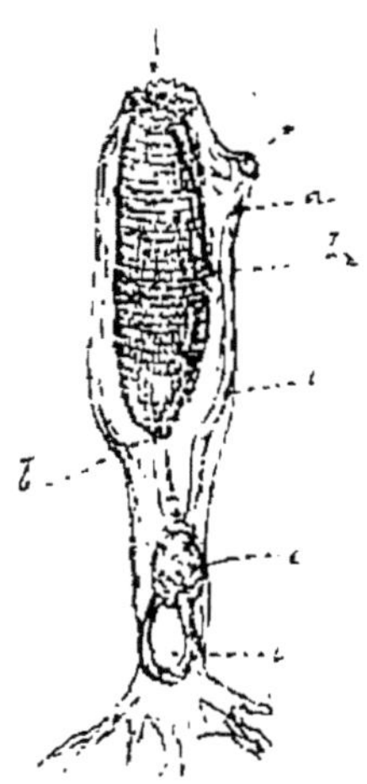

Fig. 36. — Tunicier (*Claveline*). — *b*. bouche; — *e*. estomac;
— *i*. intestin; — *a*. anus; — *br*. branchie. Les flèches in-
diquent la direction du courant d'eau.

tement à l'anus après avoir reçu le produit de cæcums
hépatiques.

Il en est de même pour l'Amphioxus.

Chez les Poissons, le tube digestif est transformé dans
sa partie antérieure en appareil respiratoire (branchies).

Après un vaste pharynx vient une poche stomacale
allongée à la partie pylorique de laquelle viennent s'ouvrir des cæcums plus ou moins nombreux et plus ou
moins développés. Puis, en général, l'intestin est sans dif-
férenciation jusqu'à l'anus, qui s'ouvre dans une fente
cloacale et un peu avant lequel on trouve parfois une
ampoule rectale.

Il existe un foie volumineux et un pancréas plus ou
moins diffus.

Déjà, chez beaucoup de Batraciens adultes, le tube digestif et l'appareil respiratoire sont distincts et les organes

plus différenciés encore; l'anus s'ouvre aussi dans un cloaque.

Rien de bien particulier à signaler chez les Reptiles.

Chez les Oiseaux, il existe le plus souvent un *jabot* ou réservoir, un **ventricule succenturié**, qui sécrète une sorte

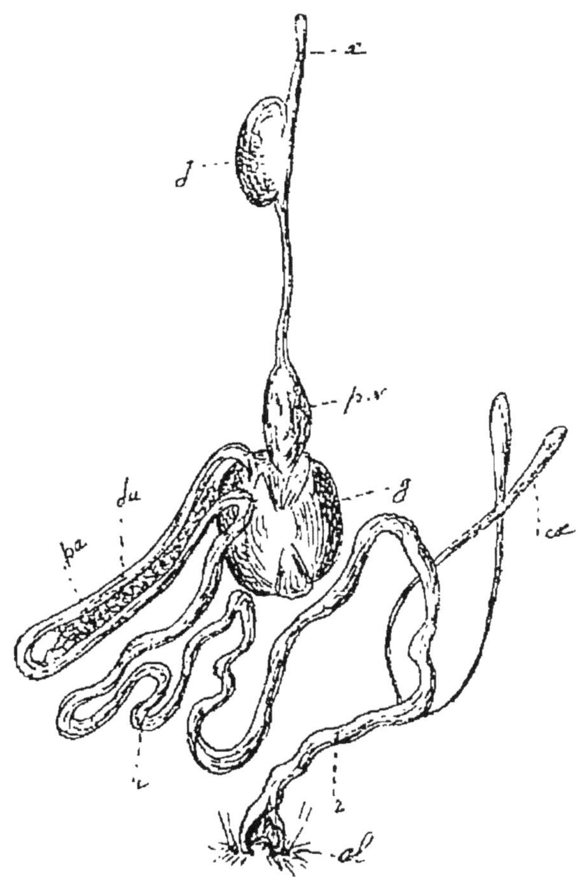

Fig. 37. — Tube digestif d'un Oiseau (*Gallinacé*). — œ. œso phage; — *j*. jabot; — *pv*. proventricule; — *g*. gésier; — *du* duodénum; — *pa*. pancréas; — *i*. intestin; *cœ*. cæcums; — *r*. rectum, — *cl*. cloaque.

de suc digestif ou les aliments déjà broyés dans un *gésier* à parois cornées et fortement musculeuses sont ensuite digérés.

Puis l'intestin forme une anse au sortir de l'estomac, dans laquelle est placé le pancréas, et enfin va se terminer à l'anus qui s'ouvre dans un cloaque urogénital après avoir reçu deux petits cæcums.

Les Pigeons nourrissent leurs jeunes pendant les premiers jours à l'aide d'une sorte de sécrétion lactée qui est produite par les parois du jabot et qui, chose curieuse, se rencontre aussi bien chez le mâle que chez la femelle.

Chez les Mammifères les organes qui composent l'appareil digestif, quoique pouvant différer notablement par la forme et les rapports, sont faciles à ramener cependant toujours à peu près à un type unique.

Pour la plupart de ceux-ci, chaque partie est adaptée à une fonction spéciale et bien déterminée, c'est la division du travail physiologique à son maximum de complication.

L'appareil masticateur se compose en général de dents implantées sur ou dans les mâchoires qui sont mues par de puissants muscles. L'estomac est une poche en général simple et bien localisée, fermée à ses deux extrémités par deux muscles circulaires ou *sphincters*. L'intestin se divise nettement en deux parties fort différentes : intestin grêle où se termine la digestion commencée dans l'estomac et le gros intestin, destiné surtout à l'accumulation des ma-

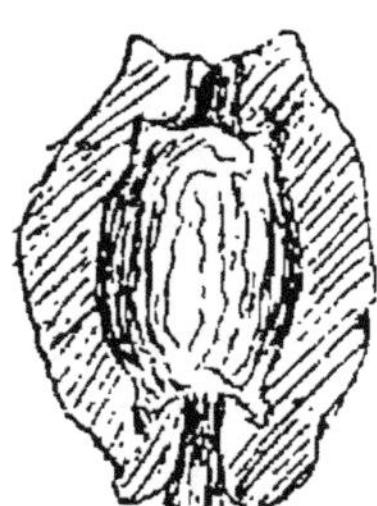

Fig. 38. — Gésier ouvert en long pour montrer sa puissante musculature et les replis chitineux qui ornent sa face interne.

tières fécales ; enfin l'orifice anal, séparé des orifices génitaux et urinaires chez toutes les formes élevées.

Les glandes annexes (glandes salivaires, foie, pancréas) sont bien développées.

Nous nous contenterons de signaler deux particularités qui ont trait, la première à l'estomac, la seconde au point d'ouverture du canal qui vient du foie (canal cholédoque) dans la première partie de l'intestin grêle.

Chez les Ruminants, l'estomac au lieu d'être formé par une simple poche est divisé en quatre cavités : une première (*panse*) reçoit les aliments à peine mastiqués qui passent ensuite dans le *bonnet*, puis, par des mouvements de déglutition, sont ramenés dans la bouche où ils subissent

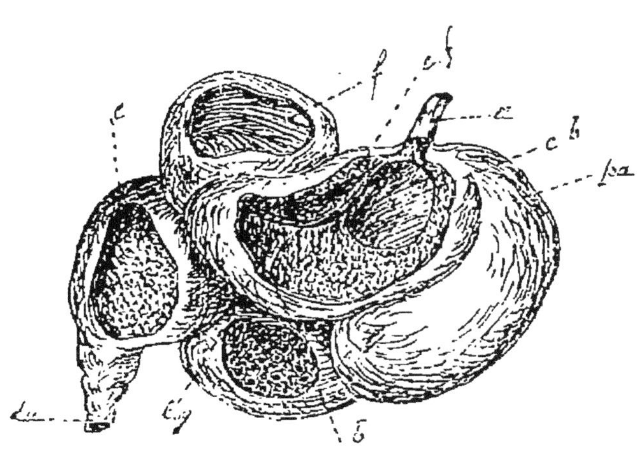

Fig. 39. — Estomac de Ruminant. — *œ.* œsophage ; — *c. f.* gouttière œsophagienne qui fait communiquer l'œsophage avec le feuillet ; — *pa.* panse avec ses deux cavités ; — *c b.* orifice de communication de la panse et du bonnet ; — *b.* bonnet ; — *f.* feuillet ; — *c.* caillette ; *du.* duodénum. Des fenêtres sont figurées pour laisser voir l'aspect de la muqueuse stomacale dans chacune de ses parties.

une mastication profonde et sont transformés en bouillie qui redescend dans l'œsophage et qui arrivée à sa partie terminale, s'engage dans une gouttière étroite (gouttière œsophagienne) dans laquelle le premier bol alimentaire n'avait pu s'engager, et cette masse tombe ainsi dans une troisième poche ou *feuillet* où la digestion commence pour être continuée dans la *caillette* ou quatrième poche, véritable estomac chimique.

D'une façon générale, chez les Mammifères, le canal qui amène la bile du foie (canal cholédoque) s'ouvre à côté du canal pancréatique (*canal de Wirsung*) sur une petite éminence (*ampoule de Water*) dans la première partie de l'intestin grêle (*duodénum*) près de l'estomac. Or, chez le Lapin, ces deux conduits s'ouvrent séparément et à une assez grande distance l'un de l'autre, ce qui a permis à Claude Bernard d'étudier l'action isolée du suc pancréatique sur les aliments.

D'une façon générale la dissection de l'appareil digestif doit être faite par la face ventrale chez les Vertébrés, par la face dorsale chez les Invertébrés.

Nous verrons plus tard les particularités qui se rattachent à quelques types intéressants à ce point de vue.

DE L'APPAREIL RESPIRATOIRE

L'appareil respiratoire, quelle que soit sa disposition, est formé de telle sorte qu'il met en présence d'un côté le milieu oxygéné sous quelque forme qu'il se présente, et de l'autre les tissus, soit directement, soit indirectement et dans ce dernier cas, l'intermédiaire est le sang.

Suivant qu'il existe ou non un intermédiaire entre le milieu ambiant et les tissus, on distingue deux groupes d'appareils respiratoires dans le règne animal : 1° les Branchies et les Poumon, 2° les Trachées.

Dans les Branchies et les Poumons, en effet, c'est le sang qui se charge d'oxygène à leur niveau, oxygène qu'il apporte aux tissus par l'intermédiaire des Artères et des Capillaires.

Il existe cependant une différence considérable entre les Branchies et les Poumons. Dans les premiers de ces organes, c'est le sang qui se porte au-devant du milieu respiratoire dans lequel il est entièrement baigné, tandis qu'au contraire dans les Poumons, c'est le milieu respiratoire et le liquide sanguin à la fois qui vont à la rencontre l'un de l'autre ; aussi tandis que dans le premier cas les branchies ne sont que des appendices du corps plus ou moins transformés, au contraire, les poumons ne siègent jamais à l'extérieur, mais sont toujours disposés au sein même de l'organisme et protégés efficacement en général contre les actions extérieures.

Les Trachées, au contraire, sont disposées de telle sorte qu'elles apportent l'air directement aux tissus, c'est-à-dire aux éléments mêmes du corps ; dans ces conditions, on comprend facilement qu'un milieu intermédiaire soit

absolument inutile, et cependant le liquide sanguin existe ;
mais la circulation n'est plus le phénomène complexe
que nous retrouvons chez les autres animaux, le sang
subit simplement une sorte de brassage dans des lacunes
interorganiques, mû à peine par un organe central de
constitution relativement très simple. Le sang n'est plus
un liquide respiratoire, c'est un liquide purement nour-
ricier.

Enfin, il peut arriver qu'il n'existe aucun organe respiratoire différencié ; la fonction est alors réduite à sa
conception la plus simple et se fait sur toute la surface
externe du corps de l'animal, à l'aide des échanges os-
motiques qui se produisent à travers la paroi mince du
corps, entre le liquide sanguin et le milieu ambiant.

Branchies. — Ces organes se rencontrent, en général.
chez tous les êtres qui vivent dans l'eau, et il leur
est impossible de fonctionner longtemps à l'air libre,
car leur bon fonctionnement réclame une humidité constante. Il existe des animaux à respiration purement
branchiale qui peuvent cependant rester longtemps hors
de l'eau, mais dans ces conditions, ces appareils sont
placés dans une chambre presque close où l'eau peut
séjourner en ne s'évaporant que d'une façon très lente.
Une humidité constante règne dans la chambre branchiale et permet à la fonction respiratoire de s'accomplir
dans de bonnes conditions.

Il existe également nombre d'animaux aquatiques qui
respirent autrement que par des branchies, c'est-à-dire
l'air en nature. Dans ces conditions, ces animaux ne
peuvent rester sous l'eau qu'un temps plus ou moins
long, mais toujours limité, et quand leur provision d'air
est épuisée, ils sont obligés de venir la renouveler à la
surface de l'eau.

Les branchies ont en général une constitution soit fila-
menteuse, soit lamelleuse, et l'on trouve tous les termes

de passage entre les plus simples et les plus compliquées.

Tandis que chez les Vers, les Mollusques et les Arthropodes, ces organes sont de simples dépendances des téguments, soit comme replis, soit comme appendices transformés, chez les Provertébrés et les Vertébrés, ce sont au contraire des dépendances du tube digestif.

Chez les Vers, les branchies sont en général entière-

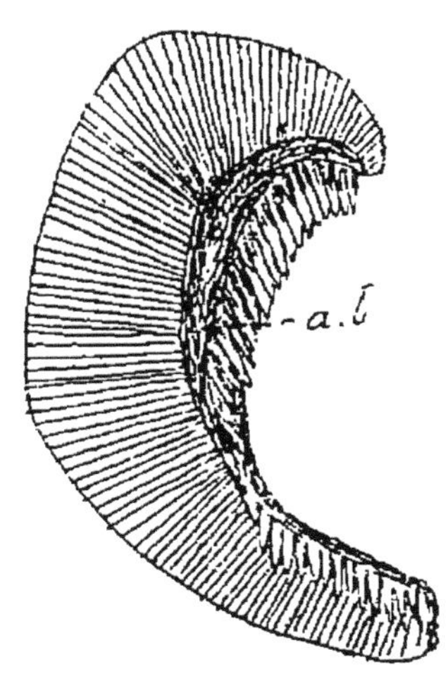
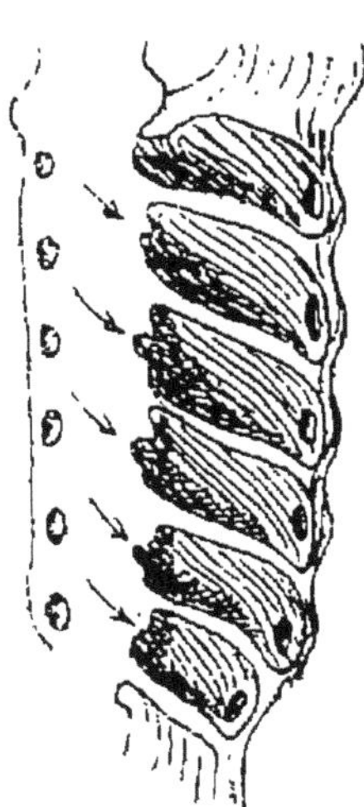

Fig. 40. — Branchie de Poisson osseux avec son arc branchial (*a. b.*) et les lamelles branchiales qui y sont fixées.

Fig. 41. — Appareil respiratoire d'un Cyclostome (Lamproie) avec les cavités branchiales et les orifices qui font communiquer la cavité centrale avec l'extérieur.

ment à nu, non protégées. Chez les Mollusques et les Arthropodes, elles sont, le plus souvent, placées dans une cavité qui est plus ou moins une dépendance de l'enveloppe générale du corps, et désignée sous les noms de cavité *palléale* ou cavité *branchiale*.

Pour tous ces êtres, elle est le plus souvent constituée par des tubes, des franges ou des lamelles, mais quelle que soit la forme de l'organe, le sang veineux y arrive par un canal (*canal afférent*) et les quitte par un autre situé sur la face opposée (*canal efférent*), après s'être hématosé par osmose à travers l'épithélium.

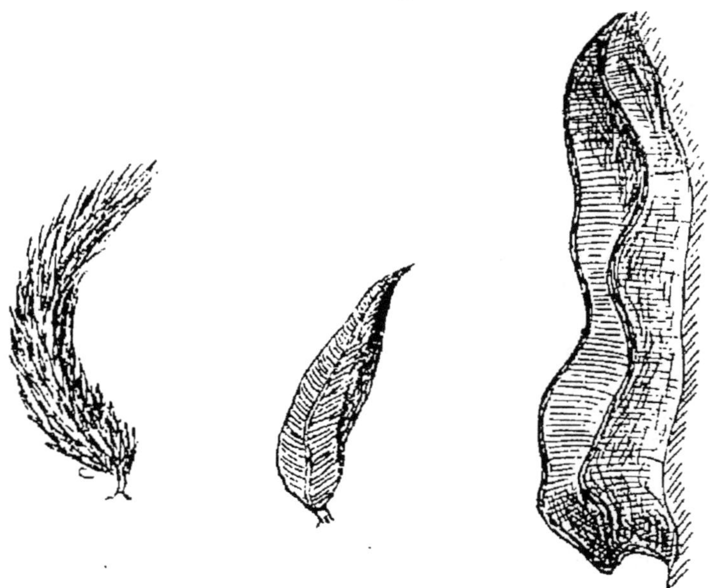

Fig. 42. — Branchie en houppe de Crustacé (*Ecrevisse*).
Fig. 43. — Branchie lamelleuse de Crustacé (*Crabe*).
Fig. 44. — Branchie d'un Mollusque lamellibranche (*Moule*).

La branchie est formée aux dépens de la partie antérieure du tube digestif chez les Ascidés et l'Amphioxus. C'est simplement une dilatation en forme de sac percée d'un nombre considérable de petits trémas, formés par une série d'arcs plus ou moins résistants recouverts d'un épithélium cilié et entrecroisés à peu près perpendiculairement l'un à l'autre. L'eau qui entre par la bouche pénètre dans l'intérieur du sac, puis filtre à travers les trémas, et les cils vibratiles retiennent toutes les particules alimentaires, qui sont alors dirigées vers une gouttière ciliée (*endostyle*) et de là à l'entrée des voies digestives.

L'eau qui a filtré est rejetée au dehors par un autre orifice.

Les branchies des Vertébrés sont formées d'un certain nombre d'arcs cartilagineux ou osseux (*arcs branchiaux*) sur lesquels s'insèrent des lamelles à parois minces. Un vaisseau afférent et un vaisseau efférent longent chacune des lamelles branchiales.

Tantôt chaque arc branchial est logé dans une cavité propre (Cyclostomes), tantôt au contraire tous ces arcs sont placés à côté l'un de l'autre, dans une même cavité branchiale et protégés par un appareil spécial, *l'opercule.* Cette disposition se rencontre spécialement chez les Poissons osseux.

Il existe des Poissons, qui ont été découverts dans les marais de l'Afrique tropicale (*Protoptères* et *Lepidosiren*) ou du Brésil (*Ceratodus*), qui jouissent d'une conformation remarquable. Ces animaux peuvent en effet respirer à l'aide de branchies, quand les marais sont pleins d'eau, ou de poumons quand ces marais sont à sec.

Leurs poumons ne sont autre chose que la *vessie natatoire* simple ou double, qui, on le sait, est l'homologue du poumon des autres Vertébrés au point de vue du développement; mais tandis que chez les autres Poissons, la vessie natatoire est un simple appareil hydrostatique, chez eux elle a commencé à s'adapter aux fonctions qui seront désormais les siennes chez les Vertébrés plus élevés.

Poumons. — Nous venons de voir naître les poumons sous la forme de vessie natatoire chez les Poissons. Chez eux ce sont de simples sacs creux, nés aux dépens d'une invagination de la paroi antérieure du tube digestif.

Peu à peu le tube aérien qui amène l'air dans ces organes, au lieu de s'ouvrir dans la partie antérieure du tube digestif, se sépare de celui-ci et forme un tube distinct.

Sur le trajet du tube respiratoire se trouve placé un organe différencié qui sert à la phonation, c'est-à-dire à

la production des sons, et tout à fait à son extrémité antérieure se trouve aussi un appareil des sens
(appareil de l'olfaction) qui sert à percevoir les odeurs.

Le canal respiratoire qui amène l'air aux poumons

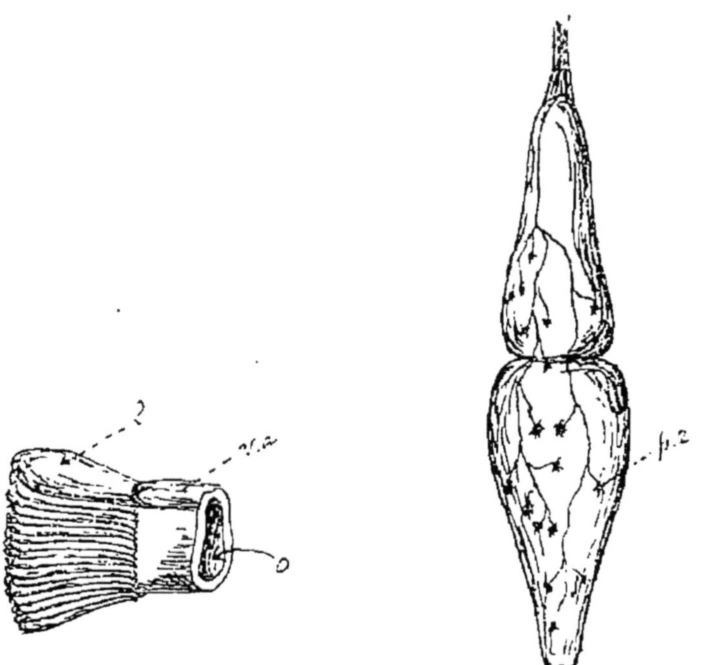

Fig. 45. — Poumon d'Araignée avec son orifice externe (*o.*),
sa vésicule antérieure (*v. a.*) et ses lamelles respiratoires (*l.*).

Fig. 46. — Vessie natatoire de Poissons osseux, sous forme
d'un sac double, avec les points rouges (*p. r.*).

porte le nom de *trachée-artère*. Il est tenu constamment
ouvert à l'aide d'arcs cartilagineux plus ou moins complets. Il est cilié sur tout ou partie de sa cavité interne, et
avant d'arriver aux poumons il se divise en deux branches
ou *bronches* si l'organe est double, ou se continue directement s'il n'y a qu'un seul poumon.

Les bronches se comportent d'une façon tout à fait
différente, suivant les groupes considérés :

Chez les Poissons dont nous avons déjà parlé et dont la vessie natatoire sert de Poumons, les bronches s'ouvrent à plein canal dans le sac pulmonaire non divisé par des cloisons. Chez les Amphibiens (Grenouilles) les

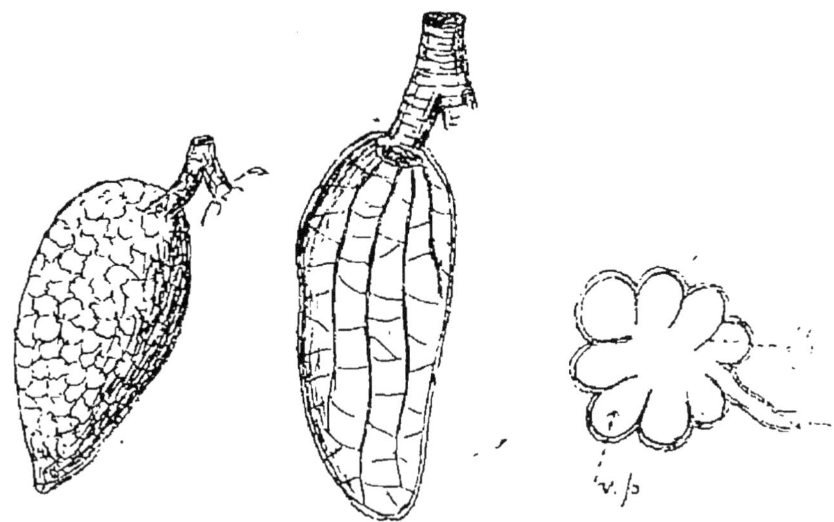

Fig. 47. — Poumon de Grenouille (extérieur).

Fig. 48. — Poumon de Lézard avec les alvéoles irrégulières.

Fig. 49. — Alvéole pulmonaire d'un poumon de Mammifère (Homme), montrant sa division en *vésicules* pulmonaires (*v. p.*) séparés par les *éperons* (*ép.*).

poumons présentent à peine quelques saillies internes.

Dans les Reptiles la division s'accentue et le nombre des alvéoles pulmonaires augmente ; de plus les bronches se divisent en même temps, et chacune des ramifications aboutit à une alvéole.

Les Oiseaux ont un appareil respiratoire tout à fait spécial et essentiellement adapté à la locomotion aérienne. On peut même dire que toute leur organisation est disposée de façon à faciliter l'accomplissement de cette fonction.

Chez eux la trachée-artère porte un larynx supérieur

incapable de produire des sons, et un inférieur placé au point de bifurcation des bronches et qui sert seul à la phonation; on lui donne le nom de *syrinx*.

Les poumons sont formés par un nombre considérable d'alvéoles, mais les divisions des bronches au lieu de s'ouvrir directement dans ces alvéoles, se portent à la périphérie de ces organes et de là donnent des ramifications qui reviennent à l'intérieur pour s'ouvrir dans les alvéoles.

De plus, les principales ramifications des bronches traversent directement le poumon, vont ressortir du côté opposé à leur entrée et se continuent dans de vastes poches situées contre les parois internes du corps de l'animal. Ces poches ou *sacs aériens* communiquent elles-mêmes avec les cavités des os (pneumaticité).

Chez les Mammifères la division augmente encore, et les alvéoles sont elles-mêmes divisées en cavités plus petites appelées *vésicules pulmonaires*, mais les ramifications des bronches se terminent dans les alvéoles.

L'ensemble des alvéoles d'une même ramification prend le nom de *lobule*, et les lobules réunis forment les *lobes*.

Trachées. — Les trachées ne se rencontrent que chez les Arthropodes, et encore pas chez tous. Elles sont caractéristiques des Insectes. On trouve sur les côtés du corps des orifices à bords chitineux épaissis et appelés *stigmates*. De ces orifices partent des canaux qui, d'abord uniques, ne tardent pas à se ramifier de plus en plus, et ces ramifications pénètrent entre tous les organes et jusque dans l'intimité des tissus. Ces canaux sont maintenus ouverts par un épaississement de la couche chitineuse qui en tapisse la partie interne. Cet épaisissement chitineux est spiral, ce qui avait longtemps fait croire que dans l'épaisseur de la paroi de la trachée, il existait un *fil spiral*. Les tubes trachéens se dilatent parfois en ampoules (*vésicules aériennes*) qui sont disséminées plus ou moins régulièrement au milieu des organes et rendent parfois la dissection très difficile.

Chez quelques Arthropodes qui ne possèdent ni trachées, ni branchies, on rencontre des sortes de poches plus ou moins closes communiquant avec l'extérieur et présentant quelquefois des feuillets internes. Le liquide

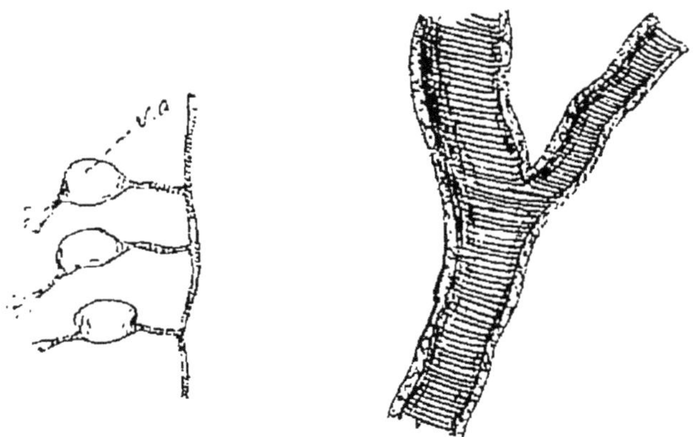

Fig. 50. — **Tube trachéen d'un Insecte avec ses ampoules,** ou *vésicules aériennes (v. a.).*

Fig. 51. — Tube trachéen grossi de façon à montrer l'épaississement chitineux spiral, qui tient le tube constammen ouvert.

sanguin qui les baigne, s'hématose par osmose à travers les parois, au contact de l'air amené de l'extérieur. On donne généralement à ces formations le nom de poumons.

Dissection. — C'est le microscope à peu près seul qui peut montrer d'une façon nette la structure des branchies et des trachées, mais leurs dispositions particulières sont facilement visibles à l'œil nu, ou au moins avec le secours de la loupe.

Quant à la dissection des poumons des Vertébrés, elle est parfois très délicate.

Il est très facile d'enlever sans les endommager, les poumons de la Grenouille, l'insufflation préalable est inutile et même nuisible. En général, on enlève les poumons avec la trachée et l'on insuffle leur cavité ; on ligature la trachée, et l'on peut ainsi conserver longtemps des préparations, pourvu qu'on les tienne dans un état d'humidité constante.

Les Poumons de la Tortue sont plus délicats à préparer. Ces organes sont accolés complètement à la paroi dorsale qu'ils cachent tout entière. Il est utile après avoir enlevé le plastron central, d'insuffler par la trachée, que l'on ligature ensuite. La dissection doit être faite lentement, car le moindre coup de scalpel ou de ciseau malheureux, perfore la paroi du Poumon qui est extrêmement mince, et la préparation est à recommencer.

Enfin pour étudier l'appareil respiratoire des Oiseaux, on peut injecter par la trachée soit de l'air, soit de l'eau colorée ; mais dans ce cas il est bon de casser une patte, par exemple, pour permettre à l'air de s'échapper, tandis qu'il est remplacé par le liquide : c'est la méthode de Plateau.

La dissection n'est pas difficile, mais elle est extrêmement délicate, à cause de la fragilité des parois de ces cavités.

DE L'APPAREIL CIRCULATOIRE

L'appareil circulatoire, quelle que soit la forme sous laquelle il se trouve représenté, est constitué par un organe ou un ensemble d'organes qui ont pour but de mettre en mouvement, d'une façon plus ou moins régulière, le liquide sanguin ou celui qui remplit la cavité générale du corps, de façon que tous les tissus en reçoivent des quantités déterminées.

La circulation est souvent constituée par un simple brassage du liquide sanguin, mais, dans la majeure partie des cas, elle constitue un cycle fermé, c'est-à-dire que toute la masse sanguine suit un cours fixe, dans une direction parfaitement réglée.

Étant donnée cette définition, on doit, en général, considérer dans l'appareil circulatoire : 1° un organe central destiné à assurer le mouvement du liquide; 2° des organes qui, partant du centre, conduisent le sang à la périphérie, c'est-à-dire dans les tissus mêmes et qui le ramènent, d'une façon plus ou moins directe, à l'organe central d'où il est parti.

Les dispositions qu'affecte cet appareil sont aussi nombreuses que variées, aussi ne pourrons-nous qu'indiquer ci les modifications principales qu'il subit dans la série animale, en commençant par les formes les plus inférieures où il n'existe, pour ainsi dire, qu'à l'état d'ébauche, pour terminer par les mammifères, où il acquiert une complexité très grande.

Chez les *Protozoaires* on trouve dans l'intérieur même du protoplasme, de petites vésicules claires appelées *vésicules contractiles*, qui se remplissent de liquide et peu après le rejettent à l'extérieur par un brusque mouvement de contraction.

Ces vésicules sont la première ébauche d'un appareil circulatoire, si toutefois on peut donner ce nom à des organes si primitifs.

Chez les *Cœlentérés*, l'appareil circulatoire est entièrement confondu avec l'appareil digestif sous le nom de cavité *gastro-vasculaire*.

On a déjà vu que cette cavité centrale envoie dans les tentacules (quand il en existe), des canaux plus ou moins ramifiés. C'est par ces canaux que s'accomplissent, à la fois, les phénomènes digestifs et circulatoires.

Les *Echinodermes* présentent déjà un système assez

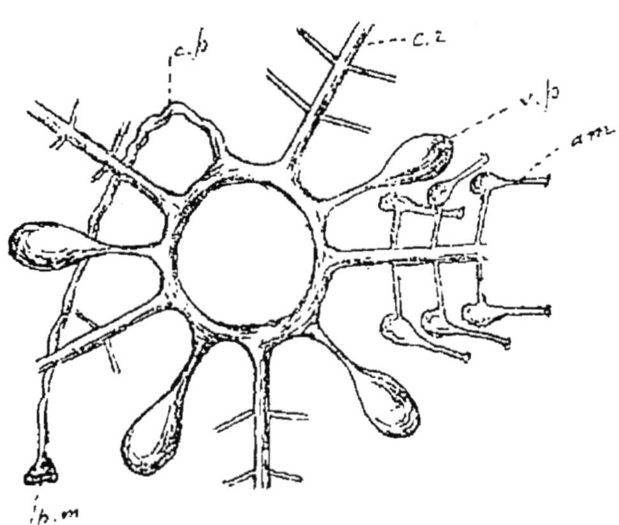

Fig. 52. — Appareil aquifère de l'Oursin. — *c r*, canal radiaire allant dans la zone ambulacraire. — *v p*, vésicule de Poli. — *a m*, ambulacre. — *c p*, canal du sable ou canal pierreux. — *p m*, plaque madréporique.

compliqué. Au moment de sa formation l'appareil vasculaire est bien une dépendance du tube digestif, mais il ne tarde pas à s'en séparer, tout en conservant avec lui d'étroites relations. De plus, il existe encore une communication directe entre cet appareil et l'extérieur.

A l'appareil vasculaire proprement dit, et qui se compose de deux vaisseaux logeant le tube digestif, pour venir s'ouvrir dans une partie glandulaire (glande ovoïde), autrefois prise pour un cœur, s'annexe un appareil appelé *appareil aquifère*, en communication directe avec le premier. Celui-ci est formé grossièrement d'un canal péribuccal d'où partent en général cinq branches qui se rendent dans les bras (Astéries), ou dans les zones ambulacraires (Oursins, Holothuries), où ils donnent à l'extérieur des sortes de tentacules (ambulacres) qui servent à la locomotion de l'animal.

Il n'existe jamais chez ces êtres d'organe central de propulsion sanguine.

Nous voyons apparaître cet appareil, déjà chez les *Mol-*

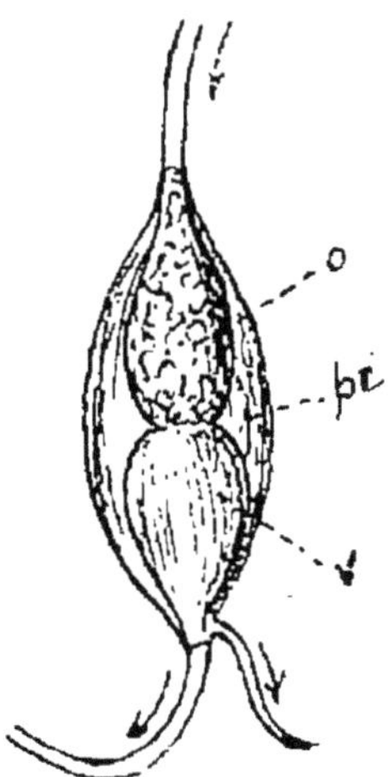

Fig. 53.—Organe central de la circulation d'un Mollusque gastéropode (*Escargot*). — *o*, oreillette. — *v*, ventricule. — *pé*, péricarde.

lusques, sous la forme d'un sac contractile (ventricule), auxquels sont annexés un ou deux sacs à peu près semblables, mais plus petits (oreillettes). Quand il existe

deux oreillettes, le ventricule se trouve entre les deux;
quand il n'y en a qu'une, elle peut être placée soit en
avant, soit en arrière du ventricule. Dans tous les cas, le
tout (ventricule et oreillettes) est entouré d'un sac plus
vaste qui les protège et constitue le *péricarde*.

Le sang chassé par les contractions du ventricule pénètre dans de véritables canaux qui le conduisent aux
différents organes (artères). Mais là, ces canaux s'arrê-

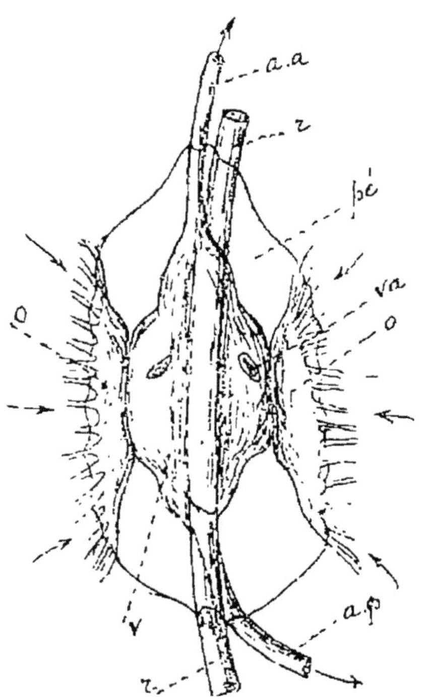

Fig. 54. — Organe central de la circulation d'un Mollusque
Acéphale. — *o*, oreillettes latérales. — *v*, ventricule. — *va*,
valvules. — *pé*, péricarde. — *a a*, aorte antérieure. — *a p*,
aorte postérieure. — *r*, rectum qui traverse le péricarde et
le ventricule.

tent et le sang tombe dans des lacunes plus ou moins
vastes, d'où il est repris par des vaisseaux qui le mènent
à l'appareil respiratoire. Là il se charge d'oxygène, et il

est ramené dans la ou les oreillettes par un système de canaux de nouveau bien endigués. Des oreillettes, il passe dans le ventricule pour recommencer le même cycle.

En somme, on voit que l'appareil circulatoire des Mollusques n'est pas clos, puisqu'il existe une circulation *lacunaire*.

Signalons une particularité intéressante qui se rencontre dans un groupe de Mollusques (Lamellibranches) : chez eux, le rectum traverse le cœur dans toute sa longueur.

Enfin, chez tous, le péricarde communique avec l'extérieur par l'intermédiaire d'un sac à parois glandulaires, qui sert à l'excrétion (organe de Bojanus).

Les *Arthropodes* présentent bien aussi une circulation lacunaire, mais, au moins chez les formes élevées, le liquide sanguin est mieux endigué, plus clos ; il existe là

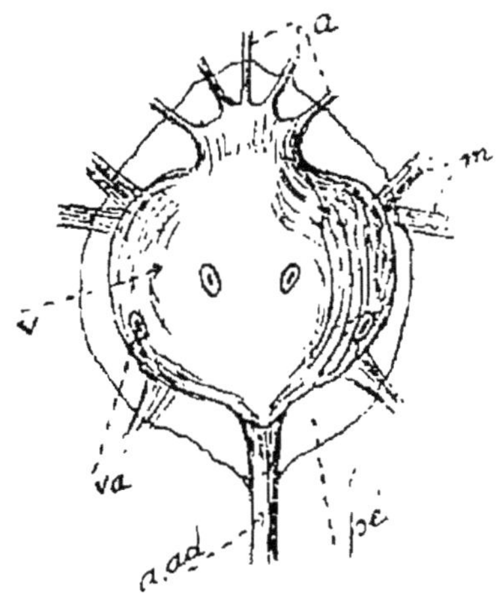

Fig. 55. — Organe central de la circulation d'un Crustacé (*Ecrevisse*). — *v*, ventricule. — *va*, valvules. — *pé*, péricarde. — *a*, artères antérieures. — *a ad*, artère abdominale dorsale. — *m*, muscles cardiaques.

de véritables capillaires artériels parfois bien développés, qui aboutissent, il est vrai, à une ou plusieurs lacunes centrales d'où le sang est amené aux organes respiratoires pour être ensuite conduit dans le péricarde, et de là dans le cœur.

Le cœur est un organe contractile, situé dorsalement, et tantôt très condensé, tantôt, au contraire, formant un canal allongé et occupant presque toute la longueur de l'animal sur la ligne médiane dorsale.

Ce cœur, qui ne comprend qu'un ventricule et jamais d'oreillettes, est entouré par un péricarde, avec lequel il communique par un certain nombre d'orifices fermés par des valvules qui permettent au sang de passer dans le ventricule, mais l'empêchent de retourner dans le péricarde qui joue alors le rôle d'oreillette.

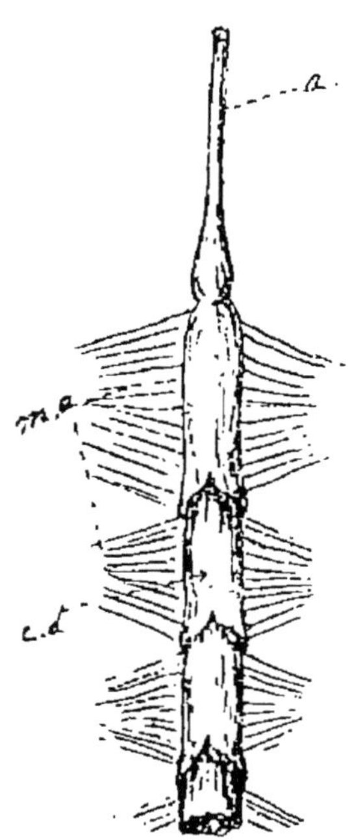

Fig. 56. — Vaisseau dorsal d'un Insecte montrant les différentes chambres du cœur, cd, les muscles aliformes, m a, qui le font mouvoir, et le vaisseau antérieur qui le continue, a,

L'appareil circulatoire manque chez un assez grand nombre de Vers; mais quand il existe, et dans les formes élevées, il est absolument clos et distinct de la cavité générale, et dans ces cas, il ne communique pas avec l'extérieur.

Chez les Vers les mieux différenciés à ce point de vue, il existe un cœur formé d'une oreillette et d'un ventricule. Le cœur est quelquefois double (*Arénicole*).

En général, à cet organe central aboutissent plus ou moins directement deux vaisseaux, un dorsal et un ventral, et quelquefois même deux vaisseaux latéraux. Tous ces vaisseaux ont des anastomoses nombreuses entre eux, et leur disposition est entièrement subordonnée à celle de l'appareil respiratoire.

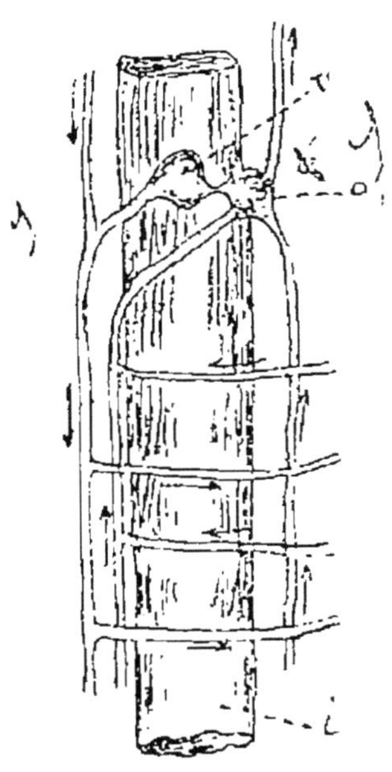

Fig. 57. — Schéma de la circulation d'un Annélide (Arénicole). — *o*, oreillette. — *v*, ventricule. — *i*, intestin.

Parfois il n'existe pas de cœur proprement dit, mais les parois des vaisseaux sont alors contractiles et chassent le liquide sanguin toujours dans la même direction.

Ce liquide est souvent coloré, en rouge, en jaune

ou en bleu, mais la matière colorante est simplement dissoute dans le plasma sanguin.

Les *Tuniciers* (Ascidies) possèdent un appareil circulatoire formé d'un cœur contractile situé au fond de la cavité viscérale et de forme allongée en général. Cha-

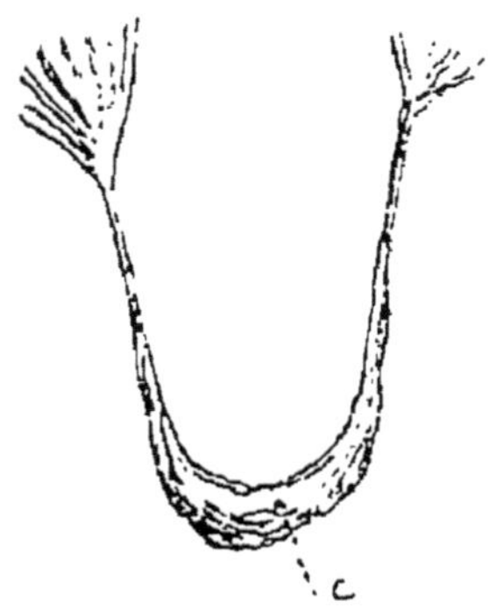

Fig. 58.— Cœur d'une Ascidie.

cune de ses extrémités débouche par l'intermédiaire d'un vaisseau dans une série de lacunes, et il existe tout un système de ramifications extrêmement délicates qui irriguent le manteau d'une façon très riche en même temps que la branchie.

Le cœur pousse le sang tantôt d'un côté, tantôt de l'autre, et cela sans aucune fixité dans le phénomène.

Chez l'*Amphioxus*, il n'existe pas d'appareil central de circulation; mais, sur les vaisseaux, on trouve une série de dilatations contractiles qui rappellent ce que nous avons vu chez les Vers.

Chez les *Vertébrés*, l'appareil circulatoire atteint son maximum de complication; mais il n'y arrive pas d'un seul coup, et c'est seulement peu à peu qu'il acquiert le degré de perfection que nous lui trouvons chez l'Homme en particulier.

On peut diviser cette marche en avant en trois étapes successives, en ce qui concerne le cœur.

D'abord, cet organe n'est formé que de deux cavités (comme certains Invertébres), une oreillette et un ventricule. Dans ce cas (Poissons), le sang qui a circulé dans les différents organes et qui est, par conséquent, veineux, arrive dans l'oreillette, passe dans le ventricule et, de là, dans l'appareil respiratoire, d'où il est repris par des vaisseaux qui, en se réunissant, forment un canal artériel(aorte). Celui-ci le distribue alors dans tous les organes.

Le sang dans un cycle complet ne traverse le cœur qu'une seule fois. On dit que la circulation est *simple*.

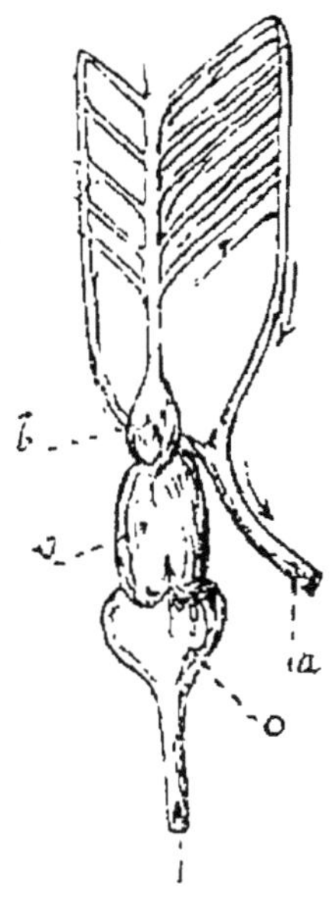

Fig. 59. — Schéma de la circulation d'un Poisson. — o, oreillette. — v, ventricule. — b, bulbe. — a, aorte.

Chez les *Batraciens* en général, le cœur est formé par *deux* oreillettes, mais *un seul* ventricule. Le sang veineux arrive dans l'oreillette droite, tandis que la gauche reçoit celui qui vient de l'appareil respiratoire, de sorte qu'il y a mélange des deux sangs dans le ventricule;

mais une disposition spéciale fait que le sang qui est

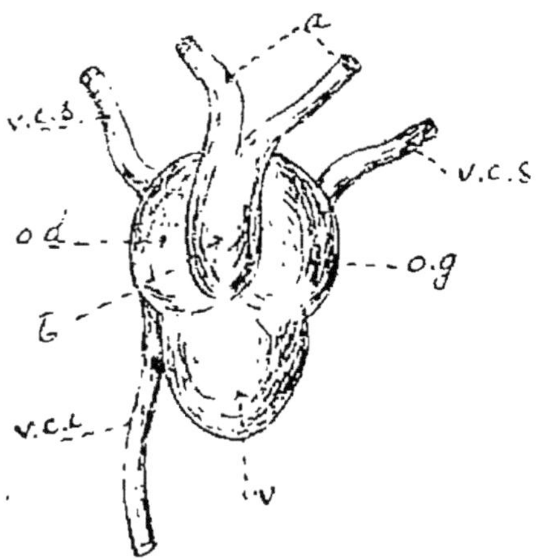

Fig. 60. — Cœur d'un Batracien (*Grenouille*). — *o d*, oreillette droite. — *o g*, oreillette gauche. — *v*, ventricule. — *b*, bulbe. — *a*, artères qui en partent. — *v c i*, veine cave inférieure. — *v c s*, veine cave supérieure.

chassé dans la partie antérieure du corps est du sang artériel presque pur, tandis que celui qui va dans la partie

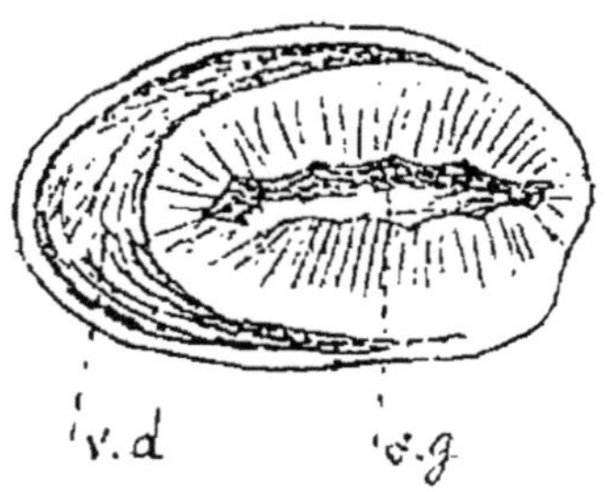

Fig. 61. — Coupe transversale d'un cœur d'Oiseau (*Pigeon*), pour montrer les rapports et la forme du ventricule droit (*v d*) et du ventricule gauche (*v g*).

postérieure est un mélange de sang artériel et de sang veineux.

Déjà chez les *Sauriens*, on voit apparaître un commencement de cloison interventriculaire, qui devient complète chez les *Crocodiliens*, en sorte que chez eux la circulation est *double*, mais il existe une commmunication entre le sang artériel et le sang veineux, à la base des vaisseaux qui partent l'un du ventricule droit, l'autre du ventricule gauche, c'est le *foramen de Panizza*.

Les *Oiseaux* ont la circulation *double* et *complète*, en ce sens qu'il n'existe aucune communication directe entre les deux sangs. Il n'y a qu'une crosse aortique qui tourne à droite, celle de gauche s'atrophie ou même disparaît.

Enfin pour les *Mammifères*, la complication et la perfection atteignent leur maximum.

La crosse aortique gauche reste, mais elle va s'ouvrir dans le ventricule gauche.

A côté des circulations artérielle et veineuse, on trouve chez les Vertébrés un troisième système en relation à la fois avec l'appareil digestif et avec l'appareil circulatoire et qui forme la *circulation lymphatique*.

Il existe des vaisseaux lymphatiques, chez tous les Vertébrés, mais chez les types inférieurs, ce sont de simples lacunes qui entourent les vaisseaux et qui n'ont souvent pas de parois propres, tandis que chez les Vertébrés supérieurs, ce système est formé par de fins vaisseaux capillaires, extrêmement nombreux, répandus dans tout le corps et qui, après s'être réunis pour former un certain nombre de canaux principaux, vont se jeter finalement dans un ou deux canaux dont le principal prend le nom de *canal thoracique*. Ces canaux vont s'ouvrir dans les veines à une distance plus ou moins grande de leur abouchement dans le cœur.

Chez les Vertébrés où la circulation lymphatique atteint des proportions considérables, le liquide est mis en mouvement par des organes contractiles qu'on appelle *cœurs lymphatiques*. (Grenouille).

Pour de nombreux auteurs, la circulation lymphatique des Vertébrés doit être comparée à la circulation ordinaire des Invertébrés.

Le seul moyen pratique pour l'étude de l'appareil circulatoire artériel ou veineux, est celui qui consiste à injecter dans les vaisseaux de l'animal des matières colorées, ainsi que nous l'avons indiqué plus haut.

Pour l'appareil lymphatique, une difficulté se présente, très sérieuse. Il existe, en effet, dans la cavité des vaisseaux lymphatiques, des séries de valvules qui permettent bien à la lymphe de se rendre de la périphérie au centre, mais empêchent complètement le mouvement en sens contraire.

Les méthodes ordinaires ne sauraient donc être appliquées à ces canaux, et il faut, au contraire, pratiquer les injections (de mercure liquide préférablement) de la périphérie vers le centre.

C'est au professeur Sappey que revient l'honneur d'avoir poussé jusqu'aux dernières limites du perfectionnement l'étude des lymphatiques, à l'aide des injections de mercure.

DE L'APPAREIL EXCRÉTEUR

Les appareils excréteurs sous quelques formes qu'on les rencontre, sont destinés à rejeter au dehors les matières toxiques, nuisibles, par conséquent, à l'organisme et qui, si elles s'accumulaient dans le sang, ne tarderaient pas à produire la mort de l'animal.

Il existe en effet, partout où l'on rencontre des appareils excréteurs différenciés, une relation constante entre ces organes spéciaux et le liquide sanguin ou celui de la cavité générale du corps. Chez les êtres les plus inférieurs c'est le protoplasme lui-même qui est chargé d'expulser au dehors, grâce à son activité propre, les produits de désassimilation provenant de l'oxydation, c'est-à-dire de l'usure du protoplasme lui-même.

C'est par de simples phénomènes d'osmose que ces produits excrémentitiels peuvent ainsi arriver en dehors du corps de ces êtres. Mais, chez les animaux plus élevés en organisation et qui possèdent une cavité générale ou un appareil circulatoire distinct, on voit se produire des appareils spéciaux chargés d'éliminer ces mêmes produits de désassimilation des cellules. On donne à ces appareils les noms d'*organes segmentaires* ou de *reins*. En réalité, la fonction excrétrice est beaucoup plus compliquée que ce que nous venons de dire, et bien des organes qui semblent adaptés à des fonctions tout à fait différentes sont en réalité de puissants auxiliaires de dépuration.

Les *Protozoaires* et les *Célentérés* sont complètement dépourvus d'appareils spéciaux d'excrétion, mais on les trouve déjà très développés chez les *Vers*.

Suivant que le corps de ces êtres est segmenté ou non,

les formes de l'appareil excréteur varient considérablement.

Tandis, en effet, que chez les Vers plats, non segmentés, il se compose simplement de deux canaux longitudinaux s'ouvrant d'une part dans la cavité générale du corps,

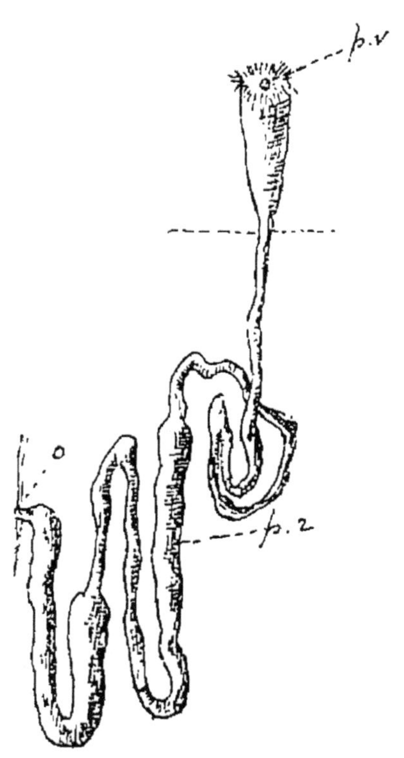

Fig. 62. — Organe segmentaire du Lombric (Ver de terre). *p. v*, pavillon vibratile s'ouvrant dans la cavité générale à un anneau ; — *p. r*, partie rénale du tube excréteur ; — *o*, orifice externe s'ouvrant sur les côtés de l'anneau suivant du corps.

et de l'autre à l'extérieur à l'aide d'une ampoule souvent contractile, nous observons dans les Vers annelés une disposition métamérique parfaite, au moins dans la région moyenne du corps.

Chez le *Lombric* (Ver de terre), l'appareil segmentaire est formé d'une série de tubes qui s'ouvrent, d'une part, dans la cavité générale de l'un des segments, à l'aide d'un pavillon cilié, et de l'autre, à l'extérieur par un simple orifice situé toujours sur les faces latérales du segment suivant.

Le canal qui met en communication la cavité générale avec l'extérieur est un tube transparent entortillé un grand nombre de fois sur lui-même et qui, presque à sa naissance, traverse la cloison de séparation de deux segments du corps, puis, se continue dans le segment inférieur où il prend un aspect plus sombre en se recouvrant de grandes cellules glandulaires adaptées à la fonction rénale, pour s'ouvrir sur les côtés du corps et un peu sur la face centrale après s'être brusquement élargi.

La disposition métamérique est plus frappante encore chez l'*Arénicole*.

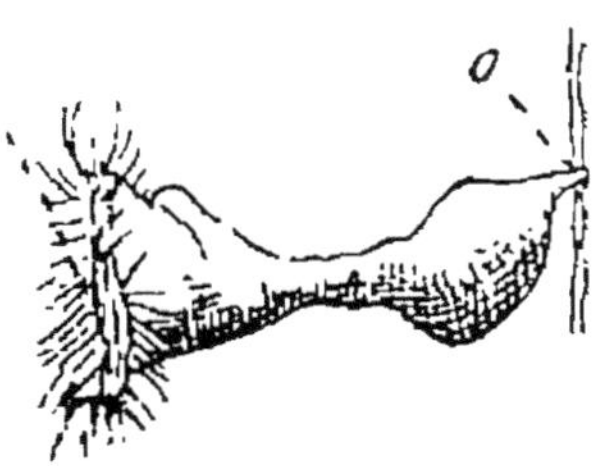

Fig. 63. — Organe segmentaire schématisé de l'Arénicole. *p. v*, pavillon cilié; — *o*, orifice externe s'ouvrant dans le même anneau.

Cet être, en effet, montre dans les segments moyens du corps une paire d'entonnoirs ciliés suivis d'un canal contourné sur lui-même et renflé à l'extrémité opposée en une vésicule qui se trouve coiffée d'une portion glandulaire.

La vésicule communique avec l'extérieur par un très court canal.

On voit donc que, chez cet animal, il existe une paire d'organes segmentaires dans chacun des anneaux du corps qui en portent.

La même disposition se rencontre chez la Sangsue;

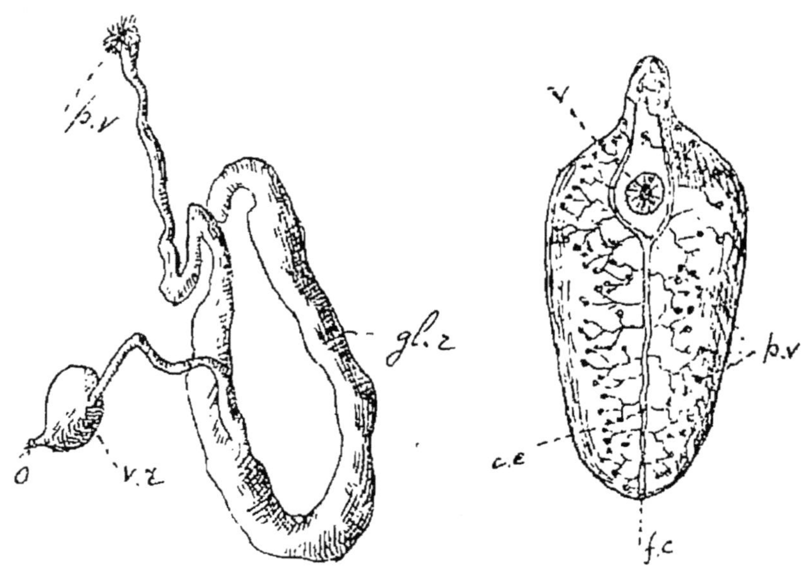

Fig. 64. — Organe segmentaire de la Sangsue. *p. v*, pavillon cilié; — *gl. r*, glande rénale en fer à cheval; — *v. r*, vésicule rénale; — *o*, orifice externe.

Fig. 65. — Appareil excréteur de la Douve (*Distomum Hepaticum*) *v*, ventouse ventrale; — *p. v*, pavillons ciliés; — *c. e*, canal excréteur; — *f. c*, foramen caudale.

mais ici, l'appareil segmentaire est presque clos du côté de cette même cavité, et c'est à peu près simplement par des phénomènes d'osmose que les produits excrétés sont conduits dans la cavité même de l'organe et de là à l'extérieur.

Pour les *Mollusques* la larve présente bien un appareil d'excrétion semblable à celui des Vers plats; mais, chez eux, cette formation larvaire ne tarde pas à disparaitre et se trouve remplacée finalement par un organe glandulaire plus ou moins ramifié qui met en communication directe la cavité générale avec l'extérieur.

L'appareil d'excrétion, chez les mollusques adultes, prend le nom de *corps* ou *organe de Bojanus*.

Cet organe est formé, d'une façon générale, par un ou deux sacs glandulaires suivant que l'on a affaire à des animaux symétriques ou non.

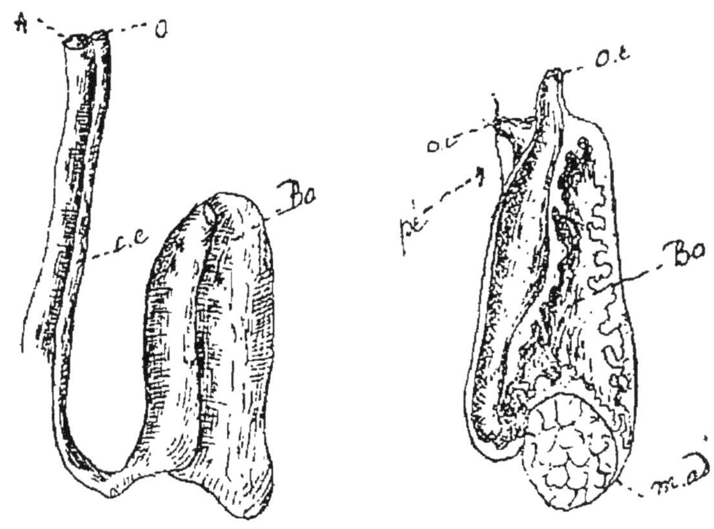

Fig. 66. — Appareil excréteur d'un Mollusque Gastéropode (Escargot). *Bo*, organe de Bojanus avec ses deux loges — *c. e*, canal excréteur; — *o*, orifice excréteur.

Fig. 67. — Appareil excréteur d'un Mollusque Lamellibranche. *Bo*, organe de Bojanus avec ses deux cavités, dont l'une communique avec le péricarde par un orifice interne, *o, i*, et l'autre avec l'extérieur par l'orifice *o. e*; — *m. ad*, muscle adducteur inférieur des valves.

La cavité de ces sacs contient des replis plus ou moins nombreux destinés à en augmenter la surface interne, et par conséquent, à favoriser la fonction qu'ils ont pour but de remplir.

Leur cavité est en communication directe d'une part, avec le péricarde, de l'autre avec l'extérieur par un ori-

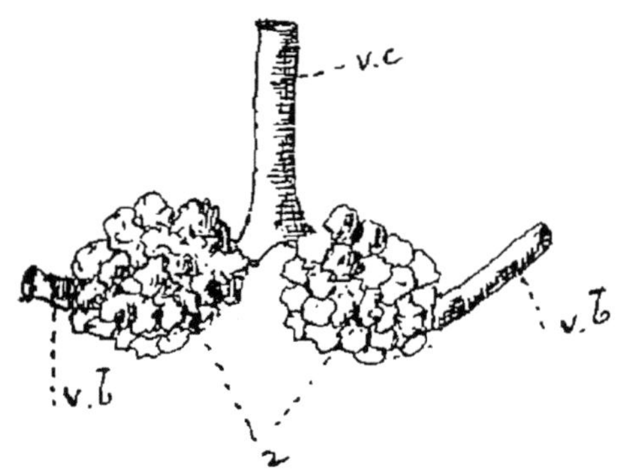

Fig. 68.— Partie de l'appareil excréteur d'un Mollusque Céphalopode. *v. c*, veine cave ou sinus veineux ventral ; — *v. b*, veines branchiales ; *r*, — corps spongieux placés sur ces veines et faisant l'office de reins.

fice qui se trouve placé soit à côté de l'anus, soit dans le voisinage des pores génitaux.

Chez les *Arthropodes*, la fonction rénale ne semble pas être dévolue à des organes bien spéciaux, au moins en ce qui concerne les formes inférieures, en particulier chez les *Crustacés*.

On a décrit cependant, chez tous ces animaux, des appareils représentés, en général, par des tubes plus ou moins contournés et compliqués et qui s'ouvrent en des points bien différents suivant les groupes que l'on considère.

Les Crustacés supérieurs (écrevisse, crabe) présentent, en effet, des sortes de sacs placés tout contre la partie antérieure de l'estomac et s'ouvrant chacun par un orifice spécial situé à la base des antennes. A cause de leur couleur on leur a donné le nom de *Glandes vertes*. Ce sont là des appareils d'excrétion.

Les crustacés inférieurs présentent aussi des tubes qui

s'ouvrent en général à la base de la deuxième paire de mâchoires, et qui sont considérés comme des organes excréteurs.

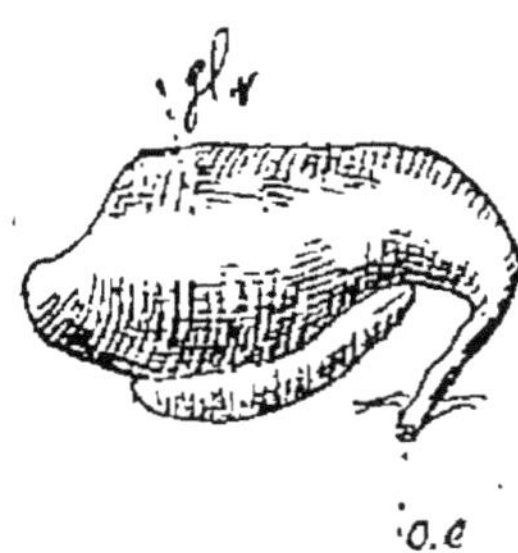

Fig. 69.— Organe excréteur de l'Ecrevisse. *gl. v*, glande verte avec son double sac; — *o. e*, orifice externe.

Mais, chez eux, le manteau est un puissant organe de dépuration.

Les *Insectes* nous montrent, au point de séparation de l'estomac et de l'intestin proprement dit, une série de tubes dont le nombre peut du reste varier énormément, auquel on a donné le nom de *tubes de Malpighi*.

Ces tubes, en général très longs, terminés d'un côté en cul-de-sac et s'ouvrant de l'autre dans l'intestin, sont considérés comme spécialement adaptés aux fonctions rénales.

Chez les autres *Arthropodes*, il existe des organes semblables, mais qui, souvent, viennent s'ouvrir à la partie terminale de l'intestin.

Dans les *Echinodermes*, il n'existe pas, à proprement parler, d'appareils excréteurs spécialisés. Il est probable que cette fonction importante est accomplie par un organe glandulaire en connexion avec l'appareil aquifère et qu'on appelle la *glande ovoïde*.

Les organes excréteurs de l'*Amphioxus* sont représentés par des séries de glandules situées de chaque côté du corps et s'ouvrant dans la cavité péribranchiale.

Chez presque tous les Vertébrés, l'appareil excréteur est intimement uni à l'appareil reproducteur. Il se présente sous trois formes bien différentes, et l'on a voulu établir un passage facile entre les appareils segmentaires des vers, par exemple, et l'organe rénal des poissons.

Si, en effet, il existe une séparation nette entre les organes excréteurs des invertébrés et ceux des vertébrés adultes, il n'en est plus de même si l'on étudie ces mêmes appareils chez les larves.

Dans un embryon de Squale, l'appareil excréteur est

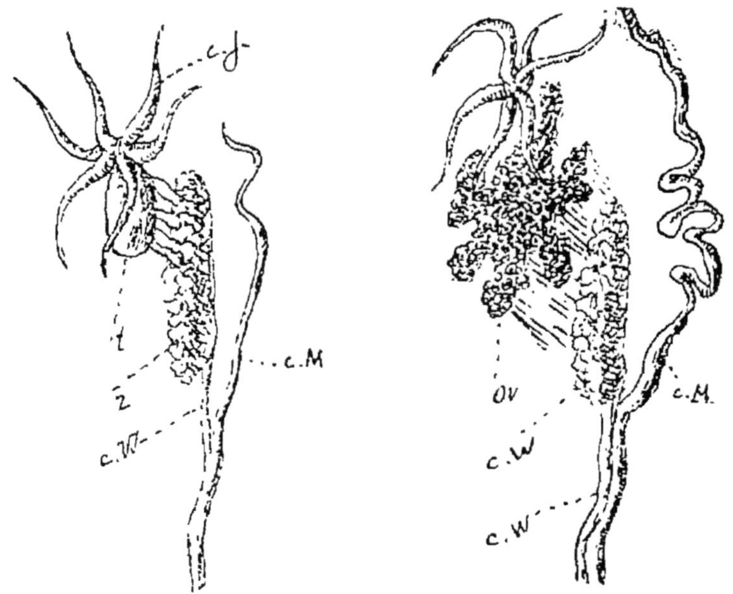

Fig. 70. — Organes génito-urinaires de la Grenouille ♂. *c. j*, corps jaunes ; — *t*, testicules communiquant par de nombreux conduits avec *r*, le rein ; — *c. W*, canal de Wolff ; *c. M*, canal de Muller atrophié.

Fig. 71. — Organes génito-urinaires de la Grenouille ♀. *c. j*, corps jaunes ; — *ov*, ovaire sans relation de continuité avec le rein ou corps de Wolff, *c. W* ; — *c. W*, canal de Wolff ; — *c. M*, canal de Muller devenu l'oviducte.

en effet représenté par deux canaux latéraux qui reçoivent chacun sur son trajet une série de tubes s'ouvrant par un pavillon cilié dans l'intérieur de la cavité générale, exactement comme les formations que nous avons décrites chez les Vers.

C'est là un organe essentiellement transitoire et qui ne tarde, par conséquent, pas à être remplacé par un nouveau système qui, celui-ci, deviendra définitif.

L'appareil excréteur larvaire que nous venons de décrire n'est autre chose que le *Pronéphros*. Il ne se rencontre à l'état adulte que chez l'Amphioxus et quelques poissons tout à fait inférieurs.

Chez les autres *Vertébrés*, on voit bientôt apparaître un nouvel organe excréteur appelé *Mésonéphros*.

Celui-ci est constitué par une série de canaux, s'ouvrant dans la cavité générale à l'aide d'un pavillon cilié appelé *néphrostome* et, en même temps, à l'extrémité opposée dans un canal longitudinal qui n'est autre chose que celui qui servait de canal excréteur au Pronéphros.

Ce rein secondaire change bientôt d'aspect et l'on voit les néphrostomes s'oblitérer en même temps que sur les canaux qui les portaient, il se forme des sortes de cupules à double paroi dans la concavité desquelles viennent se placer des ramifications artérielles qui se contournent ou se divisent énormément pour donner naissance à une veinule. Le tout forme des petits corps arrondis placés irrégulièrement dans la masse de l'organe que l'on appelle les *glomérules de Malpighi*.

Ce sont ces petites formations nouvelles qui présideront désormais à la fonction excrétrice.

L'ensemble de l'organe ainsi transformé prend le nom de *corps de Wolff*, et le canal excréteur celui de *canal de Wolff*.

Chez la plupart des vertébrés, le canal de Wolf se divise en deux, pour donner naissance au *canal de Muller*. C'est ce rein secondaire qui deviendra chez le plus grand nombre des vertébrés inférieurs le rein définitif (poissons, amphi-

biens, etc.), et le canal de Wolff deviendra alors l'*uretère*,
tandis que le canal de Muller servira à l'évacuation des
produits femelles et deviendra *l'oviducte*.

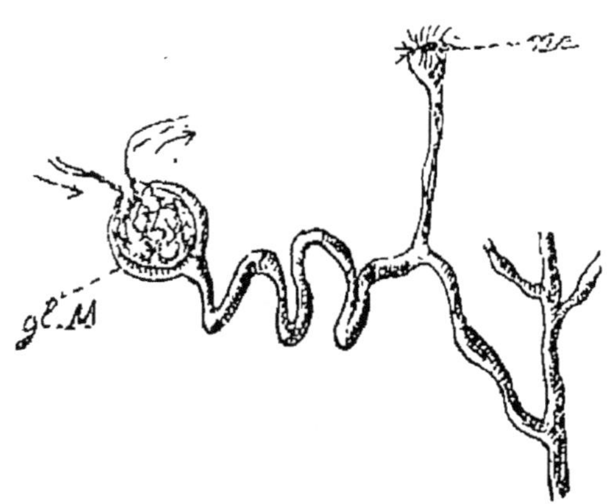

Fig. 72. — Disposition des tubes urinifères fréquente chez les
Poissons et les Amphibiens. *gl. M*, glomérule de Malpighi
avec ses vaisseaux; — *né*, néphrostome s'ouvrant dans la
cavité générale.

Chez les *Amphibiens*, le canal de Wolff sert, en même
temps à l'évacuation des produits mâles.

Si l'on considère des Vertébrés plus élevés en organisation, bientôt le mésonéphros va disparaître
ou tout au moins ne laissera plus que de simples
vestiges sans fonction, et l'on verra se produire, à la
base du canal de Wolff, un diverticule qui produira une
série de canaux très ramifiés et contournés sur lesquels
apparaîtront, non plus des néphrostomes, mais seulement des corpuscules de Malpighi.

Il se formera ainsi un amas glandulaire dont tous les
tubes excréteurs se réuniront dans le canal commun
primitif qui servira à l'évacuation des produits sécrétés.

Cet organe nouveau constituera le rein définitif, et
c'est à lui seul que sera désormais dévolue la fonction
urinaire.

La forme du rein est assez variable chez les Mammifères. Tantôt, il se présente sous un aspect allongé et divisé en un certain nombre de lobes disposés plus ou

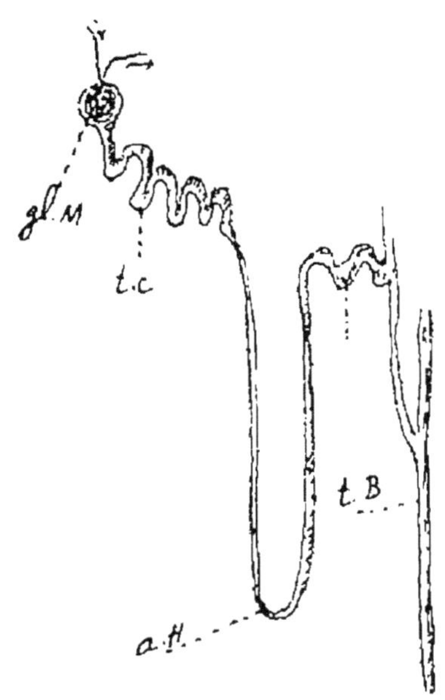

Fig. 73. — Disposition des tubes urinifères chez les Mammifères. *gl. M*, glomérule de Malpighi ; — *t. c*, tubes contournés de Ferrein ; — *a. H*, anse de Henle ; — *t. B*, tubes droits de Bellini.

moins régulièrement dans la cavité abdominale, et alors, chacun d'eux possède un canal excréteur propre, qui va bientôt se réunir à ses congénères du même côté pour former un canal évacuateur commun, débouchant en général directement, dans une poche située à la partie antérieure du rectum et qui est la *vessie urinaire*.

Quelquefois même, le rein d'un côté du corps est atrophié et ne sert que peu ou point à la fonction urinaire.

Au fur et à mesure que l'on s'adresse à des Mammifères plus élevés, on voit les différents lobes du rein se rapprocher, se souder et bientôt ne plus former qu'une seule masse, sur laquelle les traces de division primitive ont complètement disparu ou ne sont plus représentées que par de très légers sillons.

Chez l'homme, on ne trouve ces sillons que chez le jeune ; mais chez l'adulte, il n'en existe plus trace.

Le rein présente vaguement la forme d'un haricot. L'uretère qui en part est d'abord large, et n'est autre chose que le prolongement d'une cavité interne appelée *bassinet*. Cette uretère descend le long de la colonne vertébrale et va se jeter dans la vessie par sa face postérieure.

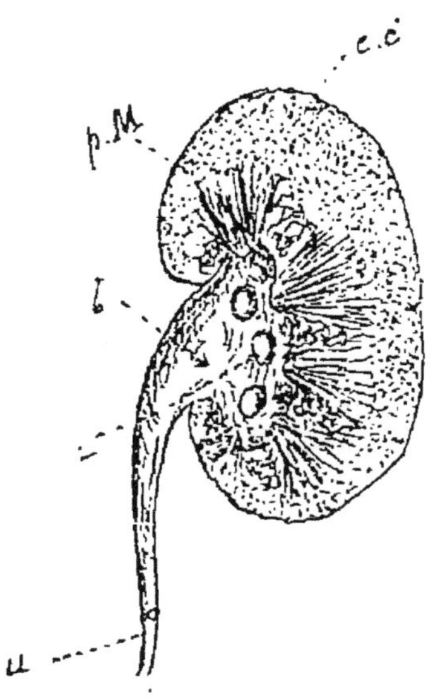

Fig. 74. — Coupe longitudinale médiane d'un rein de Lapin. *u*, uretère ; — *b*, bassinet ; — *c*, calices ; — *p. M*, pyramides de Malpighi ; — *c. c*, couche corticale du rein.

L'urine ainsi accumulée est ensuite rejetée à l'extérieur par l'intermédiaire d'un canal plus ou moins long qui est le canal de *l'urèthre*.

Les produits de désassimilation rejetés à l'extérieur sont surtout représentés par de l'urée et de l'acide urique, et en plus petite quantité des poisons analogues aux alcaloïdes végétaux et qui sont très fortement toxiques, non seulement pour les animaux étrangers, mais aussi pour ceux mêmes qui les ont sécrétés.

La préparation des organes urinaires ne demande en général pas de dissections pénibles, et il est facile, le plus souvent, de les étudier tout simplement en ouvrant le corps de l'animal.

Quant aux organes annexes, lorsqu'ils existent, comme ils sont presque toujours remplis par la sécrétion urinaire, leur observation en est rendue ainsi extrêmement commode.

DU SYSTÈME NERVEUX

Les formes diverses sous lesquelles se présente le système nerveux des êtres, sont pour ainsi dire calquées en général, sur leur symétrie plus ou moins parfaite.

Il existe un système nerveux chez tous les animaux excepté chez les Protozoaires, et la science ne semble pas avoir dit encore pour eux le dernier mot.

Toutes les fois qu'il existe, il est essentiellement formé de cellules plus ou moins groupées et de tubes nerveux dont les aspects sont peu différents dans les principales classes que nous allons passer en revue.

Mais où la différence est frappante et véritablement fondamentale entre les Vertébrés et les Invertébrés, c'est dans les rapports réciproques qui existent entre le système nerveux et l'appareil digestif.

Tandis que, pour les premiers, l'étude de ce système nous montre qu'il est tout entier placé dorsalement par rapport au tube digestif, au contraire, chez les seconds, une toute petite partie (non celle de moindre importance, il est vrai) se trouve placée dorsalement, tandis que tout le reste est situé sur la face ventrale de ce même tube digestif.

Une autre différence, moins importante cependant, est à signaler. Si, en effet, chez les invertébrés, le système nerveux est très dissocié et les centres, répartis, pour ainsi dire dans toute la longueur du corps, chez les vertébrés, au contraire, tous les centres moteurs ou sensitifs sont à peu près réunis dans une seule masse commune, volumineuse, située à la partie tout à fait antérieure du cordon nerveux.

Les *Protozoaires* sont, nous l'avons déjà dit, dépourvus

de toute trace de système nerveux et cependant, on est frappé de la netteté avec laquelle ils manifestent certaines sensations. Si, en effet, on donne à quelques-uns de ces animaux quelques débris de matières dures, inertes en guise de pâture, le plus souvent, ils ne seront pas incorporés ; dans tous les cas, s'ils le sont, l'animal ne tardera pas à les rejeter.

La sensibilité tactile existe donc, mais on peut supposer qu'elle est une des propriétés fondamentales du protoplasma vivant.

Les *Cœlentérés* sont, on le sait, symétriques en général par rapport à un axe ; il existe chez eux un système nerveux très simple.

Il consiste, en effet, en un très riche plexus placé immédiatement au-dessous des téguments et entourant ainsi tout le corps d'une manière uniforme.

En certains endroits seulement, on trouve de très légers renflements qui représentent des sortes de ganglions. Ce système nerveux est mis d'une part en communication directe avec les muscles, et de l'autre avec certains petits appareils sensitifs situés en quelques points disséminés sur la surface du corps.

Les *Echinodermes* sont, à ce sujet, assez semblables aux Cœlentérés, mais chez eux on trouve déjà des nerfs parfaitement distincts sous forme d'un cercle péribuccal duquel se détachent des filets nerveux qui se rendent chacun dans une zone ambulacraire ou dans un bras.

Mais à côté de cela, il existe encore un vaste plexus, extrêmement fin et délicat qui est répandu sur toute la surface du corps.

Les *Vers* ne présentent plus d'appareil nerveux diffus. La concentration commence, souvent très grande, et en général, l'ensemble du système offre une remarquable conformation.

Les types inférieurs ne présentent qu'un système ner-

veux encore mal défini, et le plus souvent formé par une
seule masse ganglionnaire placée en avant de la bouche,
quand elle existe, et qui envoie le long du corps une
quantité plus ou moins grande de filets nerveux dont
quelques-uns aboutissent aux organes sensitifs assez
rares du reste, et les autres aux muscles.

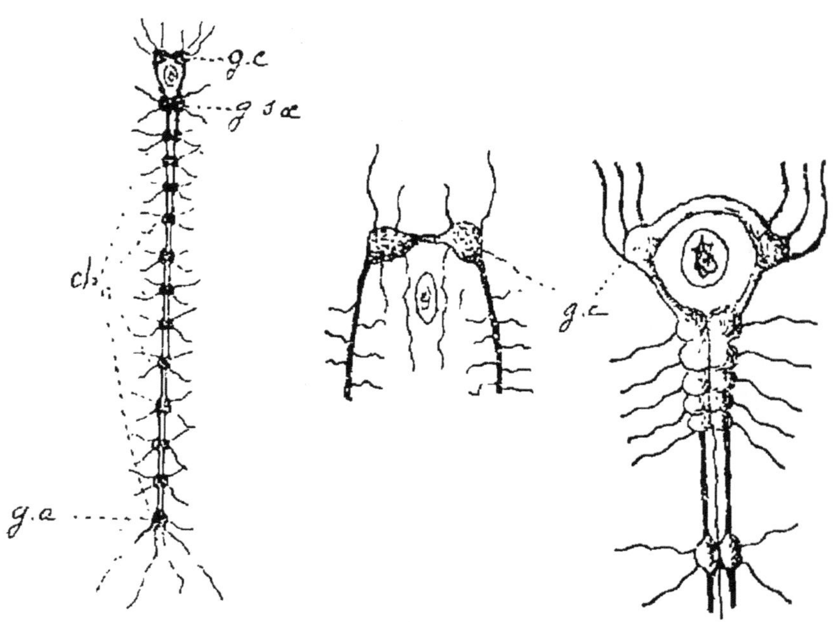

Fig. 75. — Figure schématique représentant le système nerveux d'un vers : *g. c.* ganglions cérébroïdes ou cerveau ; *g. s. œ*
ganglion sous-œsophagien ; *c. h.* chaîne nerveuse ventrale ;
g. a. ganglion aual.

Fig. 76. — Partie antérieure du système nerveux du *Distomum hepaticum.*

Fig. 77. —Partie antérieure du système nerveux de la Sangsue (*Hirudo medicinalis*).

Les formes les plus élevées sont tout à fait différentes.

Chez elles, on rencontre au-dessus du tube digestif
tout à fait dans la partie céphalique une masse ganglio-
naire double qui forme le *ganglion cérébroïde* ou cerveau
de l'animal. Au-dessous du tube digestif et un peu plus

en arrière, une nouvelle masse nerveuse double, comme
du reste toutes les autres, forme le ganglion *sous-œso-*

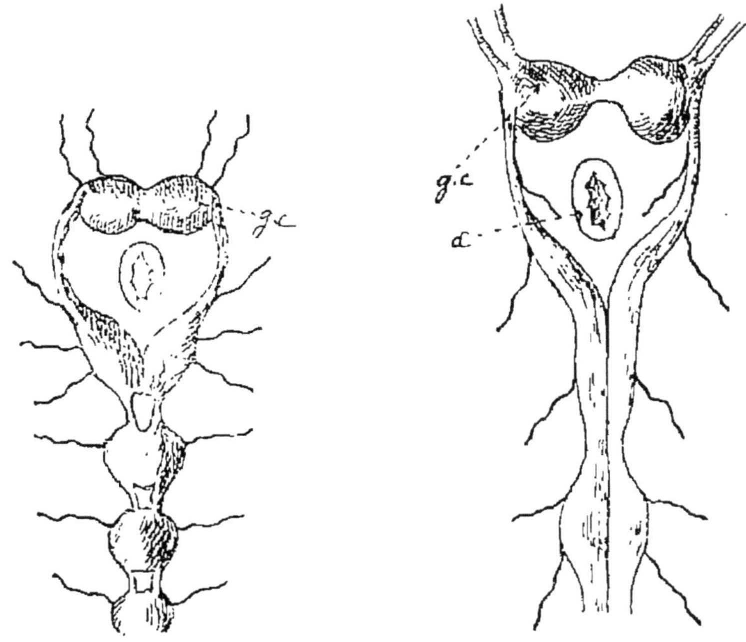

Fig.78. — Partie antérieure du système nerveux de la *Phy-
lodoce.*
Fig. 79. —Portion antérieure du système nerveux du Ver de
terre (*Lombricus Terrestris*).

phagien. Celui-ci est uni au premier à l'aide de deux cordons nerveux qui entourent l'œsophage, et forment
ainsi un collier *péri-œsophagien.* A partir de là la *chaîne*
nerveuse est tout entière ventrale par rapport au tube
digestif, elle est formée par une série plus ou moins
nombreuse de ganglions nerveux réunis l'un à l'autre
par deux filets nerveux (connectifs) parallèles et passant
ainsi d'un ganglion à l'autre jusqu'à la fin.

D'une façon générale on compte autant de paires
ganglionnaires que le corps de l'animal présente lui-
même de segments vrais. C'est presque le cas s'il
s'agit des larves, mais chez les adultes, le plus souvent

deux ou plusieurs paires ganglionnaires se fusionnent en une seule, et cela d'une façon générale chez tous les arthropodes.

Toujours, le ganglion cérébroïde envoie seul des filets nerveux à tous les organes des sens. Le ganglion sous-œsophagien innerve surtout les pièces de l'appareil masticateur ; quant aux autres ganglions de la chaine, ils envoient des filets dans les muscles de la région ainsi

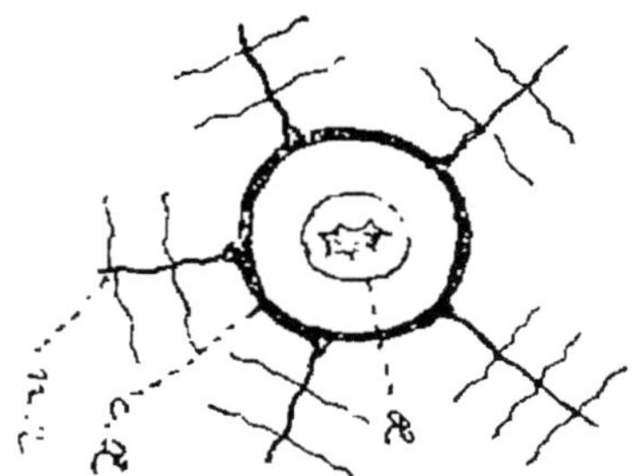

Fig. 80. — Système nerveux central d'un Oursin : *œ*. œsophage ; *c. œ*. collier œsophagien ; *n. r*. nerf radial.

qu'aux appendices voisins, qu'il s'agisse des membres ou d'organes respiratoires.

Les *Mollusques* possèdent un système nerveux en général assez compliqué. On peut les diviser en deux groupes suivant que le corps de l'animal est symétrique ou non.

Chez ceux de ces animaux qui possèdent une symétrie bilatérale on distingue trois paires ganglionnaires principales auxquelles peuvent quelquefois s'ajouter des masses *accessoires* ; les premières étant dites *essentielles*.

A droite et à gauche de la bouche, on rencontre deux petites masses nerveuses, reliées par un filet nerveux passant au-dessus de la bouche et dont l'ensemble forme le cerveau de l'animal ; de ces deux masses latérales partent deux autres filets nerveux pour chacune d'elles, nerfs qui vont lés unir à deux nouvelles paires ganglionnaires situées les premières à la base du pied de l'animal, les secondes dans le voisinage de l'anus.

On les désigne sous les noms de ganglions *pédieux* et de ganglions *viscéraux*; ces derniers présentent quelque-

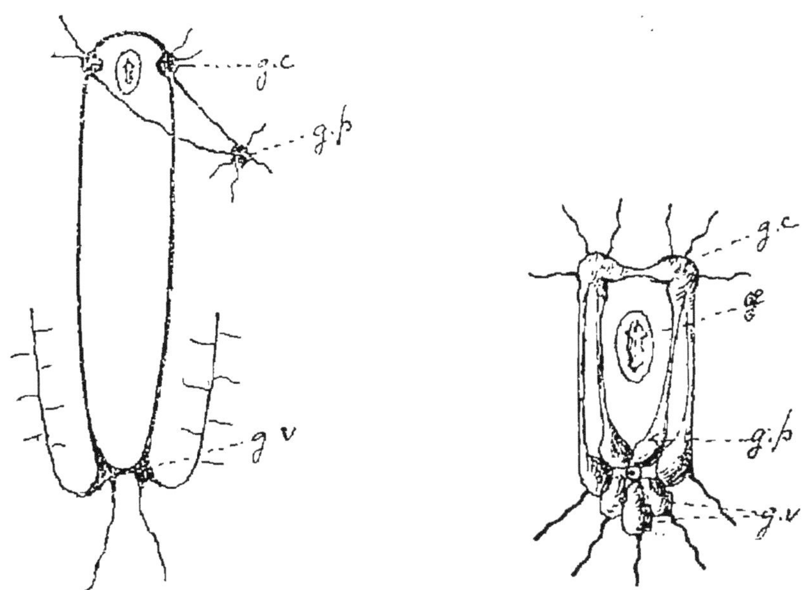

Fig. 81. — Système nerveux d'un Mollusque Acéphale : *g, c.* ganglions cérébroïdes, *g. p.* ganglions pédieux *g. v.* ganglions viscéraux.

Fig. 82. — Système nerveux d'un Mollusque Gastéropode (mêmes désignations que dans la figure 7).

fois une sorte de duplication pour l'innervation des siphons respirateurs. Le groupe que nous avons ici principalement en vue est celui des Mollusques *acéphales*, mais il existe des groupes plus inférieurs chez lesquels deux ganglions cérébroïdes envoyant deux filets longitudinaux le long du corps de l'animal constitue la partie essentielle du système nerveux.

Tous les termes de passage existent entre cette forme

simple et celle, plus compliquée, que nous avons déjà décrite.

Les formes asymétriques présentent des variations très grandes relativement à la disposition du système ner-

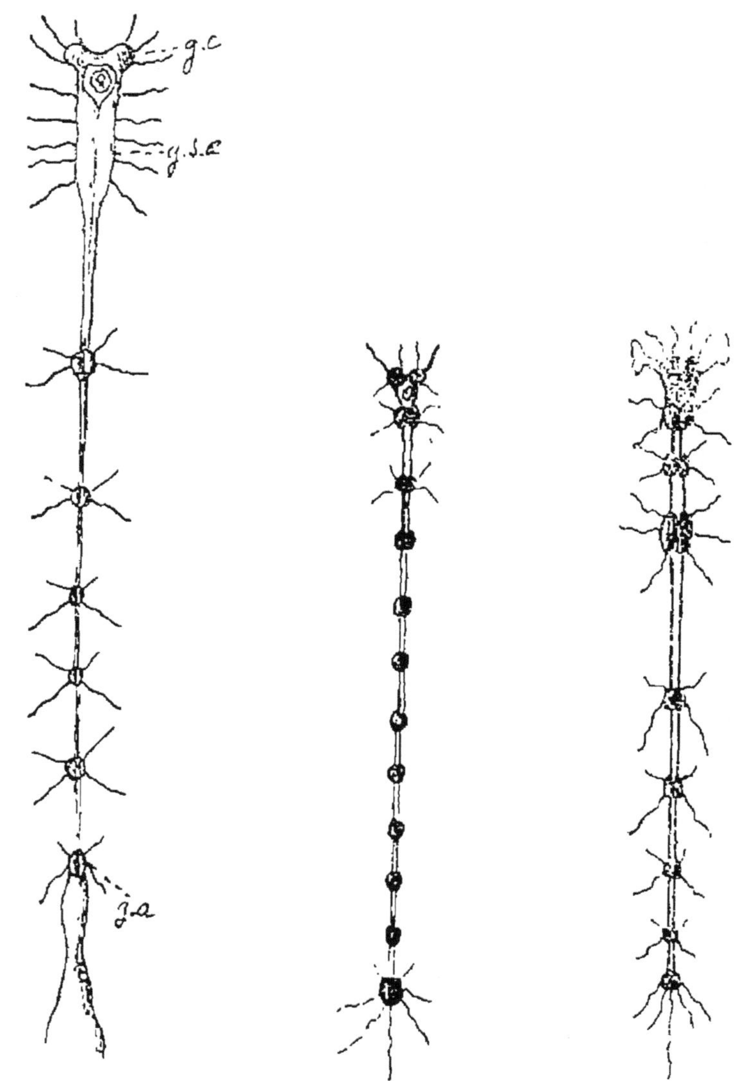

Fig. 83. — Système nerveux d'un Scorpion.
Fig. 84. — Système nerveux d'une *larve* d'Abeille.
Fig. 85. — Système nerveux d'une Abeille *adulte*.

veux. Non seulement on y rencontre un degré plus élevé

de concentration, mais encore un nouveau système apparaît appelé système *stomato-gastrique* destiné à compléter l'innervation du tube digestif en particulier.

L'appareil nerveux central est formé, chez l'escargot, qui peut être pris pour type, par une paire de ganglions cérébroïdes réunis par une *commissure* (on appelle commissure un filet nerveux réunissant deux ganglions symétriques), desquels partent une première paire de *connectifs* (on appelle connectifs des filets nerveux unissant des ganglions asymétriques), reliant le cerveau à une double masse située au-dessous de l'œsophage et constituant les ganglions pédieux (ainsi appelés parce que les filets nerveux qui en partent vont se distribuer dans le pied); la deuxième paire de connectifs unit aussi le cerveau à une série de ganglions au nombre de cinq dans le type que nous étudions et qui constitue le groupe viscéral ou asymétrique.

De chacun de ces ganglions partent des filets nerveux qui vont se distribuer dans les viscères.

Entre le groupe pédieux et le groupe viscéral se trouve un espace traversé par l'aorte antérieure et qui délimite ainsi macroscopiquement chacune de ces deux masses. C'est dans l'espace compris entre le cerveau d'une part, et la masse viscéro-pédieuse de l'autre que passe l'œsophage.

Les Mollusques céphalopodes présentent encore une concentration plus grande du système nerveux central, mais au fond, la disposition est la même.

Toute la masse nerveuse centrale est enfermée dans une enveloppe cartilagineuse qui sert à la protéger.

Chez les *Arthropodes* le système nerveux a la même disposition fondamentale que chez les Vers.

On y rencontre en effet une paire ganglionnaire sus-œsophagienne qui représente le cerveau et qui se trouve unie à une série de ganglions placés dans le thorax ou l'abdomen et désignés dans leur ensemble sous le nom de chaîne nerveuse ventrale parce qu'elle se trouve tout entière placée au-dessous du tube digestif. A côté de cette apparence d'uniformité on trouve cependant les plus grandes variations de formes, et cela tient tout simplement au degré de coalescence qui existe dans les ganglions de la chaîne.

La forme extérieure de l'animal influe énormément sur la disposition des ganglions nerveux.

Chez un être court et trapu à segmentation peu visible on peut être à peu près certain de voir un grand nombre de paires ganglionnaires se souder ensemble de façon à ne former que trois, deux ou même une seule masse nerveuse d'où devront partir tous les filets se rendant aux organes. Cela arrive par exemple chez le Crabe.

Au contraire, si l'animal présente une forme allongée,

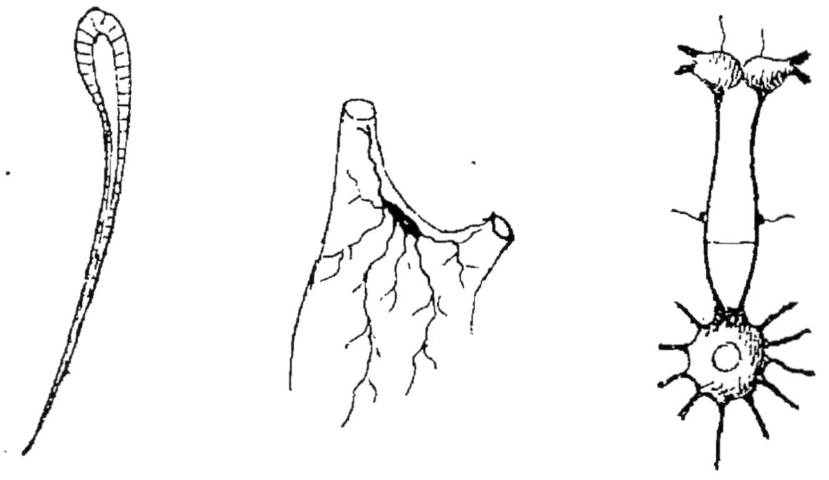

Fig. 86. — Système nerveux d'une *larve* d'Ascidie.
Fig. 87. — Système nerveux d'une Ascidie *adulte*.
Fig. 88. — Système nerveux d'un Crabe, montrant la coalescence de tous les ganglions de la chaîne ventrale.

une segmentation relativement nette, la dissociation se manifeste de plus en plus, et il arrive quelquefois que le nombre de paires ganglionnaires distinctes correspond à peu près au nombre d'anneaux dont se compose le corps de l'animal.

En général les arthropodes présentent à l'état larvaire un nombre de segments plus grand et une forme plus allongée qu'à l'état adulte. Aussi, trouve-t-on chez les larves une dissociation beaucoup plus grande du système nerveux; tandis, en effet, que la larve de l'abeille possède douze paires ganglionnaires, on n'en trouve plus que neuf paires chez l'abeille adulte.

Les *Tuniciers* ont un système nerveux extrêmement réduit à l'état adulte. Il ne se compose en effet que d'une seule masse ganglionnaire située entre les deux siphons et qui envoie dans tous les organes des filets nerveux, sans symétrie aucune; mais chez la larve on trouve une sorte de tube médullaire qui suit toute la longueur du corps de l'animal et qui présente une légère cavité interne à sa partie antérieure.

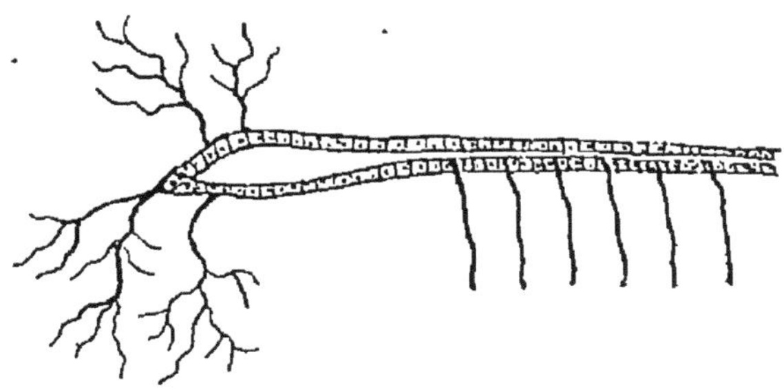

Fig. 89. — Système nerveux de l'*Amphioxus*.

Cette forme nous conduit directement et presque sans transition à l'*Amphioxus*, chez lequel un tube longitudinal situé dorsalement par rapport au tube digestif et renflé à sa partie antérieure constitue seul le système nerveux; il s'en détache des filets qui se rendent dans la tête, et d'autres naissent à droite et à gauche le long du corps et d'une façon parfaitement métamérique.

Au fur et à mesure que nous allons nous élever dans la série des *Vertébrés*, nous allons voir la partie antérieure du système nerveux se renfler, se diviser et prendre sur le reste de l'appareil une prédominance de plus en plus grande ; mais ce qu'il est essentiel de retenir, c'est que toujours l'appareil nerveux central dans son entier sera placé dorsalement par rapport au tube digestif. De plus le système sympathique prend un développement relativement considérable et une autonomie relative.

Le système nerveux central est protégé par une enveloppe cartilagineuse ou osseuse dans laquelle il se trouve logé tout entier ; seul, le système nerveux sympathique est sans protection au milieu des viscères qu'il est chargé d'innerver.

Le système nerveux central est divisé en deux parties : l'*Encéphale* et la *Moelle épinière*.

Les rapports d'importance de ces deux parties diffèrent au fur et à mesure que l'on s'élève dans la série des vertébrés.

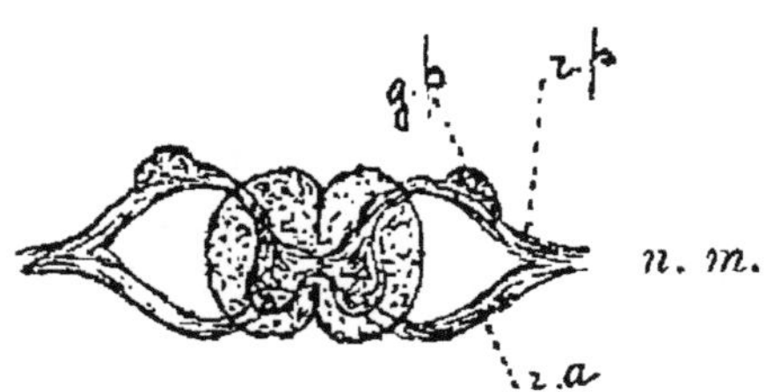

Fig. 90. — Coupe transversale de la moelle épinière d'un vertébré : *r. a.*, racines antérieures motrices ; *r. p.* racines postérieures sensitives, avec *g. p.* le ganglion postérieur, *n. m.* nerf mixte.

Tandis, en effet, que chez les formes inférieures la moelle constitue la partie la plus importante du système nerveux, l'encéphale n'étant représenté que par quelques légers renflements de la partie antérieure de cette moelle, au contraire, dans les formes supérieures, la partie essentielle est constituée par l'encéphale, tandis que la moelle n'est qu'une partie relativement accessoire.

Cette dernière est placée dans un canal cartilagineux ou osseux appelé *canal médullaire* ou *canal rachidien* et l'encéphale est enveloppé dans une boîte de même substance que la colonne vertébrale et qui constitue le *crâne*.

Entre la substance nerveuse et la substance cartilagineuse ou osseuse qui l'entoure, on rencontre des membranes de protection qui sont principalement destinés à amortir les chocs pouvant se produire à l'extérieur, en somme

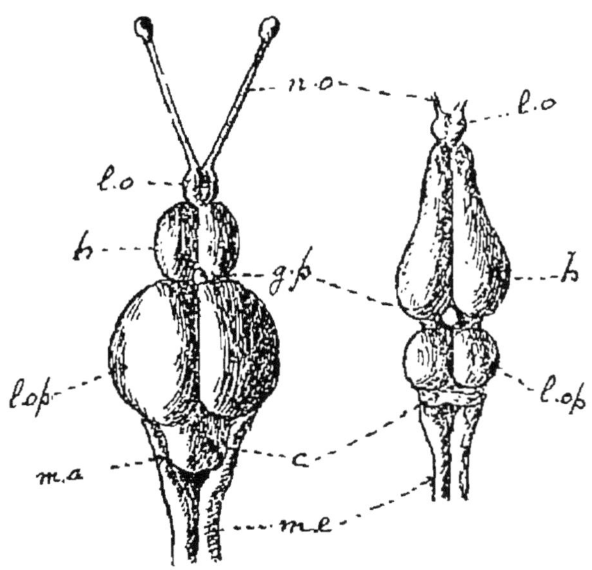

Fig. 91. — Encéphale d'un Poisson vu par la face dorsale : *n. o.* nerfs olfactifs, *l. o.* lobes olfactifs *h.* hémisphères cérébraux, *g. p.* glande pinéale; *l. op.* lobes optiques, *c*, cervelet, *m. a.* moelle allongée, *m. e.* moelle épinière.

Fig. 92. — Encéphale d'une Grenouille vu par la face dorsale (mêmes lettres que précédemment).

à assurer une protection plus efficace; au nombre de trois chez les vertébrés supérieurs (*dure-mère, arachnoïde, pie-mère*), elles constituent les *méninges*.

L encéphale des Poissons, quant à sa forme extérieure, présente sur sa face dorsale une série de renflements de volumes différents qui sont, en allant d'avant en arrière : les *lobes olfactifs*, les *hémisphères cérébraux* et les lobes optiques ; chacune de ces parties est formée de deux renflements symétriques.

En arrière des lobes optiques se trouve une lame épaisse médiane et impaire qui constitue le cervelet, et à l'arrière du cervelet la moelle d'abord élargie (moelle allongée) se rétrécit et devient la moelle épinière. Entre les lobes optiques et le cervelet, exactement sur la ligne médiane, se trouve un léger renflement appelé glande *pinéale* qui est le reste ancestral d'une partie autrefois très développée chez quelques reptiles et constituant un organe des sens adapté à la vision.

Sur la face inférieure de l'encéphale, les mêmes parties se rencontrent dans le même ordre, mais de formes différentes. Au-dessous des lobes optiques on voit apparaître deux gros nerfs qui se croisent et qui forment un *chiasma* (chiasma des nerfs optiques), et sur la ligne médiane une petite masse apparaît, c'est la *glande pituitaire*. C'est également sur la face latéro- ventrale que se rencontrent les origines des nerfs craniens. A mesure que l'on s'élève dans la série des vertébrés, on voit le volume de l'encéphale augmenter et se ramasser de plus en plus dans le sens antéro-postérieur ; les hémisphères en particulier prennent un développement considérable et peu à peu recouvrent en avant les lobes olfactifs et en arrière la glande pinéale, les lobes optiques et même le cervelet, en sorte que, si l'on regarde l'encéphale de l'homme par exemple exactement par sa face dorsale on n'aperçoit plus que la surface des hémisphères, et comme ces parties se sont développées plus vite que la boîte cranienne, elles ont dû se plisser plus ou moins profondément ; ce sont ces plis qui constituent les circonvolutions cérébrales.

Les lobes optiques se sont divisés transversalement et ont ainsi formé quatre masses désignées sous le nom de *tubercules quadrijumeaux.*

Enfin, le cervelet s'est transformé en une masse plus volumineuse composée de trois parties, une médiane et impaire, et deux latérales.

La moelle n'a subi que peu de modifications; à peine

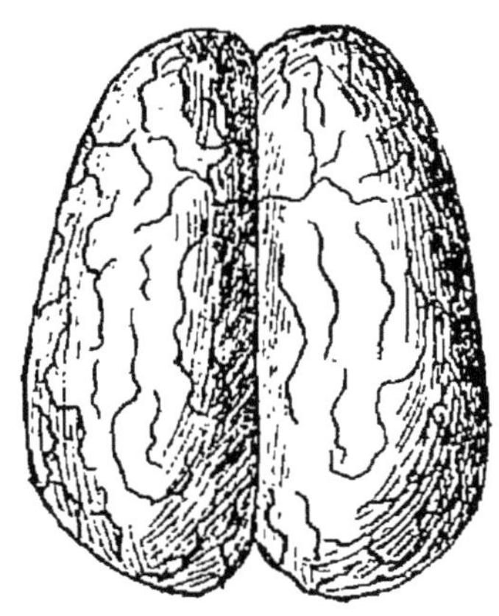

Fig. 93. — Encéphale de Singe anthropomorphe vu par la face dorsale.(On n'aperçoit rien autre chose que la partie dorsale des hémisphères, avec les circonvolutions cérébrales.)

si quelques renflements sont venus s'y ajouter pour donner naissance à des faisceaux de nerfs importants qui se rendent dans les membres.

La disposition métamérique des nerfs rachidiens a presque complètement disparu, et toujours on distingue deux racines à un même nerf rachidien, une postérieure et sensitive, l'autre antérieure et motrice; les deux se réunissent pour former un nerf mixte.

D'une façon générale, la dissection du système nerveux central est assez facile si l'on a soin surtout de disséquer non des animaux frais, mais des animaux conservés

dans des liquides durcissants (alcool fort, liqueur d'O-
wen, etc.).

Dans ces conditions, la substance nerveuse se raffermit,
et il devient ainsi possible de suivre les trajets nerveux
dans la totalité de leur parcours.

Ceci s'applique en particulier aux invertébrés pour lesquels la dissection doit être commencée en général par
la face dorsale, de façon à n'arriver sur la chaîne ventrale que petit à petit et après avoir enlevé avec précaution les organes qui la masquent.

Pour les vertébrés dont le système nerveux est enveloppé d'une paroi osseuse, il est bon de traiter l'ensemble
par des liquides décalcifiants et durcissants à la fois, tels
par exemple que l'acide azotique en solution étendue, le
sublimé acétique, etc.

De cette façon, il est extrêmement facile de se débarrasser de l'enveloppe extérieure, et l'on peut ainsi arriver
à faire de très belles préparations du système nerveux
central.

DES ORGANES DES SENS

Les animaux sont mis en relation avec le monde extérieur à l'aide d'organes différenciés, que l'on désigne sous le nom d'organe des sens.

Il existe des appareils spéciaux destinés à recevoir les sensations diverses qui peuvent être produites par les agents physiques. Ces organes sont situés, dans la plupart des cas à la surface du corps, de façon à être mieux et plus facilement impressionnés; l'impression chemine par les nerfs sensitifs, arrive aux centres nerveux situés généralement dans l'encéphale ou la moelle allongée, et c'est là seulement qu'il se produit, dans les cellules, une sorte d'élaboration difficile à saisir, mais de laquelle naîtra la perception nette de l'impression, c'est-à-dire la sensation. Le plus souvent, l'influx nerveux continue sa marche en suivant cette fois-ci le nerf moteur correspondant au nerf sensitif, et il se produit alors un mouvement.

Un même agent physique peut impressionner deux ou plusieurs organes des sens : c'est ainsi, par exemple, que la vibration d'une cloche, en se propageant dans l'air, produit sur notre oreille une certaine impression qui nous fait percevoir le son, tandis que, reçues sur la main, ces mêmes vibrations donnent la sensation d'un mouvement rapide.

On admet généralement cinq sens divers : le toucher, le goût, l'odorat, l'ouïe et la vue. Il convient cependant d'y ajouter un sixième sens, c'est celui de l'équilibre.

Il n'existe pas chez tous les animaux d'organes spéciaux adaptés à toutes les fonctions sensorielles que nous venons d'énumérer, et, si l'on s'adresse aux êtres les plus inférieurs, c'est à peine si l'on rencontre chez eux des sensations nettes.

Le toucher semble cependant exister, même chez les formes les plus dégradées, et c'est lui qui, dans ces conditions, est chargé de remplacer les autres organes absents.

Au fur et à mesure que l'on s'élève dans la série des êtres, on voit ces organes, d'abord réduits à leur plus simple expression, se compliquer, se différencier de plus en plus et finir par atteindre la perfection merveilleuse qu'on rencontre chez les vertébrés supérieurs, et chez l'homme en particulier. Après les organes du tact, ce sont les organes de la gustation que l'on voit apparaître le plus souvent, bien que, chez quelques animaux très inférieurs, on rencontre quelques points oculiformes. Mais combien obtuses et pour ainsi dire nulles doivent être les sensations visuelles!

L'olfaction est relativement peu répandue, et, comme la gustation, souvent remplacée par les sensations tactiles; mais c'est l'audition que l'on trouve le moins fréquemment répandue; et l'on voit souvent des animaux,

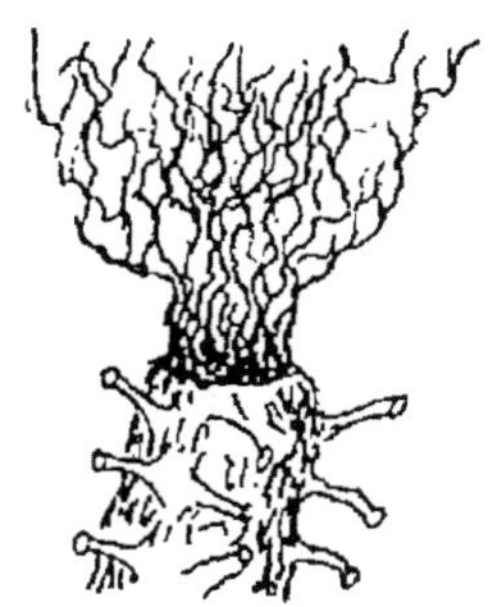

Fig. 94. —Tentacules buccaux d'une Holothurie (Echinoderme)

d'une organisation relativement compliquée, être dépourvus totalement d'appareils de l'audition. Chez les formes aquatiques, les sensations auditives sont remplacées sou-

vent par des sensations tactiles destinées à la perception
de l'ébranlement du milieu liquide dans lequel vivent ces
animaux.

Toucher. — Les organes tactiles, étant comme nous
l'avons dit, les plus communs, ne manquent jamais
chez les *Métazoaires*, et souvent même les rencontre-t-on
chez les *Protozoaires*, sous la forme de petits prolongements en forme de bâtonnets placés à la surface du
corps.

Les *Cœlentérés* possèdent une sensibilité tactile très
variable, à peu près nulle chez les uns, très développée
au contraire chez d'autres.

Chez les *Echinodermes*, on considère comme organe du

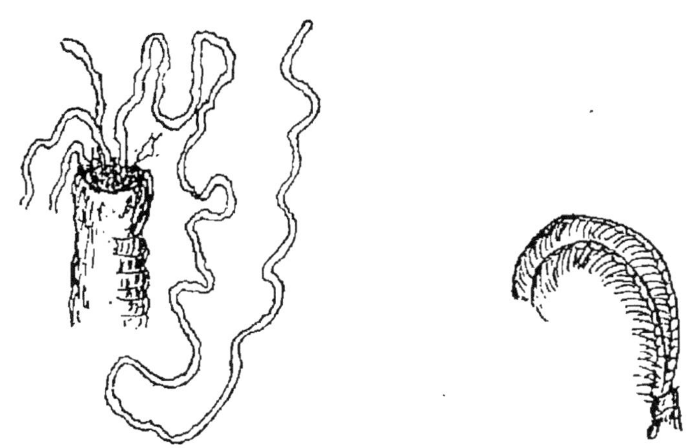

Fig. 95. — Filament chercheur buccal d'une Térebelle (Vers).
Fig. 96. — Pied cirrhiforme d'un Cirrhipède (Crustacé).

tact les tubes ambulacraires très nombreux qui servent
en même temps à la locomotion, ainsi que les tentacules
que l'on rencontre autour de la bouche dans certaines
espèces.

Les *Vers* présentent des organes de formes diverses
qui servent aux sensations tactiles ; ce sont des tenta-

cules, des soies, des bâtonnets, etc., qui sont mis en connexion avec des terminaisons nerveuses.

Le tact s'exerce chez les *Arthropodes*, en général, à l'aide des antennes, ou des palpes labiaux, ou encore de

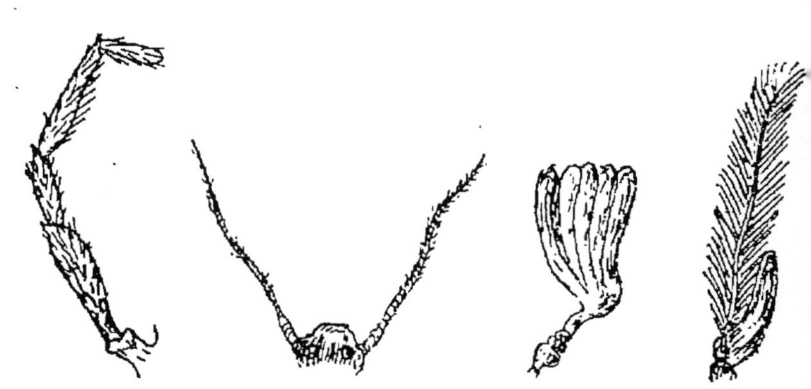

Fig. 97. — Palpe d'une Araignée (Arachnide).
Fig. 98. — Antennes d'une Scolopendre (Myriapode).
Fig. 99. — Antenne d'un Hanneton (Insecte).
Fig. 100. — Antenne d'une Volucelle (Insecte).

poils disposés en des endroits très différents sur la surface du corps, mais toujours en relation directe avec le milieu ambiant.

On rencontre, chez quelques-uns d'entre eux, des organes qui semblent destinés à les renseigner sur l'ébranlement du milieu dans lequel ils se trouvent, en particulier pour les milieux liquides.

La sensibilité tactile est très répandue chez les *Mollusques* partout où le corps se trouve à nu, et ces organes sensoriels sont surtout des expansions membraneuses désignées sous les noms de *tentacules*, *bras*, etc. Chez les *Ascidies* et l'*Amphioxus* les sensations tactiles sont localisées surtout dans les prolongements qui entourent la bouche ou les siphons sous la forme de cils ou de cirrhes.

Enfin les *Vertébrés* possèdent leurs organes du tact dans l'épaisseur de la peau. On trouve là, en effet, des séries de petits corpuscules en relation directe avec les

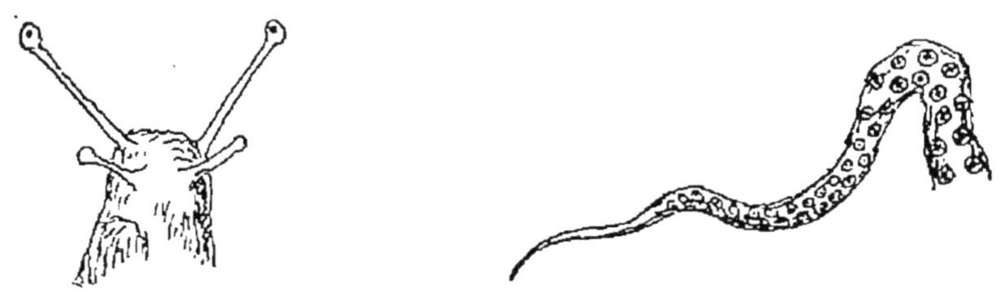

Fig. 101. — Tentacules d'une Limace (Mollusque).
Fig. 102. — Bras d'un Poulpe (Mollusque) avec ses ventouses.

terminaisons nerveuses, et que l'on désigne sous les noms de corpuscules de *Krause*, ou de *Pacini*, ou encore de *Meissner*, selon la forme et la constitution histologique qu'ils affectent.

Ces petits appareils se trouvent répandus à peu près sur toute la surface du corps, mais plus particulièrement

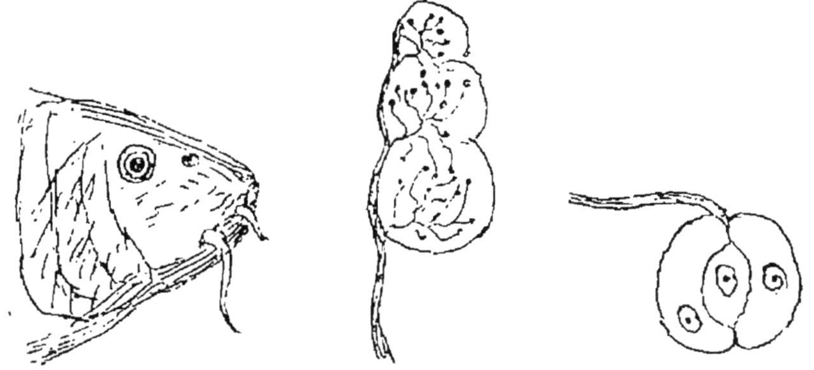

Fig. 103. — Tête de Carpe (Poisson) montrant: *b, barbillons* qui ouvrent les lèvres; *n*, orifice des narines; *o*, œil.
Fig. 104. — Corpuscule du Tact (de Meissner) de l'Homme.
Fig. 105. — Corpuscule du Tact du Bec du Canard.

en certains points mis plus directement que les autres en rapport avec l'extérieur.

Chez les *Poissons*, par exemple, les sensations tactiles sont surtout localisées dans les lèvres et aussi dans des prolongements situés autour de la bouche et qu'on appelle *barbillons*. Les reptiles possèdent la sensation du toucher particulièrement dans la langue, les Oiseaux dans les pattes et dans le bec, les Mammifères sur tout le corps, mais en particulier à l'extrémité du museau, de la langue ou des doigts.

On décrit chez les poissons, sous le nom de *ligne latérale*, un canal situé à droite et à gauche du corps, et renfermant des organes sensoriels que l'on croit devoir servir à renseigner l'animal sur la qualité du milieu ambiant.

Goût. — Les sensations gustatives sont très difficiles à reconnaitre chez les êtres inférieurs. Il n'est cependant pas douteux que la plupart des *Vers*, *Mollusques* ou *Ar-*

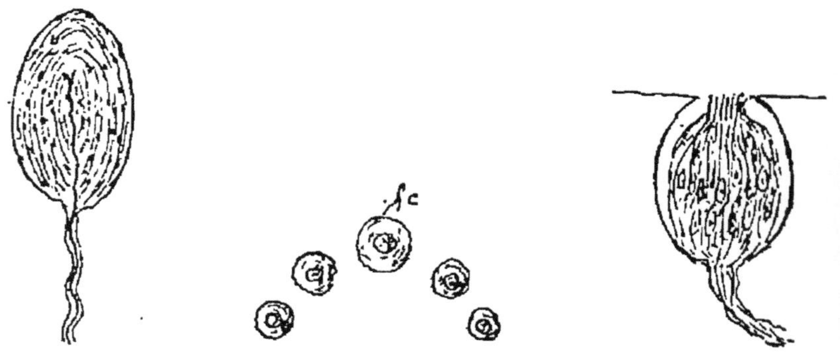

Fig. 106. — Corpuscule du Tact (de Pacini) de l'Homme.
Fig. 107. — Papilles linguales de l'homme commençant le *V.*lingual ; *f c*, foramen cæcum.
Fig. 108. — Corpuscule du goût montrant les cellules sensorielles qui le forment avec leurs bâtonnets.

thropodes, possèdent les moyens de se renseigner sur la qualité des aliments qu'ils ingèrent. Il est pourtant difficile de localiser les régions spécialement destinées à cette fonction, et il semblerait que les sensations gustatives se réduisent tout simplement à des impressions tactiles.

Les *Vertébrés* seuls ne laissent aucun doute à cet égard et, chez tous ceux dont la langue n'est pas recouverte de formations chitineuses, il existe sur cet organe des appareils spéciaux, désignés sous le nom de *papilles* ou de bourgeons du goût, auxquels sont spécialement dévolues les sensations gustatives.

De l'odorat. — L'olfaction paraît être assez généralement répandue dans la série animale, et il semble même que la plupart des invertébrés présentent à ce point de vue une subtilité très grande : car, dans bien des circonstances, il paraît certain que le rapprochement des mâles et des femelles soit surtout favorisé par les sensations odorantes. Les formes que prennent les organes d'olfaction sont très variables, mais peuvent cependant se diviser en deux groupes chez les *Invertébrés*. Les *Cœlentérés*, les *Vers* et les *Mollusques*, en général, présentent en

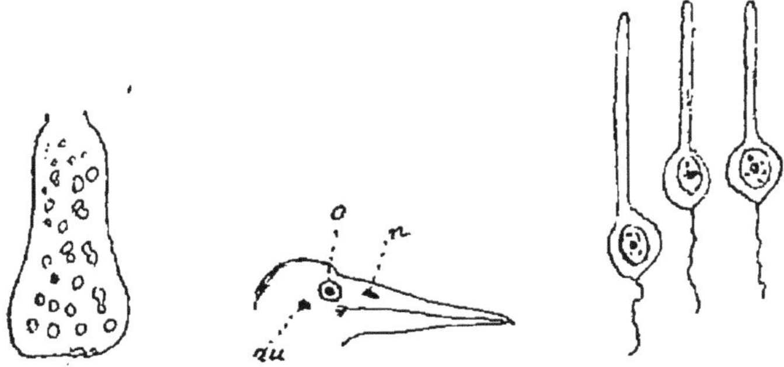

Fig. 109. — Lamelle terminale de l'antenne du Hanneton avec ses papilles olfactives.
Fig. 110. — Tête d'Oiseau montrant : *n*, orifice de la narine ; *o*, l'œil ou orifice de l'oreille externe.
Fig. 111. — Cellules olfactives des fosses nasales de l'Homme.

certains points du corps des sortes de fossettes renfermant un certain nombre de cellules ciliées qui mises, en contact direct avec les systèmes nerveux, servent à percevoir les odeurs. Chez les *Arthropodes* ces organes sensoriels sont plus spécialement situés à la base des antennes ou sur ces antennes elles-mêmes, et c'est surtout chez eux que la sensation olfactive paraît être extrêmement développée.

Chez les *Vertébrés* les appareils de l'odorat se trouvent le plus souvent placés sur le trajet de l'appareil respiratoire ; quelquefois cependant (poissons) il existe, à la partie antérieure de la tête, de simples fossettes absolument en cul-de-sac et qui renferment les cellules olfactives.

De l'audition. — Les appareils de l'audition se présentent sous deux formes principales, très différentes l'une de l'autre au point de vue de la complication, selon que l'on s'adresse aux Invertébrés ou aux Vertébrés. Mais, au fond, le mode de fonctionnement dans sa partie fondamentale reste, à peu de chose près, la même.

Il est toujours caractérisé par un ébranlement du milieu ambiant, qu'il soit liquide ou gazeux, ébranlement

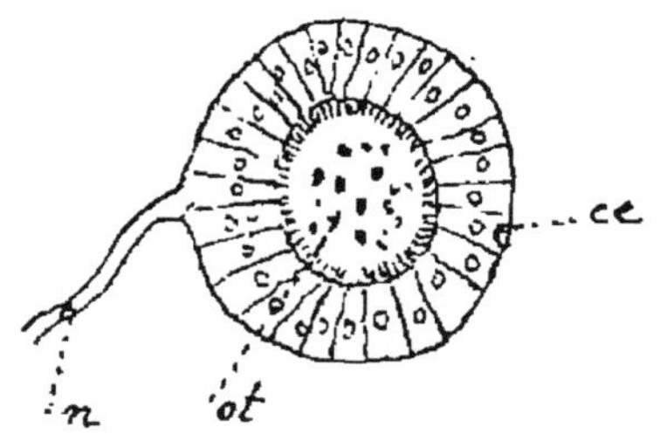

Fig. 112.— Otocyste d'un Mollusque : *ce*, cellules ciliées périphériques ; *ot*, otolithes ; *nf*, nerf acoustique.

transmis par des parties solides ou liquides à des cellules sensorielles, lesquelles portent leurs impressions aux centres psychiques qui les transforment en sensations.

Les deux formes d'appareils auditifs sont : les *otocystes*

chez les Invertébrés et l'oreille chez les Vertébrés; mais, en réalité, il n'existe pas une démarcation nette entre les uns et les autres et nous verrons que l'oreille des Vertébrés n'est qu'un otocyste qui s'est compliqué par l'adjonction de parties surajoutées et d'origines différentes destinées à perfectionner le sens de l'audition.

Un otocyste se compose essentiellement d'une vésicule close dont la paroi est constituée par une couche de cellules ciliées du côté interne et dont la cavité est complètement remplie par un liquide. Dans ce liquide, sont tenues en suspension des sortes de concrétions calcaires, et de plus l'otocyste est mis en relation avec un nerf provenant du système nerveux central.

Lorsqu'un ébranlement quelconque se produit dans le milieu ambiant, il est transmis aux concrétions renfermées dans l'organe auditif et qu'on appelle des *otolithes*. Celles-ci viennent frapper contre les cils des cellules de la paroi de la vésicule et l'impression ainsi produite est directement transmise au centre nerveux.

Telle est la constitution schématique d'un otocyste, mais elle est sujette à quelques variations qui ont trait surtout à la présence ou non d'un liquide dans son intérieur, ce qui correspond avec le degré plus ou moins grand d'occlusion de la vésicule; de plus, il peut arriver que les concrétions calcaires se réduisent à une seule pour chaque otocyste.

Ces appareils se rencontrent chez quelques *Vers*, la plupart des *Mollusques* et des *Arthropodes*.

On a décrit chez les *Insectes*, comme pouvant percevoir les sensations auditives, les poils qui garnissent les antennes; mais des expériences nouvelles devraient être faites pour démontrer la sûreté de cette hypothèse.

Déjà, chez les *Mollusques* céphalopodes, nous voyons l'appareil de l'audition se compliquer légèrement par l'adjonction, à l'otocyste, de canaux en forme de demi-cercle et auxquels semble dévolue une fonction toute spéciale sur laquelle il y aura lieu de revenir.

Chez les *Vertébrés* (reptiles), une première modifica-

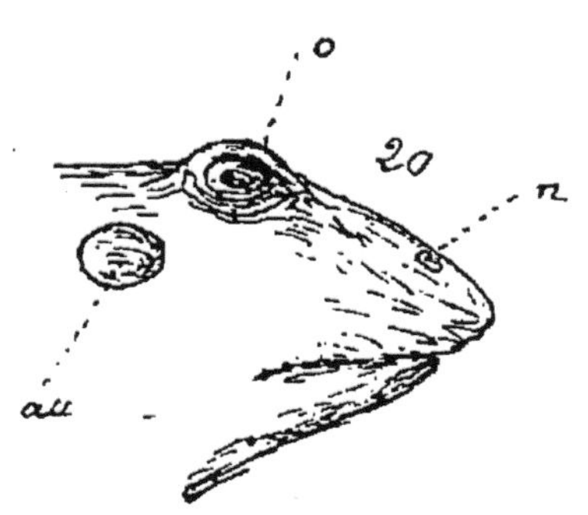

Fig. 113. — Tête de Grenouille montrant : *n*, l'orifice des fosses nasales; *o*, l'œil; *au*, orifice de l'oreille revêtu à fleur de peau par la membrane du tympan.

tion consiste dans la présence de deux organes nouveaux.

La partie vraiment auditive, qui peut être comparée à un otocyste, est mise en rapport avec l'extérieur, à l'aide d'une seconde vésicule renfermant de l'air et séparée du milieu ambiant par une lame vibrante située à fleur de peau et qui est la membrane du tympan. Pour assurer une transmission plus parfaite des sons, la membrane du tympan est mise en relation avec l'appareil sensoriel nerveux, par une tige rigide appelée *columelle*. De plus, on voit apparaître des *canaux demi-circulaires* et un *limaçon*, encore fort rudimentaire, qu'on appelle la *lagéna*.

Les *Oiseaux* nous présentent encore un degré de complication plus grand, en ce sens que la membrane du tympan ne se trouve plus à fleur de peau, mais au fond d'une cavité qui deviendra l'oreille externe; de plus, le limaçon présente un commencement de spirale.

Enfin chez les *Mammifères*, on voit peu à peu apparaître

un appareil de réception des vibrations sonores (conque auditive) ; la caisse du tympan se met en communication directe avec les fosses nasales, la columelle se fragmente pour arriver à former quatre osselets (marteau, enclume, os lenticulaire et étrier), qui mettent en relation directe la membrane du tympan et le liquide contenu dans l'oreille interne.

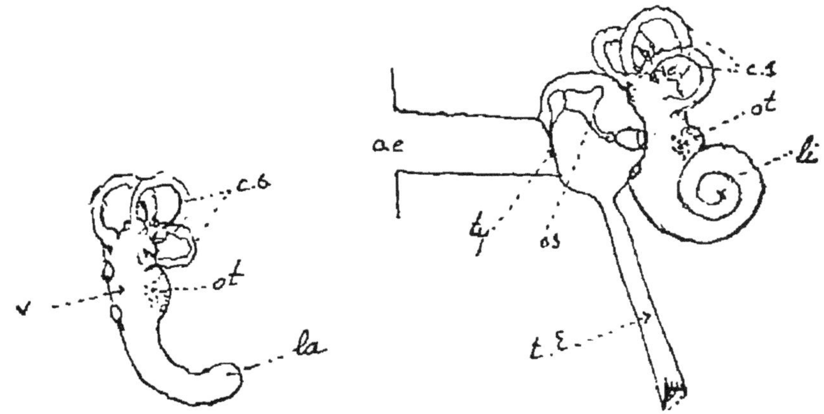

Fig. 114. — Oreille interne d'un Poisson : *c s*, canaux semi-circulaires ; *v*, vestibule (primitivement *otocyste*) ; *la*, lagena qui deviendra le limaçon.

Fig. 115. — Oreille schématique d'un mammifère (mêmes lettres que dans la fig. 21) : *t E*, trompe d'Eustache ; *ty*, membrane du tympan ; *os*, chaîne des osselets.

Les canaux semi-circulaires sont disposés perpendiculairement l'un à l'autre, et suivant les trois directions de l'espace ; l'otocyste primordial est remplacé par plusieurs amas cellulaires, mais de même constitution (*crêtes acoustiques*) ; enfin, le limaçon décrit plusieurs tours de spires et renferme un organe particulier (organe de Corti), dont les fonctions sont jusqu'ici assez énigmatiques.

Sens de l'équilibre. — Nous avons dit précédemment que les canaux semi-circulaires sont placés perpendiculairement l'un à l'autre, et dans le sens des trois directions de l'espace. Quelques savants ont été frappés par la disposition de ces organes, et des expériences physiologiques en ont résulté.

Si on enlève à un animal ses canaux semi-circulaires, on est frappé de voir que sa marche, dans le milieu où il se trouve placé, est profondément modifiée. Si l'on a

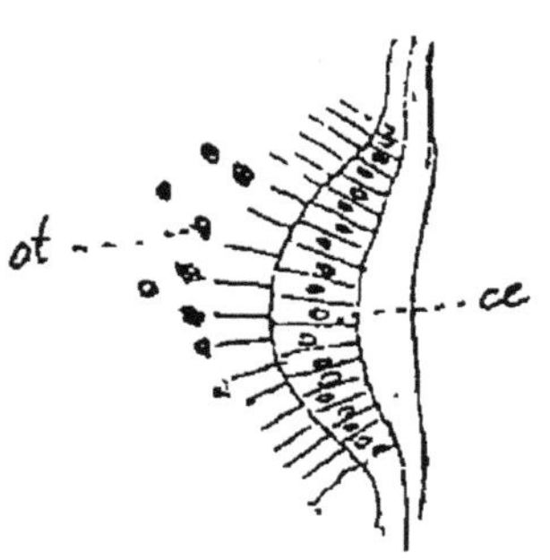

g 116. — Crête acoustique (otocyste) : *ce*, cellules ciliées ; *ot*, otolithes.

affaire à un animal nageur, les choses sont très démonstratives. La locomotion n'est point entravée, mais elle se produit d'une manière quelconque, tantôt sur le dos, tantôt sur le ventre ou sur les côtés, ce qui prouve que l'animal opéré est incapable de reconnaître et de rectifier sa position dans l'espace.

Il existe chez l'homme une maladie (maladie *de Menière*) caractérisée par des troubles auditifs et particulièrement des vertiges ; or on reconnaît toujours à l'autopsie, dans ces sortes d'affections, des lésions des canaux semi-circulaires. On admet aujourd'hui que ces derniers organes sont destinés à renseigner l'animal sur sa position dans l'espace, en un mot, sont affectés au sens de l'équilibre.

De la vision. — Le sens de la vision est certainement l'un des plus répandus dans le règne animal ; mais il est aussi l'un des plus variables, aussi bien en ce qui concerne les organes mis à sa disposition qu'en ce qui a trait

à leur fonctionnement. Tandis, en effet, que, chez les
formes inférieures, les yeux sont de simples cellules à
peine différenciées en vue de cette fonction spéciale, et
absolument incapables de fournir à l'animal d'autres sensations que celle de lumière et d'obscurité, au contraire,
chez les formes élevées, on voit apparaitre une grande
complication, et l'œil, au lieu de ne fournir que des sensations confuses, renseigne l'animal sur la forme et le
contour des objets, leur couleur, leur distance, etc., en
un mot, est un appareil d'optique d'une facture admi-
rable. On rencontre déjà, chez quelques *Protozoaires*, des
points de la surface légèrement pigmentés et qu'on appelle *points oculiformes* ce qui semble indiquer que ce
sont là les organes visuels.

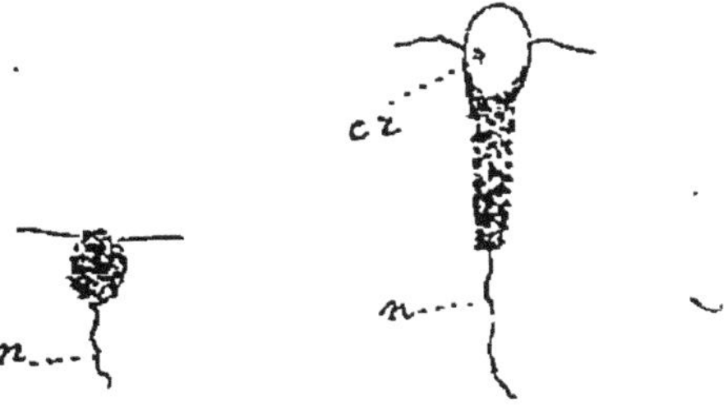

Fig. 117. — Œil d'Invertébré formé d'un seul amas pigmen-
taire : *n*, nerf optique.
Fig. 118. — Œil d'Invertébré formé d'un cône réfringent (*cr*),
entouré à sa base par des granulations pigmentaires.

Chez les *Cœlentérés* il s'y ajoute parfois un petit corps
réfringent, qui joue le rôle de lentille ou de *cristallin*.

Parmi les *Echinodermes*, les seuls chez lesquels on rencontre les organes visuels formés par un certain nombre
de cônes réfringents, entourés d'un pigment de couleurs
diverses et placés à l'extrémité de chacun des bras, sont
les Astéries.

Les *Vers* ne sont guère mieux partagés au point de vue
ui nous occupe et, le plus souvent, les yeux sont de

simples points pigmentaires, auxquels s'ajoutent parfois quelques cônes cristallins mis en rapport avec le système nerveux.

Les *Arthropodes* présentent déjà, au moins chez les formes élevées, une complication plus grande, et l'on

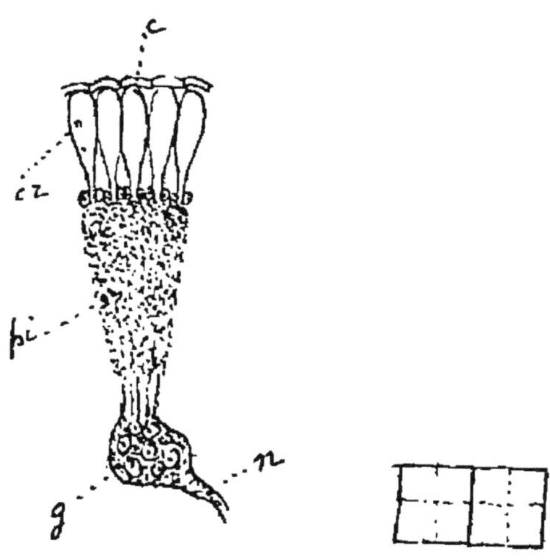

Fig. 119. — Œil d'Arthropode (Crustacé) : *c*, cornée ; *c r*, cônes réfringents ; *pi*, pigment ; *g*, ganglion optique ; *n*, nerf optique.

Fig. 120. — Cornéules vues de face.

rencontre chez eux des yeux simples ou *stemmates*, et des yeux *composés* ou à facettes.

Dans ces derniers, le nerf optique aboutit, à la base de l'œil, à un ganglion nerveux, des cellules duquel partent des filets se rendant à des organes allongés et entourés de pigments, appelés bâtonnets. Ces bâtonnets, extrêmement nombreux, sont disposés tout autour du ganglion, en éventail, et sont eux-mêmes mis en rapport avec des parties réfringentes jouant le rôle de cristallins ; enfin le tout est recouvert par une couche chitineuse, transparente, faisant fonction de cornée.

Aussi variables que soient la forme et la structure de

ces organes, elles peuvent toujours être ramenées à ce type fondamental.

Chez les *Mollusques*, les yeux sont en général au nombre de deux, situés soit à la base, soit, le plus souvent, à l'extrémité de l'une des paires de tentacules, quand il en existe plusieurs. Quelquefois cependant, on les trouve disséminés en assez grand nombre tout autour du manteau de l'animal, et parfois aussi on n'en trouve pas trace.

D'une façon générale, l'œil est formé par une enveloppe externe protectrice (*sclérotique*) tapissée intérieurement et du côté postérieur par une membrane pigmen-

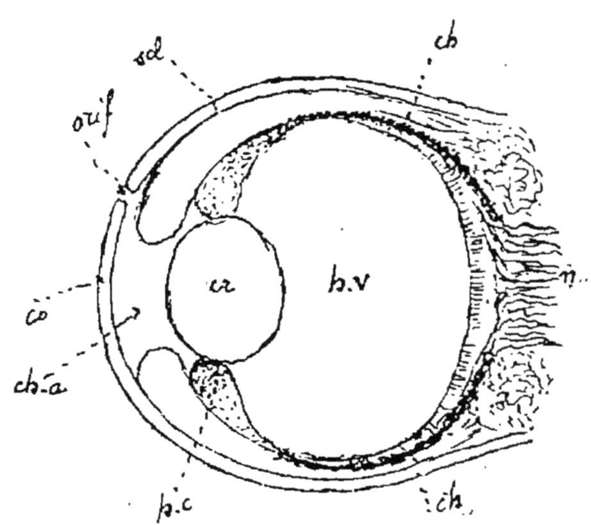

Fig. 121. — Œil de Céphalopode : *scl*, sclérotique formant en avant la cornée percée d'un orifice; *cr*, cristallin; *p c*, procès ciliaires entourant le cristallin; *ch*, choroïde; *ré*, rétine; *n*, nerf optique; *h v*, humeur vitrée; *cha*, chambre antérieure de l'œil.

taire (*choroïde*), tandis que la partie antérieure devient transparente pour former la cornée. En arrière de la cornée se trouve une lentille réfringente (cristallin), et intérieurement à la choroïde, le nerf optique s'épanouit dans le fond de l'œil sous la forme d'une membrane nerveuse (rétine), dans laquelle les parties sensorielles sont représentées par des bâtonnets optiques. Enfin, la cavité de l'œil est remplie par un liquide gélatineux (humeur vitrée).

L'œil des Mollusques céphalopodes se rapproche énormément de celui des Vertébrés, auquel on a voulu l'assimiler complètement, ce qui est impossible, si l'on étudie le développement de cet appareil chez les uns et chez les autres.

Il existe cependant quelques différences anatomiques importantes. Le plus souvent, la cornée est percée d'un orifice qui met en communication directe le milieu ambiant avec une sorte de chambre antérieure limitée en avant par la cornée et en arrière par le cristallin; de plus, le nerf optique, en pénétrant dans l'œil, s'irradie sur sa surface interne en se mettant en communication avec les bâtonnets optiques du côté externe, en sorte que l'extrémité libre de ces bâtonnets regarde le centre de l'œil, tandis que, chez les Vertébrés, le nerf optique communique avec les bâtonnets par leur extrémité interne. De cette façon l'extrémité libre de ces bâtonnets regarde l'extérieur.

Chez les *Vertébrés*, les yeux sont toujours au nombre de deux, leur disposition est à peu près celle que nous venons d'étudier, sauf en ce qui concerne la cornée et la rétine. Il y a cependant quelques particularités à signaler dans les différents groupes.

Chez les poissons et chez les oiseaux, la choroïde envoie au centre de l'œil un repli appelé *ligament falciforme* chez les premiers, et *peigne* chez les seconds. On trouve chez quelques poissons (Squales) une paupière qui part de l'angle interne de l'œil et qui peut s'étendre au-devant de la cornée; cette paupière existe concurremment avec deux autres (supérieure et inférieure); chez les oiseaux, on lui donne le nom de *membrane nictitante*.

Certains batraciens sont pourvus d'yeux très rudimentaires et cachés sous la peau; chez d'autres, les paupières manquent, tandis que, chez les Anoures (Grenouilles), il existe une membrane nictitante.

Quelques reptiles présentent autour de la sclérotique souvent cartilagineuse un anneau osseux qui se rencontre également chez les oiseaux.

DU SQUELETTE

On désigne sous le nom de *squelette* un ensemble de parties plus ou moins dures et résistantes, placées soit à l'intérieur, soit à l'extérieur du corps des êtres et destinées à l'insertion de la plupart des muscles. Il en résulte que c'est le squelette qui donne au corps sa forme générale.

Tous les Vertébrés sont caractérisés par la présence d'un squelette interne. Il est, au contraire, externe chez tous les Invertébrés où il existe.

Il y a donc une limite nette à ce point de vue, entre ces deux grandes divisions du règne animal, et c'est peut-être même la seule qui ne souffre aucune exception.

Souvent on réserve le nom de squelette pour les Vertébrés seuls, car chez les Invertébrés, en général, ces formations servent en même temps à la protection, aussi leur donne-t-on différents noms suivant la forme et le rôle physiologique.

Les *Protozoaires* les plus inférieurs sont complètement dépourvus d'appareil de soutien, mais peu à peu on voit apparaître à leur périphérie une membrane enveloppante qui leur donne leur forme particulière.

Le protoplasme peut aussi se charger de matières calcaires ou siliceuses qui s'orientent de façons déterminées, de façon à former un squelette de formes plus ou moins régulières.

Dans certaines éponges, le squelette est formé par une très grande quantité de petites pièces calcaires d'aspect extrêmement varié, mais toujours le même pour chaque espèce. On leur donne le nom de *Spicules*. Il en est de même pour certains *Echinodermes* (Holothuries).

Quelques *Cœlentérés* sont remarquables, en ce qui concerne le squelette. Il suffit de jeter les yeux sur une collection de *Madrépores* pour s'en rendre compte.

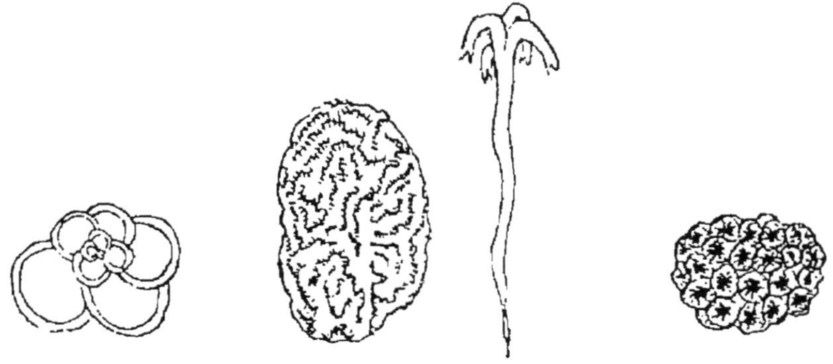

Fig. 122. — Squelette calcaire d'un Foraminifère.
Fig. 123. — Spicule calcaire d'une Eponge.
Fig. 124. — Méandrine (*Polypier*) (squelette calcaire).
Fig. 125. — Astre (*Polypier*) (squelette calcaire).

Chez les Oursins, le revêtement est formé par une série de plaques calcaires, disposées dans un ordre très

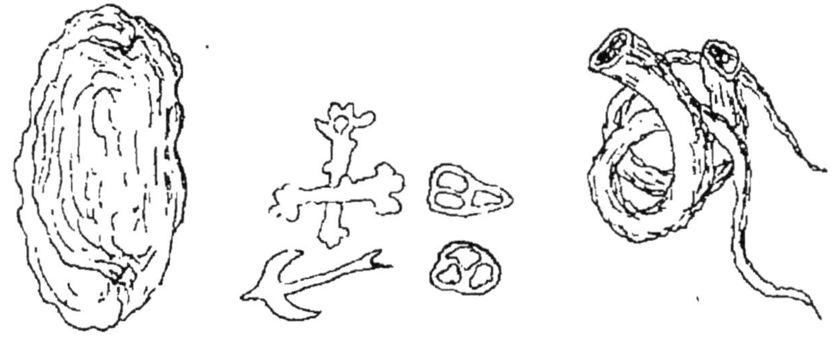

Fig. 126. — Squelette de Vélelle (*Cœlentéré*).
Fig. 127. — Spicules calcaires d'Holothurie (*Echinodermes*).
Fig. 128. — Tubes de Serpules (*Vers*).

régulier et les Astéries, même, présentent dans leurs bras

des formations calcaires qui leur font comme un véritable squelette interne à côté du revêtement extérieur.

Les *Vers* sont assez mal partagés au point de vue des organes de soutien, et il faut reconnaître que, étant donnée leur biologie, un squelette pourrait plutôt les gêner.

Les téguments sont souples et on n'y rencontre parfois que des soies rigides servant à la locomotion. Dans quelques cas, ils se sécrètent des tubes dans lesquels ils peuvent se retirer tout entiers (Serpules).

Avec les *Arthropodes*, nous retrouvons des formations squelettiques nettes et la plupart de ces animaux ont le

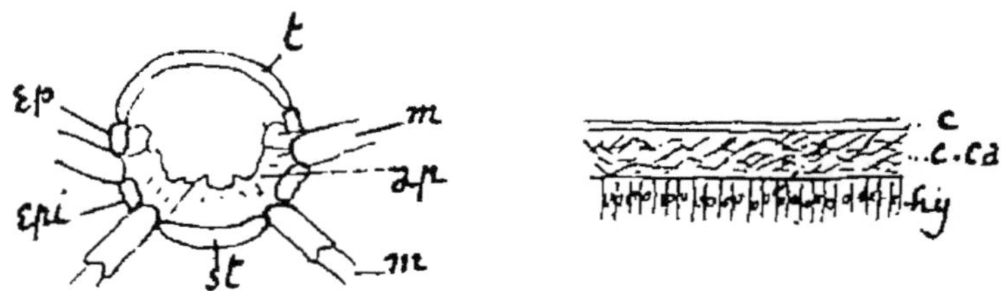

Fig. 129. — Coupe schématique d'un segment d'Arthropode : *t*, tergum; *st*, sternum; *ép*, épimères; *épi*, épisternum; *ap*, apodèmes; *m*, membres.
Fig. 130. — Coupe du tégument d'un Crustacé; *c*, cuticule; *c, ca*, couche calcifiée; *hy*, hypoderme.

corps absolument emprisonné dans une enveloppe chitineuse ou calcaire, en sorte qu'il leur est impossible de s'accroître beaucoup sans changer de revêtement, c'est là ce qui constitue le phénomène de la *mue,* qui s'observe particulièrement pendant que la croissance de l'animal est rapide, c'est-à-dire pendant le jeune âge.

Le corps tout entier des Arthropodes est ainsi intimement recouvert par une enveloppe rigide divisée en autant de segments que le corps de l'animal lui-même.

Un anneau typique d'arthopode se compose d'un segment dorsal plus ou moins recourbé (*tergum*) et d'un au-

neau ventral (*sternum*). Latéralement au tergum se trouvent deux pièces (*épimères*) auxquelles viennent s'unir
deux autres qui vont de plus rejoindre le sternum (*épisternum*). L'ensemble de ces pièces forme un anneau
complet qui peut porter au maximum deux paires d'appendices : une première paire entre les épisternum et les
épimères, et une seconde entre les épimères et le sternum.

Dans la tête et le thorax, les anneaux sont pour la
plupart soudés en deux ou trois masses seulement, et
alors c'est le nombre de paires d'appendices qui indique
le nombre d'anneaux soudés.

Mais dans l'abdomen, ils sont en général distincts, et
peuvent entrer les uns dans les autres comme les différentes pièces d'un télescope.

Dans la tête et surtout dans le thorax, les arceaux

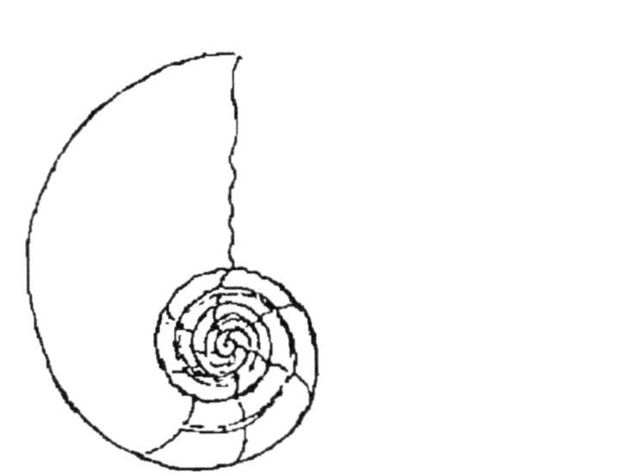
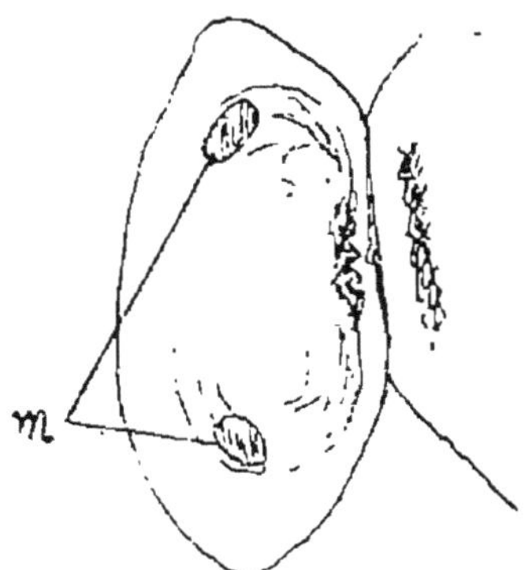

Fig. 131. — Coquille de Nautile (*Mollusque*) montrant les différentes loges occupées par l'animal.

Fig. 132. — Coquille de Lamellibranche (*Mollusque*) montrant
ch, la charnière ; *m*, muscles adducteurs.

chitineux qui forment l'anneau envoient dans le corps
même de l'animal des prolongements rigides qui ser-

vent à donner insertion à un grand nombre de muscles et qu'on appelle des *apodèmes*.

Chez les *Insectes*, le squelette est simplement formé de chitine, mais chez les *Crustacés*, au-dessous de la couche chitineuse externe, se trouve une lame calcifiée et très résistante, quelques jours après la mue, mais qui, au moment même, est extrémement molle, de sorte que l'animal se trouve entièrement sans défense : à ce moment-là, aussi se tient-il caché le plus possible.

La plupart des *Mollusques* ont le corps entièrement protégé par une enveloppe calcaire simple ou double, dans l'intérieur de laquelle ils peuvent cacher tous leurs organes.

La coquille, comme on l'appelle ici, est formée de deux valves à peu près symétriques chez les Lamellibranches, tandis que chez tous les autres Mollusques, elle peut prendre des formes et des aspects très divers.

Quelle que soit sa forme, cette coquille est toujours sécrétée par le manteau, et peut ou non se charger de calcaire, ce qui en augmente la résistance. Quelquefois, elle est simplement chitineuse et se trouve alors cachée dans la plupart des cas dans l'épaisseur des téguments.

C'est ce que l'on observe chez l'Aplysie, par exemple.

Quand la coquille est formée de deux valves, celles-ci sont articulées à l'aide d'une charnière postérieure, et elles peuvent se rapprocher ou s'écarter sous l'influence d'un ou deux muscles qui les relient perpendiculairement l'une à l'autre.

Les coquilles univalves sont le plus souvent spiralées, l'enroulement pouvant avoir lieu dans un sens ou dans l'autre (coquilles *dextres* et *senestres*) et la disposition des tours de spires, les uns par rapport aux autres, donne à l'ensemble des aspects divers (discoïde, fusiforme, etc.).

Au centre de la coquille se trouve un axe sur lequel

viennent s'attacher les différents tours de spire, et qu'on appelle la *columelle*.

Souvent dans ces cas, l'animal porte sur le pied une autre coquille, aplatie à enroulement toujours inverse de la principale et qui, lorsque l'animal est enfermé, vient s'appliquer sur l'ouverture de la coquille et le mettre ainsi

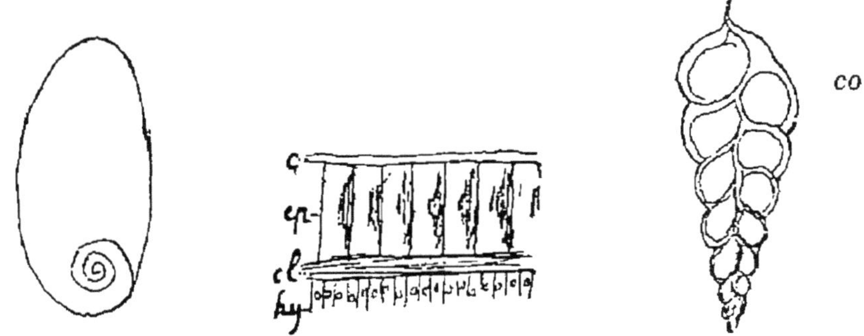

Fig. 133. — Coquille chitineuse d'Aphysie.
Fig. 134. — Coupe de la coquille d'un Mollusque : *c*, cuticule ; *c. p*, couche des prismes calcaires ; *c. l*, couche des lames ; *hy*, hypoderme.
Fig. 135. — Coupe d'une coquille de Mollusque Gastéropode montrant : *co*, la columelle.

à l'abri des attaques venant de l'extérieur ; cette nouvelle formation se nomme l'*opercule*.

Chez les *Céphalopodes*, la coquille généralement peu développée est placée dans l'épaisseur des téguments (Seiche, Calmar), excepté chez le Nautile, où il existe une coquille externe bien développée.

Celle-ci est discoïde et divisée en un grand nombre de loges, consécutivement habitées par l'animal (la plus grande étant naturellement la dernière habitée). Toutes ces loges sont traversées par un tube appelé *siphon*, qui va de la première à la dernière, mais ne les fait pas communiquer entre elles.

Elles sont remplies d'air et servent ainsi à alléger la coquille qui joue le rôle de flotteur.

Dans une coupe perpendiculaire à la surface, on peut se rendre compte de la structure de cette enveloppe. Tout à fait extérieurement, on trouve une couche chitineuse mince (*périostracium*) qui recouvre totalement la coquille; au-dessous se trouve une couche de prismes calcaires, formant la partie résistante de la coquille. Puis vient une série de lamelles aplaties, souvent nacrées, qui est en contact direct et permanent avec le manteau de l'animal.

L'accroissement de la coquille en épaisseur se fait par le dépôt de nouvelles couches au contact du manteau et l'accroissement en diamètre à l'aide du même organe qui sécrète sur ses bords.

Un certain nombre de Mollusques sont complètement nus.

Les *Tuniciers* (Ascidies) sont ainsi nommés à cause de la présence autour de leur corps d'une enveloppe de nature élastique et résistante un peu à la façon du cartilage et qui leur forme une *tunique* externe.

Cette enveloppe ne laisse ouverts à l'extérieur que les deux siphons d'entrée et de sortie de l'eau. Dans son épaisseur sont creusés de très nombreux canaux sanguins venant directement du cœur et qui s'y divisent en branches d'une finesse extrême.

Avec les *Vertébrés*, même les plus inférieurs, nous trouvons une différence capitale. Le squelette, aussi réduit soit-il, est tout entier contenu à l'intérieur du corps.

L'*Amphioxus* ne possède pour tout squelette qu'une sorte de cordon plein, cartilagineux, s'étendant de la tête à la queue et que l'on appelle la *corde dorsale*. Cette formation se rencontre également chez les Poissons les plus inférieurs (Cyclostomes) simplement aussi à l'état cartilagineux

Mais bientôt autour de cet organe viennent s'ajouter d'autres parties solides, d'origine différente et qui sont disposées métamériquement à la suite les unes des autres. Sur la partie centrale viennent également se fixer des lames latérales dirigées les unes dorsalement et les autres ventralement. On donne à l'ensemble le nom de *Vertèbres*.

Une vertèbre simple se rencontre dans la partie caudale de la colonne vertébrale des Poissons osseux. Là elle se trouve, en effet, formée d'une partie centrale ou *corps* et de deux arcs, un dorsal (*arc neural*) dans lequel passe le système nerveux central et un arc ventral (*arc hémal*) où passent les vaisseaux sanguins. L'arc neural est toujours fermé, tandis que l'arc hémal est souvent ouvert à sa partie terminale.

Le squelette des Vertébrés peut être cartilagineux ou osseux.

Il ne se rencontre à l'état cartilagineux que chez l'Amphioxus et quelques Poissons, appelés, pour cette raison, cartilagineux; partout ailleurs, sur le cartilage, apparaissent bientôt, au cours du développement, des

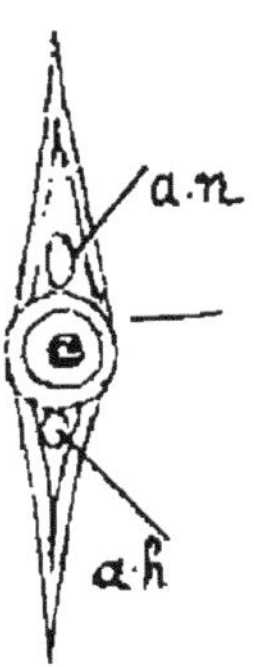

Fig. 136. — Vertèbre de la queue d'un Poisson osseux pouvant servir de vertèbre typique : *c*, centrum ; *a. n*, arc neural; *a. h*, arc hémal.

points d'ossification qui s'étendent de plus en plus en s'encroûtant de calcaire et transforment le cartilage en os.

Chez les Poissons, les vertèbres sont biconcaves et le centre, qui demeure perforé, est occupé par le reste de la corde dorsale qui a subsisté à l'état cartilagineux.

Elles sont presque toutes semblables de la tête à la queue et toutes présentent les deux arcs, neural et hémal, dont nous avons parlé plus haut.

Tandis que la dernière vertèbre va porter des rayons destinés à la nageoire caudale, la première va supporter une boîte osseuse, extrêmement compliquée chez les Poissons, par le très grand nombre des os qui la forment. C'est cette boîte qui forme le crâne et qui renferme l'encéphale, ainsi que les organes de l'audition, de la vision, de l'olfaction et de la gustation.

A la partie antérieure et à la partie postérieure du corps, on trouve une ceinture osseuse qu'on appelle ceinture, *scapulaire* ou *pelvienne* suivant sa position; elle est destinée à soutenir les deux paires de membres quand elles existent toutes deux.

Il est à remarquer que même lorsqu'il manque une paire de membres, on en trouve souvent la trace dans la présence d'une ceinture osseuse, atrophiée il est vrai.

A la boîte cranienne se trouve, le plus souvent, suspendu un appareil squelettique qui est destiné à former l'ouverture buccale et qui est l'appareil maxillaire, servant à la mastication.

Il manque totalement chez les Poissons inférieurs (Cyclostomes). Assez rudimentaire chez les Poissons cartilagineux, il se complique énormément chez les Poissons osseux par l'adjonction d'un très grand nombre de petites pièces.

La théorie vertébrale du crâne, soutenue par Gœthe d'abord, Oken ensuite, veut que les différentes pièces osseuses qui le composent soient reliées entre elles de façon à former quatre vertèbres complètes. Si la partie postérieure du crâne se prête facilement à cette séduisante conception, il n'en est pas tout à fait de même en ce qui concerne la partie antérieure, et nombreuses sont les objections que l'on peut faire à cette théorie, qu'il est par conséquent difficile d'admettre sans réserve.

Les pièces osseuses, qui constituent le crâne et l'appareil maxillaire, subissent dans la série des Vertèbres des modifications qui, quoique très importantes à connaître, sont trop nombreuses pour que nous puissions nous y arrêter ici. Il nous suffira de dire que, au fur et à mesure que l'on s'élève dans la série, le nombre des os distincts diminue par la soudure de plusieurs en un seul, la cavité cranienne, destinée à loger l'encéphale, s'agrandit par rapport au volume du crâne, dont le diamètre antéro-postérieur diminue de plus en plus, pour arriver finalement à être à peu près le même que le diamètre vertical, chez l'homme.

Des modifications très importantes se produisent éga-

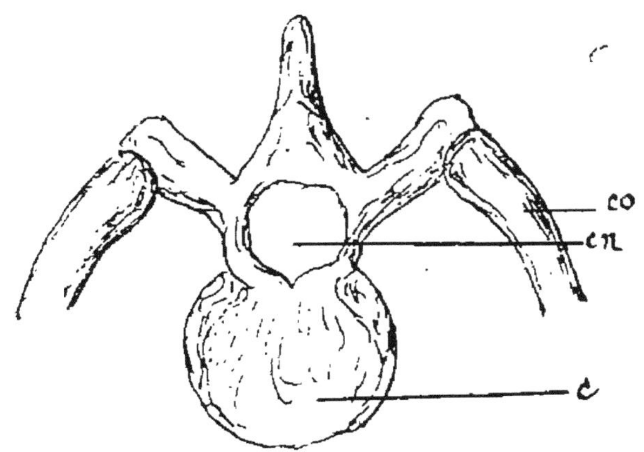

Fig. 137. — Vertèbre thoracique de l'Homme : c. n, canal neural ; c, centrum ; co, côtes.

lement en ce qui concerne les membres, c'est-à-dire l'appareil locomoteur.

À ce seul point de vue, quoique les variations soient

grandes, on peut assez facilement diviser l'ensemble des Vertébrés en quatre groupes principaux : 1° ceux qui nagent; 2° ceux qui volent; 3° ceux qui courent et 4° ceux qui sautent.

1° *Nageurs*. — D'une façon générale, les animaux nageurs sont caractérisés par une réduction considérable des membres en longueur, tandis qu'ils s'aplatissent et s'étalent en forme de rames ou de palettes, de façon à prendre dans l'eau une large surface d'appui. Les trois os principaux qui forment le membre (humérus, cubitus et radius ou fémur, tibia et péroné) sont souvent soudés entre eux, ou tout au moins de dimensions très réduites, mais leur force de résistance est considérable. Les doigts sont souvent plus développés aussi bien en dimension qu'en nombre.

Aux animaux nageurs, on peut rattacher les fouisseurs, Ceux-ci ont, en général, un nombre normal de doigts,

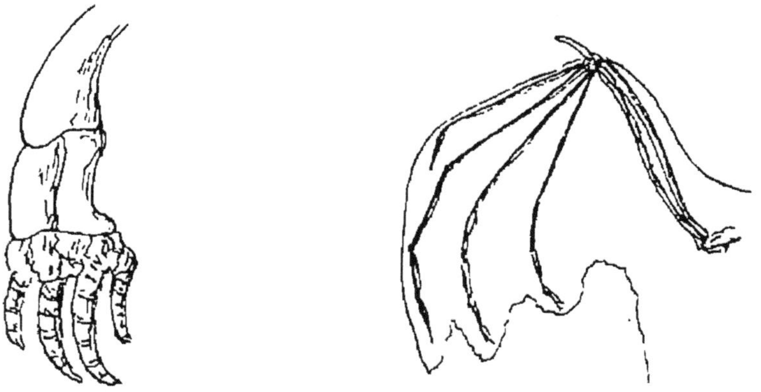

Fig. 138. — Membre antérieur d'un Mammifère nageur.
Fig. 139. — Aile d'une chauve-souris.

mais très fortement charpentés et pourvus d'ongles longs et forts, aux membres antérieurs seulement.

La main est toujours large et tournée en dehors.

2° *Voiliers*. — Comme c'est toujours le membre antérieur qui est transformé en appareil de vol; il est facile de comprendre que lui seul devra subir des modifications importantes. Il faut tout d'abord augmenter, autant que possible, la surface du membre, sans que le poids suive le même rapport. Pour cela, les os se creusent de cavités remplies d'air (pneumaticité), le membre s'allonge, le nombre des doigts diminue en général, mais ceux qui restent s'accroissent beaucoup, de façon à augmenter la surface d'insertion de l'aile (chauve-souris). Quant aux membres postérieurs, ils ne subissent que peu de modifications. Le tibia et le péroné se soudent d'ordinaire et souvent à tel point que le péroné disparaît presque totalement.

3° *Coureurs*. — Pour que la course puisse s'accomplir dans de bonnes conditions, il faut que les membres ap-

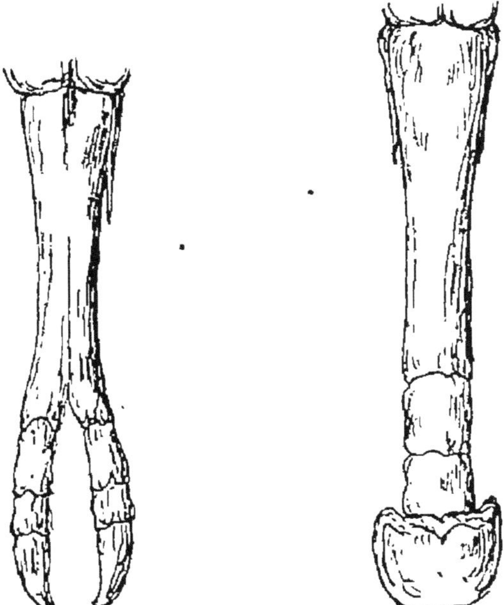

Fig. 140. — Extrémité du membre inférieur du Bœuf.
Fig. 141. — Extrémité du membre antérieur du Cheval.

puient sur le sol le plus légèrement possible, ce qui s'obtient, en marchant sur la pointe du pied; que l'élasticité des extrémités soit parfaite, en même temps que leur résistance soit suffisante pour empêcher les fractures, les déviations, etc., et cela est obtenu par la solidité des doigts en contact avec le sol et la coalescence plus ou moins grande qui unit ces doigts aux os principaux par l'intermédiaire des os du carpe et du métacarpe ou du tarse et du métatarse.

Aussi devons-nous nous attendre à rencontrer ces divers degrés de perfection chez les différents types d'animaux coureurs, suivant le degré de rapidité de leur course.

Plus la vitesse doit être grande, plus le nombre des doigts se réduit sur les parties latérales, en sorte qu'il n'en reste bientôt plus que deux, puis finalement un seul chez le cheval actuel.

On retrouve, à droite et à gauche de l'os unique et médian du cheval, un petit stylet osseux qui représente le reste des deuxième et quatrième doigts, ainsi qu'il est facile de le démontrer si l'on considère la succession des formes que l'on rencontre depuis l'éocène supérieur jusqu'à nos jours.

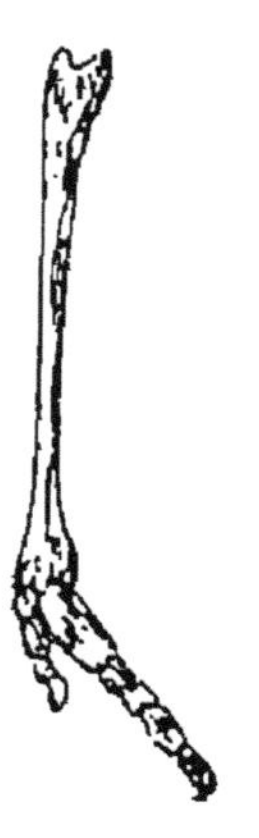

Fig. 142. — Extrémité de la patte d'une Autruche.

Ce que nous venons de dire pour les Mammifères peut

également s'appliquer aux Oiseaux, ce sont des lois presque générales.

Tandis, en effet, que les Oiseaux communs, voiliers ordinaires possèdent quatre doigts aux pattes, on voit ce nombre se réduire à deux seulement chez les Oiseaux coureurs, comme l'Autruche, et, de ces deux, l'un est beaucoup plus long que l'autre.

4° *Sauteurs*. — Pour que les animaux puissent sauter facilement, des conditions essentielles doivent être remplies. Les membres antérieurs doivent diminuer de longueur, s'atrophiant de plus en plus, au fur et à mesure que le saut devient la marche habituelle; mais en même temps la partie terminale des membres postérieurs doit s'allonger dans le rapport inverse, en même temps que la musculature de ces membres devient de plus en plus forte.

La queue est parfois un puissant adjuvant dans le saut, à tel point que souvent elle prend une si belle dimension et une si puissante musculature qu'elle peut, en se détendant brusquement, projeter l'animal en avant d'une façon très énergique.

En général, le nombre des doigts diminue également aux membres postérieurs et leur soudure augmente.

Bien entendu, chacune des modifications indiquées plus haut est suivie de changements généraux dans le squelette tout entier et toujours dans le même ordre d'idées. Ces modifications portent plus particulièrement sur les ceintures scapulaire et pelvienne, ainsi que sur la cavité thoracique, mais il serait oiseux d'entrer ici dans des détails aussi complexes, et nous nous bornerons à ce que nous avons dit plus haut.

DE L'APPAREIL REPRODUCTEUR

Nous avons déjà décrit la structure des éléments reproducteurs : il reste à étudier maintenant les organes d'où ils proviennent et comment ils peuvent être mis en contact l'un avec l'autre.

Chez les animaux inférieurs, une cellule quelconque du corps peut donner naissance à un être semblable au premier, puis au fur et à mesure que les organes se différencient, peu à peu la fonction reproductrice se localise et finalement, c'est une toute petite partie du corps l'*ovaire* et le *testicule* qui va fournir les éléments reproducteurs.

Ce sont là les deux *organes essentiels*, mais il est facile de comprendre que si, parfois, ils se trouvent isolés et dépourvus d'*organes annexes*, le plus souvent, il existe des séries de glandes et de canaux qui permettent l'évacuation de ces produits à l'extérieur, qui facilitent les rapprochements entre les deux éléments et rendent plus certaine la fécondation.

Déjà les *Cœlentérés* nous montrent des organes géni-

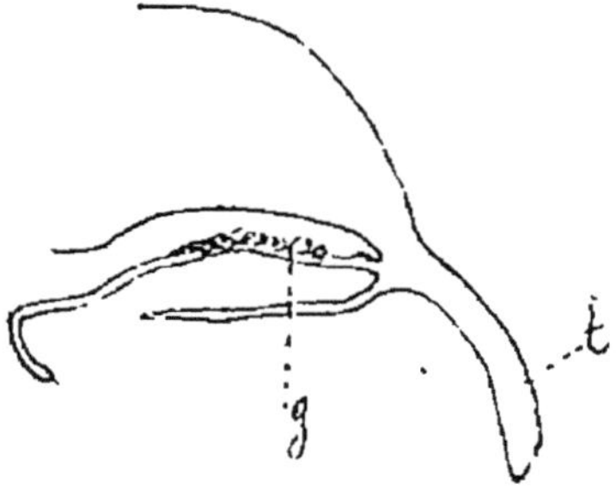

Fig. 143. — Coupe d'une Méduse. — *t*, tentacules ; *g*, glandes génitales.

taux, dont les cellules ne se différencient des tissus voisins que, seulement, au moment de l'activité sexuelle, ce qui explique la ressemblance parfaite qui existe entre les organes mâles et femelles.

La déhiscence des cellules génitales, met en liberté les éléments reproducteurs qui sont éliminés au dehors par des orifices quelconques (bouche, oscule, etc.)

La fécondation est entièrement livrée au hasard.

Les *Echinodermes* ont, en général, les sexes séparés, excepté les *Synaptes*, mais il est impossible de distinguer les mâles des femelles, même en ce qui concerne la glande à l'état de repos. C'est le microscope seul qui peut résoudre la question au moment de l'activité sexuelle.

Les glandes génitales sont mises en communication

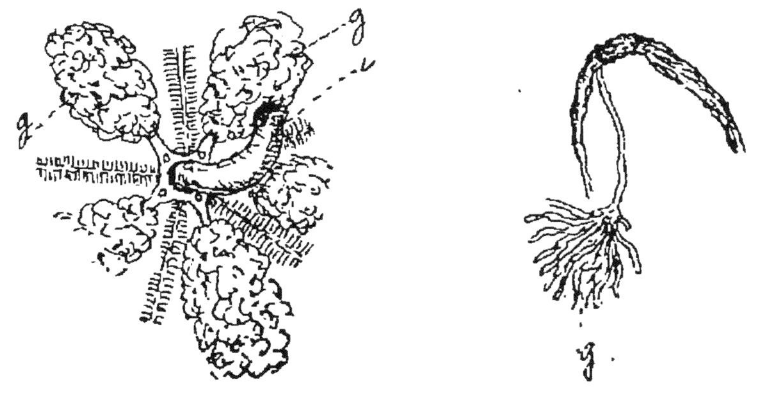

Fig. 144. — Pôle anal d'un Oursin montrant les glandes génitales *g*, avec leurs canaux excréteurs au nombre de cinq, et l'intestin terminal, *i*.

Fig. 145. — Portion orale d'une Holothurie ouverte.—*g*, glandes génitales.

avec l'extérieur par un simple canal, tout droit et très court.

Chez quelques *Astéries*, les éléments tombent dans la cavité générale du corps.

Les Synaptes sont *hermaphrodites*. Dans le même cul-de-sac glandulaire, il se développe, à la fois des éléments mâles et des éléments femelles.

L'hermaphrodisme est très fréquent chez les *Vers*; les sexes ne sont séparés, guère ailleurs que chez les Vers ronds et les Annélides polychètes.

Chez quelques-uns de ces animaux, la disposition des appareils reproducteurs, peut atteindre une très grande complexité, à cause des glandes et canaux qui s'y trouvent annexés.

Ici, d'une façon générale, ce n'est pas la même glande qui produit les deux sortes d'éléments; bien au contraire, les glandes mâle et femelle sont nettement séparées, et souvent même l'une des deux prédomine à ce point snr l'autre que celle-ci disparait presque complètement.

L'orifice externe quand il existe est le plus souvent commun. Parfois on rencontre des organes d'excitation sexuelle, imperforés le plus souvent et qui ne servent par conséquent nullement à conduire les éléments sexuels au dehors.

La Sangsue (*Hirudo*) possède deux orifices, un pour chaque appareil. Un pénis exsertile sort par l'orifice mâle. Le canal déférent double s'enroule en épididyme, puis se met en rapport avec deux séries latérales de *neuf* testicules chacune.

Quant à l'appareil femelle, il est très simple et se compose de deux ovaires très petits, d'où partent deux oviductes. Ceux-ci se réunissent en un seul dans l'intérieur d'une sorte de glande (*gl. de l'albumine*), puis ce canal s'élargit légèrement avant d'arriver à l'orifice externe, pour jouer le rôle de *vagin*, c'est-à-dire d'appareil copulateur femelle.

Chez l'Arénicole (*Arenicola Piscatorum*) les glandes sexuelles, mâle ou femelle, sont accolées aux organes segmentaires, les produits tombent dans la cavité générale et sont évacués au dehors par les organes segmentaires eux-mêmes.

Les organes reproducteurs offrent chez les *Mollusques* les dispositions les plus variées, toujours à cause de l'exis-

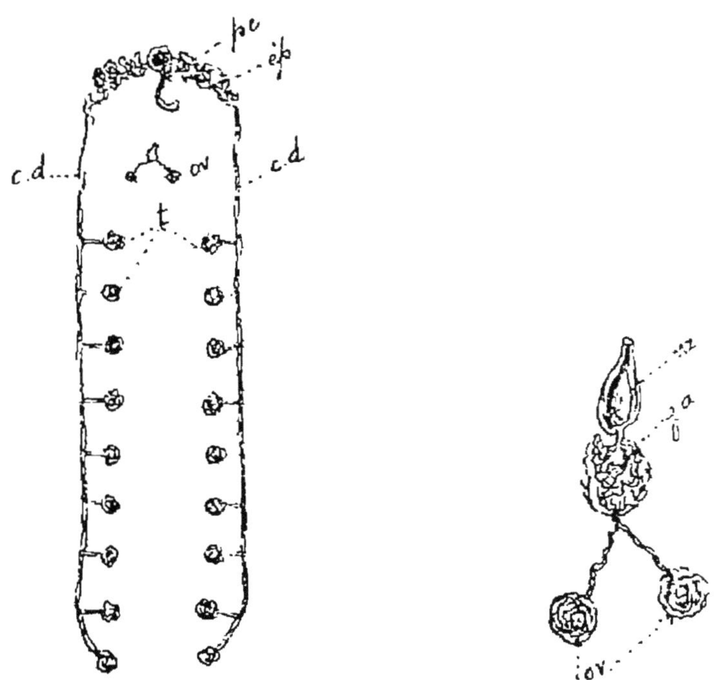

Fig. 146. — Appareil génital de la Sangsue. — *t*, testicules ; *c.d.*, canaux déférents ; *ép*, épididyme ; *pé*, pénis ; *ov*, appareil femelle.

Fig. 147. — Appareil femelle de la Sangsue grossi.—*ov*, ovaires ; *ga*, glande de l'albumine ; *va*, vagin.

tence des glandes accessoires plus ou moins nombreuses et très différentes chez les divers types.

L'hermaphrodisme est encore ici la règle générale ; cependant, quelques Acéphales, beaucoup de Gastéropodes et tous les Céphalopodes ont les sexes séparés.

C'est chez les Lamellibranches ou Acéphales que l'appareil génital est le plus simple. Quand il y a hermaphrodisme, deux cas peuvent se présenter : ou la même glande donne à la fois les œufs et les spermatozoïdes

(Huître), ou bien, ce sont deux glandes différentes, mais confondues (Pecten).

Si, au contraire, les sexes sont séparés, les glandes

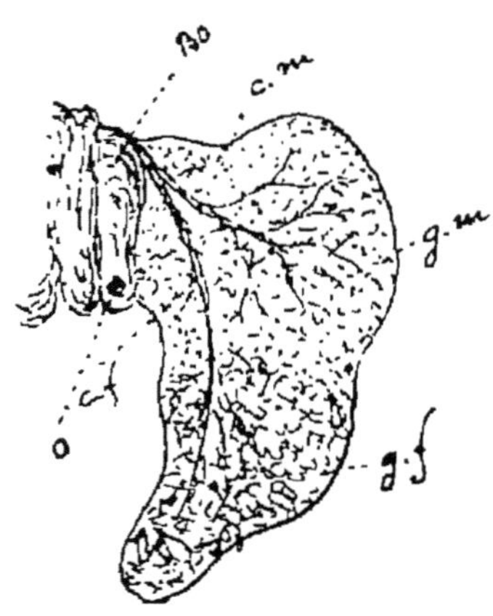

Fig. 148. — Glandes génitales du *Pecten*. — *gf*, gl. femelle ; *gm*, glandes mâles ; *c.f*, canal femelle ; *c.m*, canal mâle, s'ouvrant tous deux dans l'organe de Bojanus, *Bo* ; *o*, orifice commun à l'organe de Bojanus et aux organes génitaux.

sont semblables dans les deux cas. Elles sont placées de chaque côté du corps et débouchent au dehors par un très court canal qui s'ouvre, soit à côté, soit par le même orifice, soit dans l'intérieur même du corps de Bojanus.

Chez les Gastéropodes, il n'y a qu'une seule glande qui, si l'animal est hermaphrodite, produit à la fois les deux sortes d'éléments.

Le canal évacuateur est beaucoup plus long, et il s'y ajoute des organes annexes nombreux.

L'oviducte et le canal déférent sont le plus souvent soudés l'un à l'autre ; les organes annexes sont : d'abord une *glande de l'albumine*, puis une poche copulatrice ou réceptacle séminal, destinée à recevoir les spermatozoïdes, des glandes très ramifiées (*glandes multifides*), et un organe excitateur contenu dans un sac (*sac du dard*).

Enfin l'oviducte et le canal déférent se terminent sou-

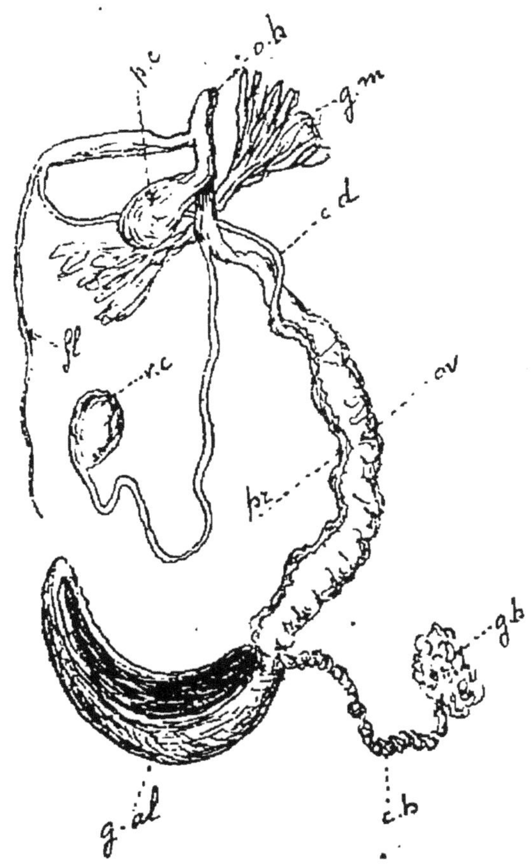

Fig. 149. — Appareil génital de l'Escargot.— *g.h*, glande hermaphrodite; *c.h*, canal hermaphrodite; *g. al*, glande de l'albumine; *ov*, oviducte; *pr*, prostate; *c.d* canal déférent; *v.c*, vésicule copulatrice; *p.c*, poche du cirrhe; *g. m*, glandes multiples; *fl*, flagellum; *o.h*, orifice hermaphrodite.

vent dans un même canal élargi appelé *vestibule génital*.

Quand tous ces organes existent à la fois, c'est un maximum de complication (Escargot).

L'appareil reproducteur est presque aussi développé

chez les Céphalopodes. Ces animaux sont tous dioïques, c'est-à-dire que les sexes sont séparés; ils pondent des œufs qu'ils agglomèrent de diverses façons. De plus, l'un des bras du mâle se transforme en un appareil de copulation particulier qui, souvent, reste dans l'ouverture palléale de la femelle, ce qui l'a fait prendre longtemps pour un parasite (*Hectocotyle*), le nom est resté à ce bras ainsi transformé.

L'appareil mâle, se compose d'un testicule volumi-

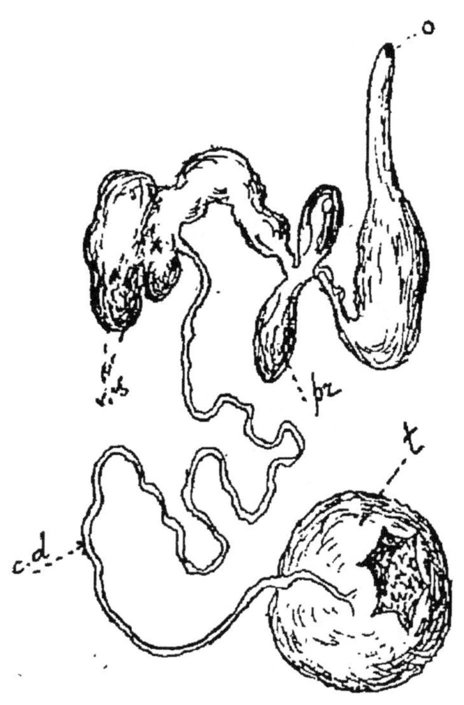

Fig. 150. — Appareil génital mâle d'un Céphalopode. —*t*, testicule dont une partie est représentée ouverte; *c.d*, canal déférent; *v.s*, vésicules séminales, *pr*, prostate; *o*, orifice externe.

neux, unique, placé au fond de la cavité viscérale. Il en part un canal déférent plus ou moins flexueux, qui se renfle d'abord en une *vésicule séminale*; une nouvelle dilatation présente une sorte de *prostate*, et enfin le canal avant de s'ouvrir à l'extérieur présente une vaste poche qui renferme des quantités de petits tubes (*spermatophores*) remplis de spermatozoïdes.

L'ovaire est une grosse glande placée comme le testi-

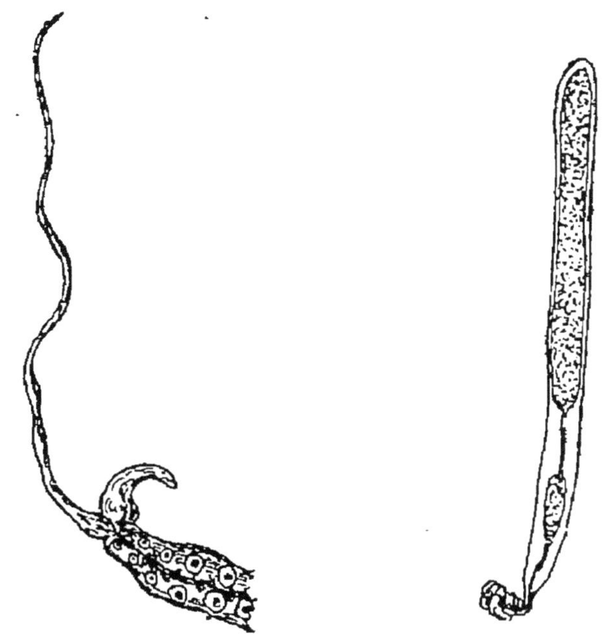

Fig. 151. — Bras hectocotylisé d'un Céphalopode.
Fig. 152. — Spermatophore de Céphalopode.

cule. Les œufs tombent dans la cavité générale, puis sont repris par l'oviducte.

Celui-ci est simple ou double, mais débouche toujours, soit d'un seul, soit de chaque côté du rectum. On trouve sur son trajet des glandes accessoires qui servent à engluer les œufs et à leur donner une enveloppe résistante, ce sont les *glandes nidamentaires*.

Les *Arthropodes* présentent une extrême variété de forme dans l'appareil reproducteur.

D'une façon générale, ce sont des animaux dioïques, à dimorphisme sexuel parfois très accusé.

L'hermaphrodisme ne se rencontre guère que chez les formes fixées ou parasites. En général, les organes reproducteurs sont pairs et symétriques.

Chez les *Crustacés*, il se composent le plus souvent

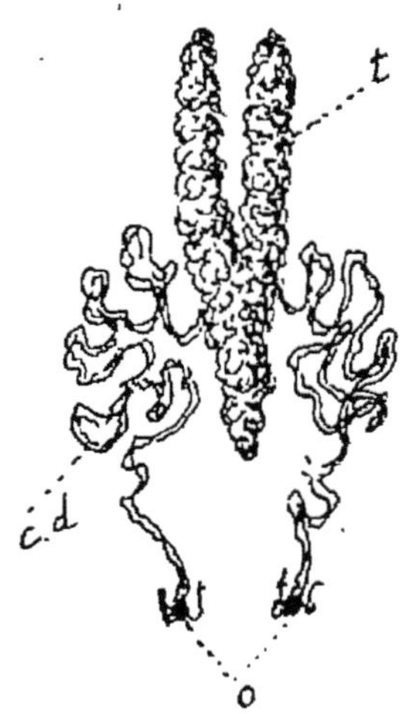

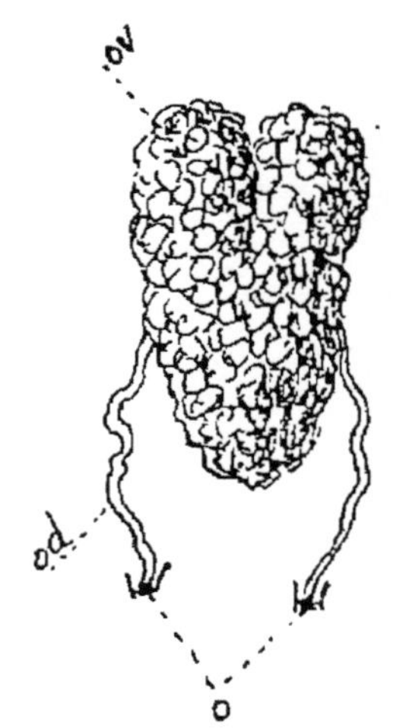

Fig. 153. — Appareil mâle de l'Ecrevisse. — *t*, testicule; *c.d*, canal déférent ; *o*, orifice.

Fig. 154. — Appareil femelle de l'Ecrevisse. — *ov*, ovaire; *od*, oviducte.

d'une glande sexuelle simple ou double de laquelle partent deux canaux évacuateurs, allant s'ouvrir à la base de l'une des paires de pattes thoraciques. Il ne s'y ajoute que rarement des organes annexes.

Ces organes ne sont le plus souvent pas plus compliqués chez les *Arachnides*.

Il est bien rare qu'il ne s'ajoute pas chez les *Insectes* au moins une ou deux paires de glandes accessoires. Les testicules, la plupart du temps au nombre de deux, sont formés de petites sphères ou de cæcums; les canaux déférents qui en partent se dilatent à leur extrémité inférieure pour former des vésicules séminales, et vers la terminaison de ces tubes ou au point où ils se réunis-

sent en un canal commun viennent alors déboucher une
ou deux ou plusieurs paires de glandes annexes desti-

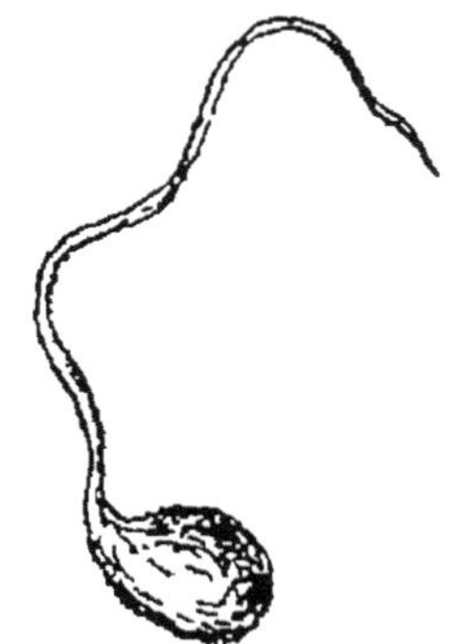

Fig. 155. — Spermatophore d'Epeire (Araignée).

nées, soit à augmenter la fluidité du sperme, soit à sécréter
des spermatophores, quand il en existe.

Les ovaires sont formés d'un faisceau de tubes réunis

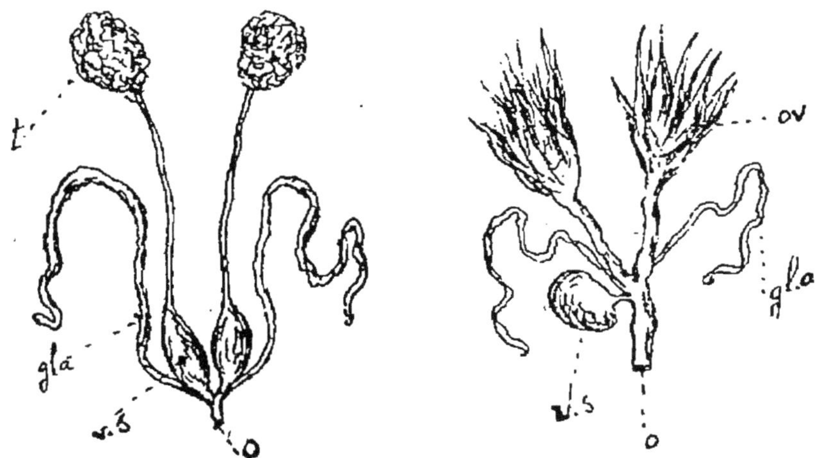

Fig. 156. — Appareil mâle d'Insecte. — t, testicules; $v.s$ vésicules séminales ; $gl.a$, glandes annexes.
Fig. 157. — Appareil femelle [d'Insecte. — ov, ovaires ; $r.s$, réceptacle séminal ; $gl.a$, glandes annexes.

ou en forme de poire allongée, les œufs les plus jeunes
sont naturellement le plus distalement placés.

Les oviductes, d'abord séparés, se réunissent le plus souvent en un seul tube qui avant de s'ouvrir à l'extérieur, se dilate en un vagin permettant l'intromission de l'appareil copulateur mâle, quand celui-ci existe.

Parfois sur l'oviducte unique est fixé un *réceptable séminal* qui sert à l'accumulation du sperme, et 'de plus des glandes annexes sont destinées à engluer les œufs d'une façon quelconque.

Enfin la partie terminale du corps est formée de pièces constituant dans leur ensemble ce que l'on appelle une *armure génitale* servant à l'accouplement, à la 'ponte ou à la défense (oviscaptes, aiguillons, etc).

Les *Tuniciers* sont hermaphrodites, les glandes sexuelles forment une seule masse placée à la partie inférieure du corps. Quand il existe un canal excréteur, il débouche dans le cloaque.

Chez l'*Amphioxus*, les glandes sexuelles, mâle ou femelle, sont situées à la partie supérieure de la cavité viscérale : elles n'ont pas de canal évacuateur. Les produits sécrétés tombent dans la cavité générale et sont évacués par le pore abdomiual (de Quatrefages) ou par la bouche (Kowalewsky).

Il en est de même chez les *Vertébrés* inférieurs (Cyclostomes) où les produits génitaux sont évacués par le pore abdominal.

Déjà chez les Poissons cartilagineux, on voit apparaître des canaux évacuateurs propres. Les testicules sont mis ainsi directement en communication avec l'extérieur.

Quant aux ovaires, il peut y avoir atrophie d'un côté, et dans tous les cas, l'oviducte n'est pas en relation continue avec lui. Ce canal s'ouvre dans la cavité abdominale par une partie étalée en forme d'entonnoir, c'est le *pavillon*. Les oviductes se dilatent souvent à leur partie terminale pour former des chambres incubatrices ou *utérus*. Enfin, il existe même, parfois, une sorte d'appareil copulateur femelle ou *vagin* qui correspond à celui du mâle, souvent très développé.

La plupart des Poissons sont ovipares, quelques-uns sont vivipares.

L'orifice génital est toujours situé dans le cloaque, entre l'anus et le pore urinaire.

Rappelons simplement que chez les Batraciens, le canal urinaire sert en même temps de canal déférent.

Chez les Oiseaux, les organes génitaux sont très simples. Pour le mâle deux testicules, auxquels font suite des canaux déférents venant s'ouvrir dans le cloaque entre les deux uretères.

Il n'y a, la plupart du temps, qu'un seul ovaire, celui de gauche, bien développé. L'oviducte débute aussi par un pavillon, puis se contourne plus ou moins en présentant des parties à fonctions diverses, servant à sécréter l'albumine, la coquille, etc. (Voir l'Œuf).

Il n'existe pas, en général, d'appareil copulateur: cependant, on en trouve parfois quelques traces sous la forme d'un petit tubercule placé à la partie antérieure du cloaque.

L'appareil reproducteur des Mammifères est assez constant dans ses grandes lignes, pour qu'il soit facile d'en donner une idée rapide.

Les testicules sont logés dans des replis péritonéaux, et situés tantôt à côté des reins, tantôt à la face interne des cuisses; le plus souvent, chez les Mammifères les plus élevés, en avant du pubis, dans une sorte de sac, simple ou double (*scrotum*). Il peut arriver que la descente du testicule dans le scrotum ne se fasse qu'au moment du *rut* (Rongeurs).

Du testicule part un canal qui se contourne un grand nombre de fois sur lui-même (*épididyme*) avant de donner le canal déférent. Les deux canaux déférents latéraux vont s'unir sur la ligne médiane dans un renflement appelé *utricule prostatique*, au niveau duquel s'ouvre aussi l'*urèthre*, canal venant de la vessie urinaire. Le canal uro-génital, ainsi formé, se continue dans l'organe copulateur ou *pénis*.

Cet appareil est érectile, c'est-à-dire que par l'afflux sanguin, il peut se gonfler et devenir turgescent. Il est le plus souvent simple, quelquefois bifide. Chez quelques animaux, il porte un os dans son intérieur (os pénial). Il y a des glandes annexes qui s'ouvrent dans le canal de l'urèthre, ce sont la *prostate* et les *glandes de Cowper*, qui sont destinées à sécréter un liquide servant à diluer le sperme.

L'appareil femelle se compose de deux ovaires situés dans un repli du péritoine (*ligament large*).

Chez certains Vertébrés inférieurs (*Monotrèmes*) l'ovaire gauche seul est bien développé.

Les oviductes présentent plusieurs portions distinctes.

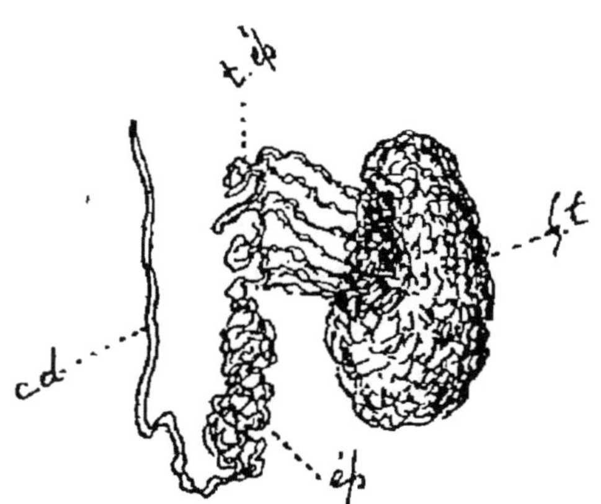

Fig. 158. — Testicules de Mammifères. — *f.t*, follicules testiculaires, *t.ép*, tête de l'épididyme, *ép*, épididyme ; *c.d*, canal déférent.

La partie libre se termine par un pavillon qui se continue par un canal rétréci (*trompe de Fallope*)

Celles-ci, à leur partie terminale, s'élargissent en une poche incubatrice (utérus double), mais le plus souvent, elles sont soudées plus ou moins, et l'on a alors des utérus *bicornes*, *cloisonnés*, et enfin *simples* quand la cavité utérine est unique. Le *vagin* suit à peu près le même degré de coalescence, il peut être double ou simple, et dans ce cas le pénis du mâle est double ou simple également. La femelle possède aussi un organe érectile, mais peu développé, c'est le *clitoris*.

L'orifice d'entrée de voies génito-urinaires est bordé par une ou deux lèvres. Les grandes lèvres, placées à l'extérieur des petites, correspondent ou scrotum du mâle.

En général, le clitoris est imperforé, mais dans quelques cas, il contient la terminaison du canal de l'urèthre tout comme le pénis (*Loris*).

Dans les parois du vagin, on rencontre de nombreux glandules (*glandes de Bartholin*) qui servent à en lubréfier les parois.

REPRODUCTION.

Nous avons vu que les Protozaires ne possèdent pas d'organes génitaux, et cependant ils se reproduisent. Même parmi les animaux pourvus d'organes génitaux, on trouve quelquefois un mode de reproduction appelé *asexuelle* pour le différencier de l'autre mode ou reproduction *sexuelle*.

La *scissiparité* est le mode général de reproduction des êtres les plus inférieurs (Amibes, etc.) L'animal se pince à peu près en son milieu, les moitiés se séparent et l'on a deux êtres semblables qui s'accroissent, et qui, après avoir atteint leur taille maxima, se divisent à nouveau, et ainsi de suite.

Ce mode de reproduction se rencontre même chez quelques Métazoaires (Actinies, Vers, etc.).

Un premier degré de perfectionnement va nous être présenté par le *bourgeonnement*. Ici c'est une toute petite portion de l'animal-mère, qui prolifère, se détache bientôt, et par accroissement, refait des tissus semblables à ceux de premier. Ce sont des cellules spéciales qui bourgeonnent.

La reproduction asexuelle *par spores* n'est qu'une variété de bourgeonnement.

Nombre de Protozaires, pour se reproduire, se réunissent deux à deux, se *conjuguent*. Les deux êtres qui entrent en conjugaison sont appelés des *Gamètes*. S'ils sont semblables, il y a *isogamie*; s'ils sont dissemblables, *hétérogamie*, et l'on trouve tous les termes de passage entre les deux.|

La *fécondation* qui ne s'adresse qu'aux Métazoaires seuls, est en somme une hétérogamie poussée très loin, puisqu'elle met en présence le *spermatozoïde*, très petit, et l'*œuf*, relativement très gros.

La fécondation peut être ou non précédée du rapprochement des sexes ou *copulation*, elle en constitue l'acte intime et ultime, après lequel commence le développement de l'embryon.

DISSECTIONS

Après avoir donné dans les articles précédents un aperçu général des principaux systèmes d'organes dans la série des êtres, il nous sera maintenant assez facile d'indiquer d'une façon rapide les traits principaux qui caractérisent les différents types que nous pouvons prendre pour représenter chacun des grands groupes zoologiques.

Pour chacun de ces types choisis parmi les plus faciles à se procurer et aussi, autant que possible, parmi ceux qui caractérisent le mieux le groupe, nous ne ferons qu'indiquer les points qui diffèrent des grandes lignes déjà tracées et auxquelles le lecteur devra souvent se reporter, cela pour éviter des répétitions qui ne feraient qu'allonger inutilement nos descriptions.

EMBRANCHEMENT DES VERTÉBRÉS OU OSTÉOZOAIRES.
Classe des Mammifères.

Type. — Le lapin (*Lepus Cuniculus*). Ordre des Rongeurs.

Le lapin que nous prenons pour type des mammifères est un des animaux que l'on a constamment sous la main, c'est la seule raison pour laquelle nous le choisissons.

Préparation. — Cet animal ne doit jamais être tué, pour la dissection, par un coup violent porté sur la nuque. On doit l'asphyxier par le chloroforme sous une cloche, ou mieux, lorsqu'il s'agit d'un certain nombre, par le gaz d'éclairage que l'on fait arriver à la partie inférieure d'une caisse où on les a enfermés.

. Une fois mort, il est préférable de le dépouiller totalement de sa peau comme le font nos ménagères en ayant soin toutefois, quand il s'agit d'un lapin mâle, de laisser un lambeau de peau autour du pubis. On l'enlèvera avec précaution pendant la dissection pour mettre à nu les organes génitaux.

Il est bon de commencer la dissection de préférence par les organes thoraciques, qui, une fois étudiés, pourront être enlevés pour laisser voir les organes profonds.

Placer l'animal sur la face dorsale. Couper les côtes environ à la moitié de leur longueur et enlever tout le plastron ventral de la cage thoracique.

Bien voir le diaphragme avec ses insertions et commencer l'étude des organes en commençant comme nous l'avons dit, par les organes contenus dans la cage thoracique. Après cela fendre les muscles abdominaux sur le

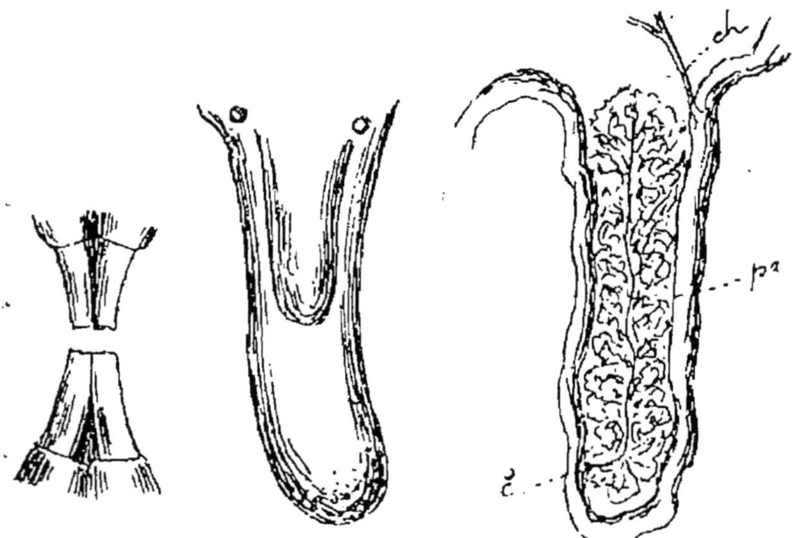

Fig. 159. — Incisives supérieures et inférieures du Lapin vues de face.

Fig. 160. — Langue avec ses papilles et son éminence dorsale.

Fig. 161. — Anse duodénale avec le pancréas diffus (*pa*), son canal excréteur *c*, débouchant à quelques centimètres *au-dessous* du canal cholédoque (*ch*).

milieu de la face ventrale, ouvrir et dérouler l'intestin.

Orifices. — Rien de particulier.

Appareil digestif. — Dans la bouche, deux remarques à faire qui ont trait à la dentition et à la langue. Au premier point de vue, voir les incisives longues et tranchantes, l'absence de canines et le grand espace vide qui sépare les incisives des molaires.

La langue présente sur sa partie postérieure une sorte d'éminence de même forme qu'elle et qui ressemble à une autre langue plus petite surajoutée.

Dans l'intestin, à signaler seulement un renflement qui forme la terminaison de l'intestin grêle, au point où il débouche dans le gros intestin, c'est le *sacculus rotundatus.*

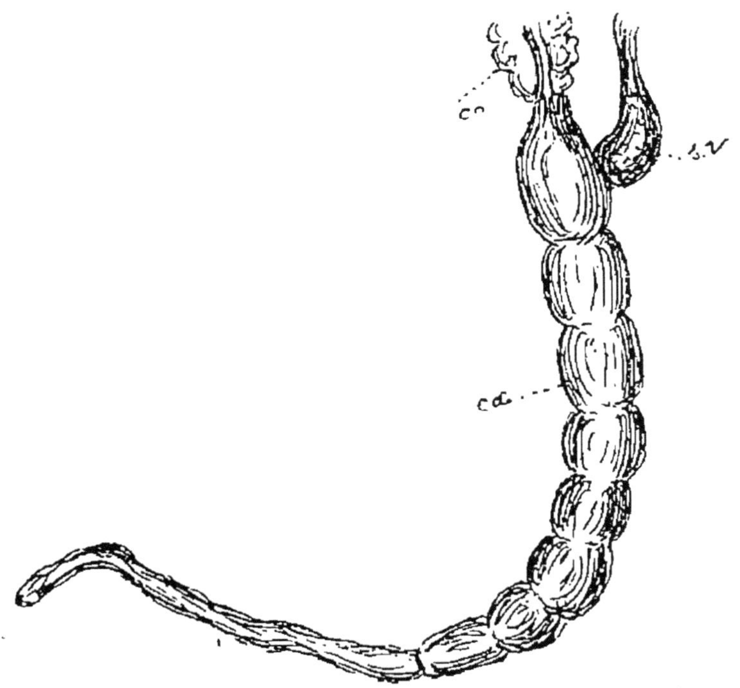

Fig.162. — Portion terminale de l'intestin grêle (*sacculus rotundatus, s. r.*) s'ouvrant dans le cœcum énorme (*cœ*) lequel se continue par le côlon, *co.*

Le *cœcum* est très développé en longueur et en diamètre ; il se termine par un long appendice vermiforme et suit à peu près les contours du *côlon.*

Le *côlon* présente son aspect habituel dû aux trois bandes longitudinales de fibres musculaires qui produisent de nombreux plissements.

Le *rectum* est relativement long, d'aspect ordinairement moniliforme dû à la présence de nombreuses boulettes fécales assez régulièrement espacées dans son intérieur.

Glandes annexes. — Le *foie* est formé de *cinq* lobes. Celui de Spiegel porte comme toujours la vésicule biliaire.

Le canal *cholédoque* formé par la réunion des canaux *hépatique* et *cystique* va s'ouvrir *isolément* sur l'ampoule de Water, presque à l'origine du *duodénum*.

Le *pancréas* est diffus, compris tout entier dans le

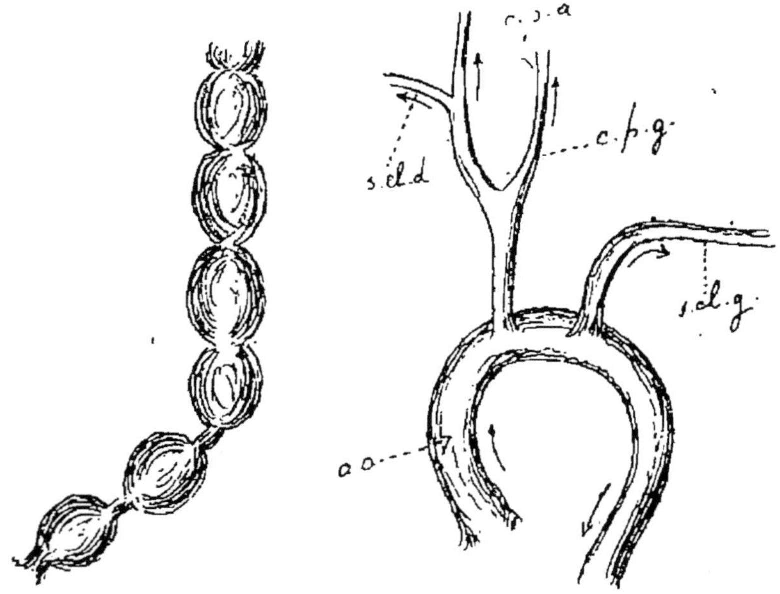

Fig. 163. — Aspect moniliforme du rectum.
Fig. 164. — Branches de l'aorte *ao*; sous-clavière droite *s.cl.d*; carotide primitive droite, *c. p. d*; carotide primitive gauche, *c. p. g.*, naissant toutes trois d'un tronc commun, et sous-clavière gauche, *s. cl. g.*, naissant séparément.

repli du mésentère qui unit la branche descendante à la branche montante du duodénum.

Le canal pancréatique s'ouvre par un orifice assez difficile à voir, placé à peu près au quart inférieur de la branche montante du duodénum, c'est-à-dire à quelques centimètres au-dessous de l'ampoule de Water.

A cause de cette particularité, la première partie du duodénum doit être déroulée avec beaucoup de précaution, de façon à laisser le pancréas intact.

Appareil circulatoire. — Le cœur ne présente rien de particulier. La *crosse aortique* qui en part donne naissance à un premier tronc qui fournit : 1° la *carotide primitive droite*, 2° la *sous-clavière droite*, 3° la *carotide primitive gauche*. La *sous-clavière gauche* naît d'un tronc isolé.

Appareil respiratoire. — L'épiglotte semble être formée de deux parties symétriques laissant une échancrure en leur point de réunion.

Appareil excréteur. — Les *reins* au nombre de deux sont placés à droite et à gauche de la colonne vertébrale dans la région moyenne de l'abdomen.

Le droit est un peu plus haut que le gauche.

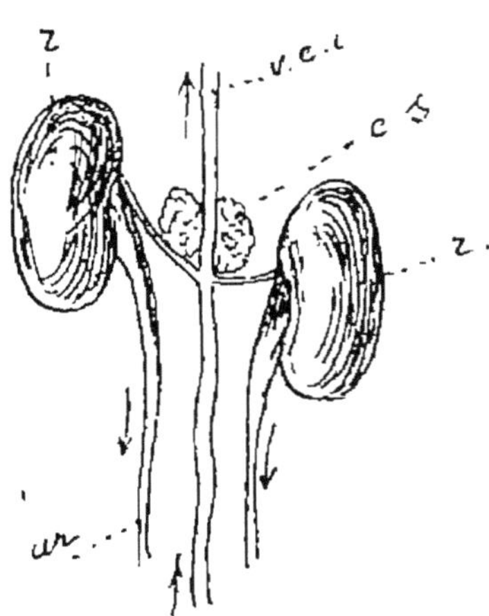

Fig. 165.— Disposition des reins (*r*) avec leurs uretères *ur* par rapport à la veine cave inférieure *v. c. i.*, et leurs capsules surrénales *c. s.*

Les *capsules surrénales* ne sont pas immédiatement au-dessus des reins, mais à l'angle supérieur formé par les *veines rénales* et la *veine cave inférieure.*

Système nerveux et organes des sens. — Ne diffèrent pas de ce que nous avons déjà dit au sujet des mammifères en général.

Organes génitaux mâles. — Les testicules sont logés chacun dans un scrotum placé à la face interne des cuisses. Chacun d'eux est rattaché à la colonne vertébrale par un ligament fibreux qui a servi à la descente, le *gubernaculum testis.*

L'épididyme qui se continue par le canal déférent va s'ouvrir à côté des uretères dans l'*utricule prostatique* ou *utérus mâle.*

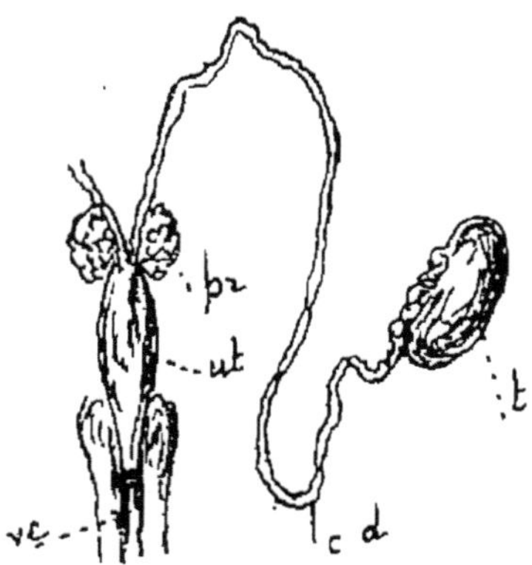

Fig. 166. — Organes génitaux mâles : *t* testicule, *c. d* canal déférent, *pr.* prostate, *ut* utricule prostatique, *vé* verge.

Le canal uro-génital ainsi formé se continue dans la *verge.*

Il existe des glandes annexes sans importance décrites sous les noms de glandes *anales* et *préputiales.*

Les plus importantes sont : les *glandes prostatiques* situées autour de l'utricule prostatique et les *glandes de Cooper* situées à l'entrée du canal uro-génital.

Organes génitaux femelles. — Les organes femelles sont placés au fond de la cavité abdominale et dorsalement. Ils se composent de *deux ovaires* qui en forment la partie essentielle.

Les *trompes de Fallope* commencent par un pavillon, puis se rétrécissent pour former l'oviducte de chaque côté. Celui-ci s'élargit en un long *utérus*.

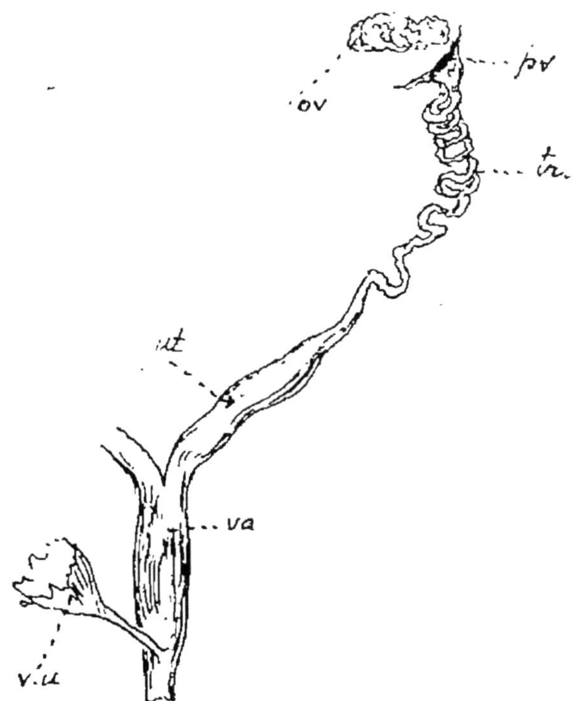

Fig. 167.— Organes génitaux femelles : ovaire *ov* ; pavillon de la trompe *pv.* ; trompe *tr*, utérus *ut* ; vagin *va* ; vessie urinaire *v. u.*

Puis les deux se réunissent pour former un *vagin* unique.

Il existe aussi quelques glandes annexes, mais sans importance.

___

EMBRANCHEMENT DES VERTÉBRÉS.

Classe des Oiseaux.

Type. — Le Pigeon (*Columba domestica*). Ordre des *Gallinacés* (Colombins).

Les pigeons que l'on désire utiliser pour la dissection

doivent être, autant que possible des adultes, à cause du développement des organes génitaux.

On peut les tuer soit par le gaz d'éclairage, comme pour les lapins, soit en les pressant sous les ailes pour provoquer l'asphyxie.

Plumes. — Les plumes qui recouvrent le corps de l'oiseau se divisent en trois catégories : les *pennes*, qui sont rigides, bien développées et couvertes de *barbes;* les *vibrisses*, qui ne portent pas de barbes, et le *duvet*, qui est flexible et léger.

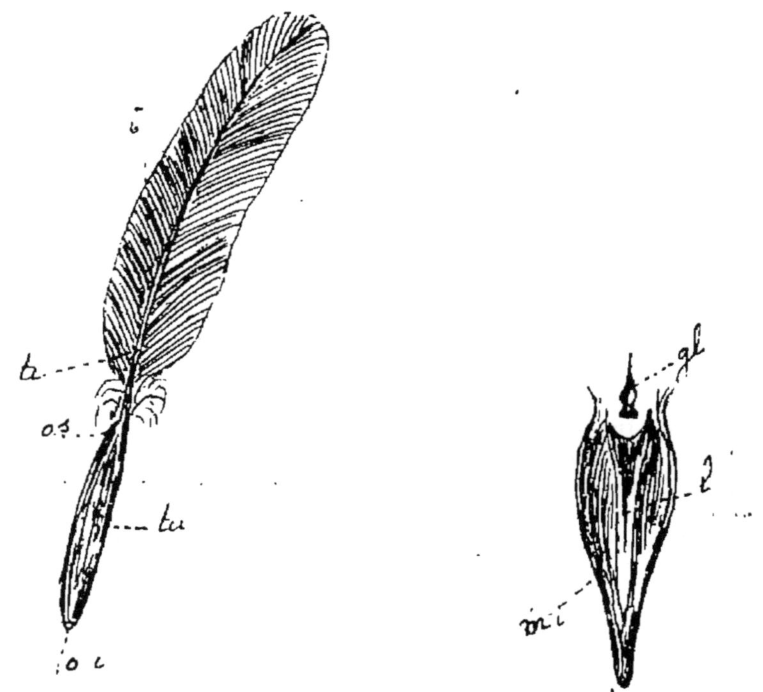

Fig. 168.—Plume de Pigeon : *ti* tige qui comprend: *tu* le tube, *b* barbes, *o. s* et *o. i* les ombilics supérieur et inférieur.
Fig. 169. — Partie inférieure du bec : *m. i* mandibule inférieure; *l* langue; *gl* glotte.

Les pennes et le duvet existent seuls chez les pigeons.

Les grandes pennes de l'aile sont appelées *rémiges;* celles de la queue, *rectrices.* Elles se distinguent des rémiges en ce que les barbes sont à peu près également développées des deux côtés.

Si l'on étudie l'une de celles-ci en particulier, on voit qu'elle se compose d'un axe rigide, la *tige*, dont la partie inférieure creuse est le *tube* ; ce tube est percé, en haut, à son point d'union avec la tige pleine ou *rachis* d'un orifice (ombilic supérieur) et en bas, à son extrémité, d'un autre (ombilic inférieur).

Dans sa partie pleine ou *rachis*, la tige porte latéralement des petites branches délicates, les *barbes*. Elles-mêmes sont munies de petits crochets qui vont s'attacher les uns dans les autres, de façon à former un ensemble qui présente une certaine résistance à l'air et puisse utilement servir au vol.

Orifices. — La position des orifices est celle que nous avons déjà signalée chez les oiseaux en général.

Les orifices cloacaux seuls nous présentent quelques particularités intéressantes :

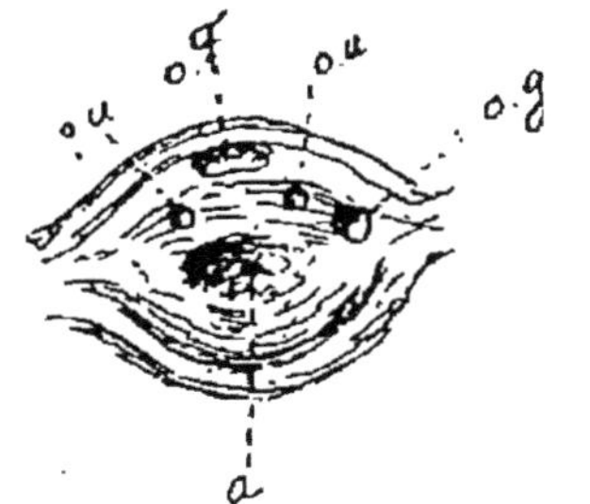

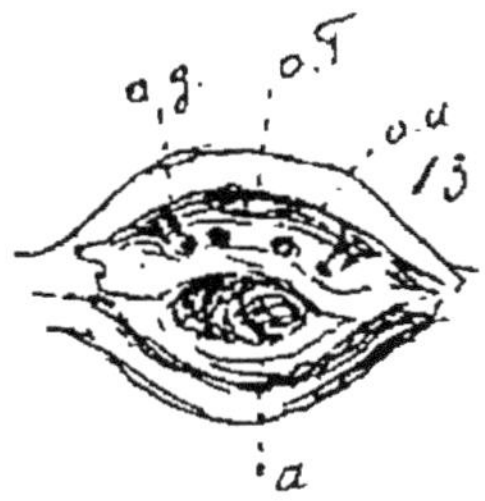

Fig. 170. — Cloaque ouvert chez la femelle : *a* anus ; *o.g* orifice génital gauche ; *o.u* orifices urinaires ; *o.'f*, orifice de la bourse de Fabricius.

Fig. 171. — Cloaque ouvert chez le mâle. Mêmes indications que précédemment.

Chez le mâle, en ouvrant le cloaque placé à l'extrémité inférieure du corps et un peu ventralement, on trouve tout à fait à la partie antérieure l'orifice anal, puis, un peu plus dorsalement, deux petites papilles latérales où viennent s'ouvrir les canaux déférents, enfin, entre ceux-ci et plus dorsalement encore les deux orifices des uretères.

Chez la femelle, à droite du rectum, se trouve l'orifice de l'oviducte unique, puis à droite et à gauche, les orifices des uretères.

Enfin, chez les deux sexes, entre les deux uretères sur la ligne médiane, s'ouvre non une vessie, mais une sorte de poche de nature glandulaire et dont le rôle est assez énigmatique. c'est la *bourse de Fabricius*, plus développée chez le jeune que chez l'adulte.

Préparation. — Après avoir plumé l'animal, le placer sur la face dorsale et ouvrir la cage thoracique comme pour le lapin, continuer l'incision sur l'abdomen de façon à mettre à nu tous les viscères.

Constater l'absence à peu près absolue de diaphragme.

Appareil digestif. — La bouche nous montre une langue cornée et un orifice glottique en forme de fente longitudinale, *sans épiglotte* ni *voile du palais*. L'œsophage est de la même longueur que le cou et présente avant son entrée dans la cage thoracique un renflement où s'accumulent les aliments (*jabot*). Chez le pigeon, les parois de ce jabot sont glandulaires et secrétent une matière lactes-

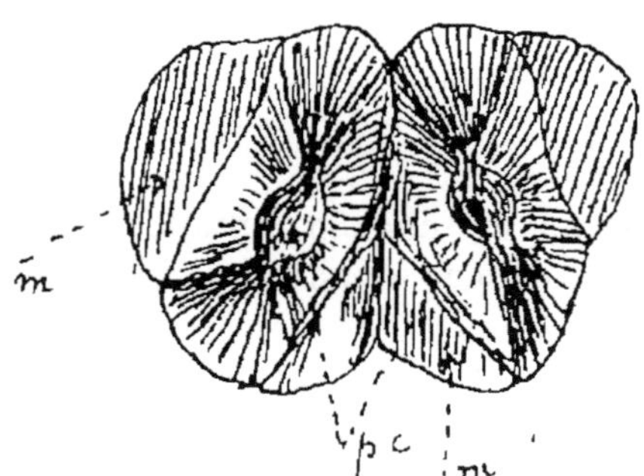

Fig. 172. — Gésier ouvert pour montrer la partie centrale cornée *p. c ;* et les parties musculaires *m.*

cente qui sert à l'alimentation des jeunes, au moins pendant les premiers jours qui suivent leur naissance.

L'estomac, qui vient ensuite se divise en deux parties : une première glanduleuse, à rôle purement chimique (*ventricule succenturié*), et une deuxième dont le rôle est purement mécanique (*gésier*); les aliments y sont broyés, triturés et réduits en bouillie, grâce aux parois qui sont extrêmement musculeuses et à un revêtement intense formé de petites dents cornées. L'intestin est assez long ; chez le pigeon, comme du reste chez tous les granivores, il forme une première anse duodénale qui entoure le pancréas et il se replie en formant des anses secondaires avant d'aboutir au rectum.

A ce point, il existe deux petits *diverticules*, beaucoup plus développés chez d'autres oiseaux et qu'on appelle les *appendices cæcaux*.

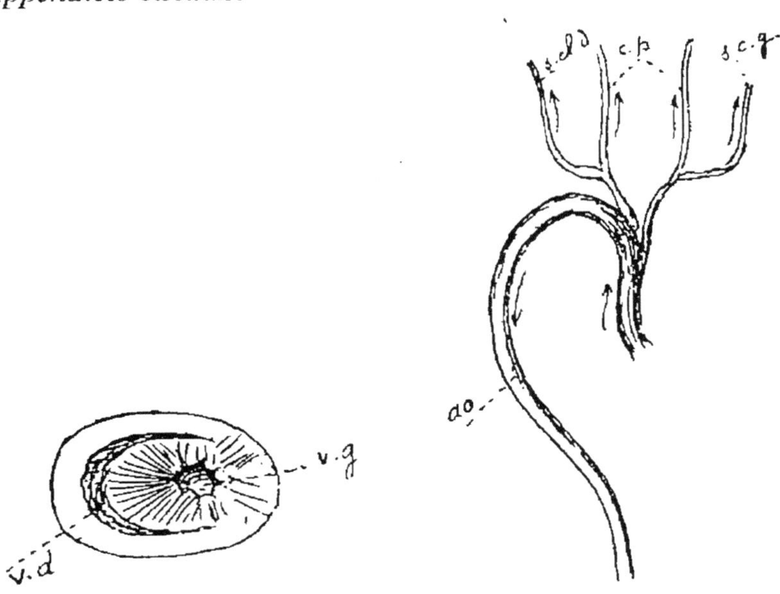

Fig. 173. — Coupe transversale de la partie ventriculaire du cœur : *v. d* ventricule droit, *v. g* ventricule gauche.
Fig. 174. — Aorte et ses premières branches. Mêmes indications que dans la fig. 6.

L'intestin s'ouvre dans le cloaque, en présentant une sorte de muscle circulaire (*sphincter*).

Glandes annexes. — Le *foie* est formé de trois lobes. Celui de Spiegel peu distinct du lobe droit porte la vésicule biliaire. Il en sort un premier canal qui reçoit en même temps celui de la vésicule biliaire (*hépato-cystique*) et un deuxième canal ou *hépatique* simple. Ils débouchent à côté l'un de l'autre au sommet de la branche ascendante du duodénum.

Le *pancréas* a la forme vaguement triangulaire ; il est massif et possède également deux canaux excréteurs qu débouchent un peu au-dessous des canaux biliaires

Appareil circulatoire. — Le cœur volumineux est caractérisé par le fait que le ventricule droit présente sur la coupe la forme d'un croissant et qu'il entoure en grande partie le ventricule gauche.

Il existe une crosse aortique tournée *à droite*, d'où partent deux troncs brachio-céphaliques à peu près symétriques, donnant naissance chacun à une carotide primitive et à une sous-clavière.

Au point de vue veineux, il existe à la fois un système *porte-hépatique* et un système *porte-rénal*.

Appareil respiratoire. — La trachée présente des an-

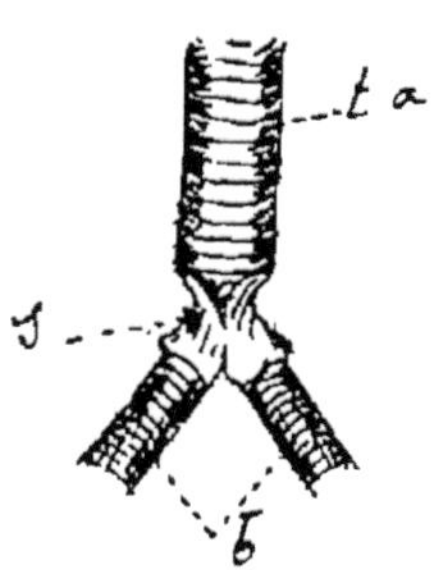

Fig. 175. — Trachée-artère *t. a*, se divisant en deux branches *b* et formant le syrinx *s*.

neaux cartilagineux *complets*. Au point de bifurcation des

bronches se trouve le vrai appareil de phonation (*syrinx* ou *larynx inférieur*) très développé chez les oiseaux chanteurs

Les bronches vont directement à la périphérie du poumon, et de là leurs ramifications pénètrent dans le parenchyme pulmonaire pour se terminer dans les alvéoles. Les poumons adhèrent de toutes parts aux organes qui les entourent, à l'aide d'un tissu conjonctif dense. Il n'existe pas de *plèvre*.

Les troncs bronchiques principaux après avoir traversé les poumons, vont s'ouvrir dans des réservoirs d'air (*sacs aériens*), qui sont eux-mêmes en communication directe avec les cavités centrales des os (*Pneumaticité des os*).

Appareil excréteur. — Les reins sont logés dans les régions lombaire et sacrée. Ils sont divisés en trois lobes distincts. De chacun d'eux part un uretère particulier et les trois d'un côté vont former un uretère commun qui lui-même débouche entre les deux papilles sexuelles chez le mâle et à droite chez la femelle. Il n'y a pas de vessie urinaire.

Système nerveux et organes des sens. — L'ensemble de ces appareils ne diffère pas de ce que nous avons déjà dit en parlant des oiseaux.

Organes génitaux mâles. — Les testicules se trouvent placés au-dessous des reins. Celui de gauche est plus développé que celui de droite. L'épididyme est peu marqué et donne naissance à des canaux déférents qui vont s'ouvrir aux points indiqués plus haut.

Organes génitaux femelles. — La partie droite est atrophiée et *non fonctionnelle*. La gauche se compose d'un ovaire plus ou moins gros suivant l'état de maturité des œufs. Un petit pavillon se continue par un oviducte bien développé. Cet oviducte peut se diviser en trois parties distinctes : une première formant la trompe et son pavillon qui reçoit l'œuf au moment où il se détache de l'ovaire ;

une deuxième muqueuse sécrète l'albumine (*tube albumi-nipare*); enfin, une troisième courte et renflée sécrète du calcaire (*chambre coquillière*).

EMBRANCHEMENT DES VERTÉBRÉS

Classe des Batraciens

Type. La Grenouille (*Rana Fusca*). — Ordre des Anoures.

La Grenouille est un animal qu'il est très facile de se procurer pendant le printemps et l'été, mais dès qu'arrivent les premiers froids, elle se cache dans la terre pour hiverner, et il devient alors impossible de s'en procurer à ce moment.

Extérieur. — Vue par la face dorsale la Grenouille présente en arrière de deux gros yeux, une surface plane et

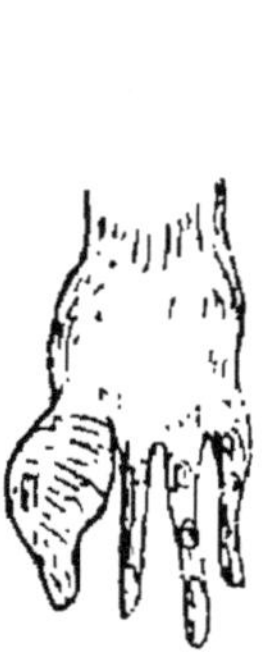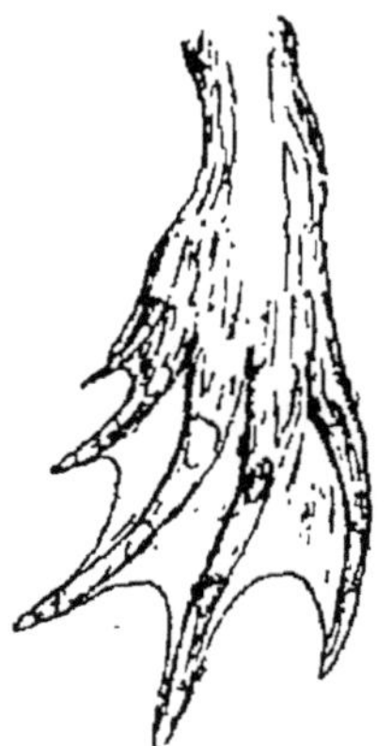

Fig. 176. — Extrémité du membre antérieur du mâle avec son pouce très développé.
Fig. 177. — Patte postérieure avec sa membrane interdigitale.

arrondie, c'est la membrane du tympan, tout à fait externe.

Chez le mâle, le pouce du membre antérieur est renflé en une espèce de ventouse qui lui sert à se fixer sur la femelle au moment de la fécondation.

Orifices. — Sur la face dorsale, en avant, les orifices externes des narines. Entre les deux cuisses, l'anus ou plutôt le cloaque. Sur la face ventrale, tout à fait antérieurement, la bouche.

Préparation. — Placer l'animal sur la face dorsale et inciser sur la ligne médiane ventrale pour l'étude des viscères; le placer au contraire sur la face ventrale pour l'étude du système nerveux central.

La peau n'est reliée aux muscles que par quelques tractus. Il existe dans l'espace qui les sépare de grandes lacunes *lymphatiques.*

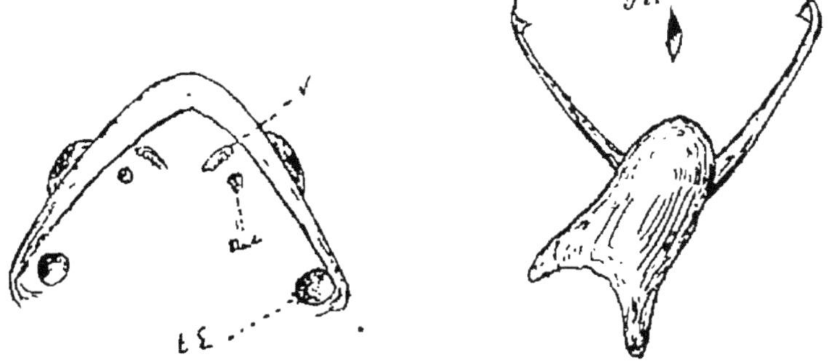

Fig. 178. — Plafond de la cavité buccale de la Grenouille. — *v*, vomers; *n. i*, orifices internes des narines; *t. E*, orifice des trompes d'Eustache.

Fig. 179. — Plancher de la même cavité avec la langue rabattue au dehors. — *gl*, glotte.

Appareil digestif. — La bouche présente à son intérieur vers le palais, les deux orifices internes des fosses nasales, en arrière deux plus volumineux, ceux des *trompes d'Eustache.*

Le maxillaire, l'intermaxillaire supérieur et le vomer portent de petites dents. La langue est attachée tout à fait en avant.

Dans le rectum s'ouvrent la vessie *ventralement*, les uretères et chez la femelle les oviductes *dorsalement.*

Glandes annexes. — Le foie présente quatre lobes; la vésicule biliaire est ronde et de couleur vert foncé.

Le canal cystique qui en part, réuni au canal hépatique, forme le canal cholédoque qui traverse le pancréas et va se jeter au commencement de l'intestin grêle.

Le pancréas est assez massif, son canal évacuateur va

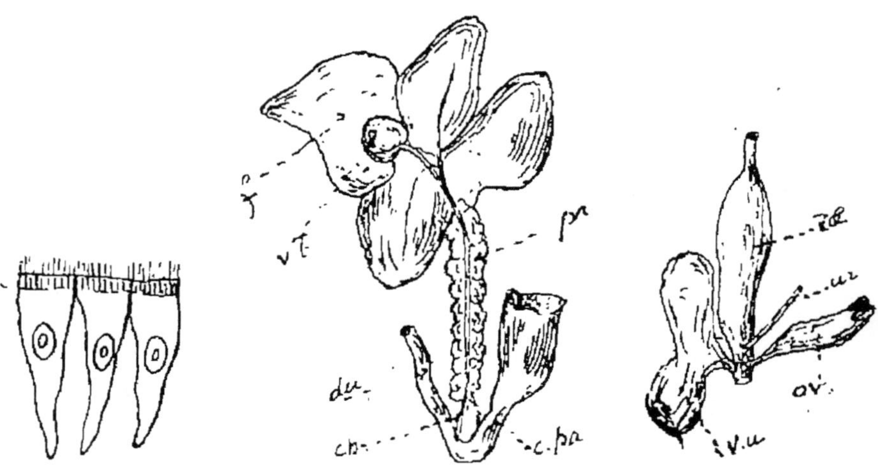

Fig. 180. — Cellules épithéliales ciliées de l'œsophage.
Fig. 181. — Un morceau du duodénum, *du*, avec le foie, *f*, la vésicule biliaire, *v, b*, le canal cholédoque, *c. h*, le pancréas, *pa*, et son canal, *c. pa*.
Fig. 182. — Partie inférieure du tube digestif. — *re*, rectum; *v. u*, vessie urinaire s'ouvrant ventralement; *ur*, uretère; *ov*, oviducte.

s'ouvrir dans le duodénum, un peu en avant du canal cholédoque. Il existe une *rate* petite et de couleur brun marron.

Appareil circulatoire. — Doit être étudié par la méthode des injections. L'injection artérielle se fait par le ventricule et, en poussant doucement mais longtemps, on peut faire refluer le liquide vers le cœur, et l'on a en même temps préparé les troncs veineux.

Le cœur présente *deux* oreillettes et *un seul* ventricule, d'où part le bulbe artériel donnant naissance entre autres à *deux aortes* droite et gauche. Elles se recourbent et vont se réunir dans la région lombaire en une *aorte abdominale*. Le sang artériel n'est jamais pur, mais une disposition spéciale des vaisseaux efférents fait que

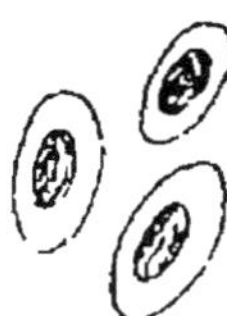

Fig. 183. — Corpuscules rouges du sang.

la partie antérieure du corps reçoit du sang artériel à peu près pur.

Il existe à la fois un système porte hépatique et un système porte rénale.

Appareil respiratoire. — Les deux poumons ont la forme de sacs creusés d'alvéoles. Les deux bronches aboutissent à une trachée courte qui s'ouvre sur le plancher buccal (glotte).

Appareil excréteur. — Les reins sont deux glandes allongées, de couleur brune, situées de chaque côté de la colonne vertébrale. Les uretères aboutissent séparément et dorsalement dans le cloaque, sans avoir de rapports directs avec la vessie, qui elle s'ouvre ventralement.

Les uretères servent également à l'évacuation des produits génitaux *mâles*.

Système nerveux. — L'encéphale est contenu dans une petite boîte cranienne. Pour le mettre à nu, il faut enlever avec précaution la paroi osseuse de la boîte cranienne. Quant à la moelle, on doit, pour la préparer, briser la partie dorsale des vertèbres.

L'encéphale se compose : des deux hémisphères cérébraux d'où partent en avant les nerfs olfactifs, en arrière les pédoncules cérébraux portant deux renflements bien développés, les *lobes optiques*. Sur la ligne médiane, l'épiphyse. Le cervelet n'est représenté que par une bandelette transversale. La moelle commence par une portion élargie qui porte dorsalement le quatrième ventricule le plus souvent à découvert. Elle se termine dans

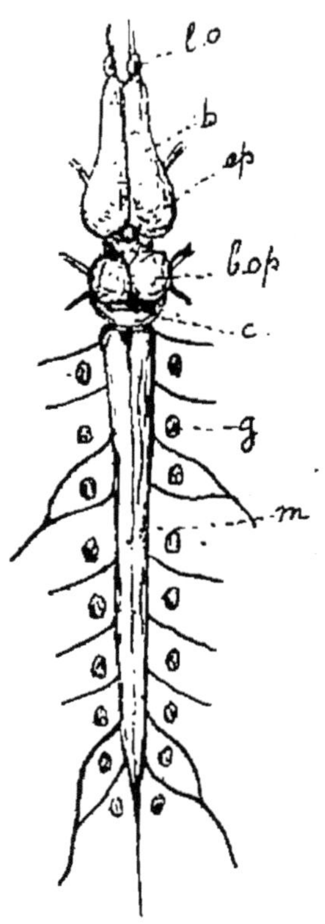

Fig. 184. — Système nerveux central de la Grenouille. — *l. o*, lobes olfactifs; *h*, hémisphères cérébraux; *ép*, épiphyse; *l. op*, lobes optiques; *c*, cervelet; *m*, moelle épinière; *g*, ganglions sympathiques.

l'*urostyle*, ou dernière vertèbre du corps, par le *filum terminale*, après avoir fourni un *plexus brachial*, un *plexus lombaire* et des nerfs intercostaux.

Il existe un système sympathique bien développé dont les filets présentent, à leur origine, des ganglions recou-

verts d'une petite masse calcaire et disposés symétriquement à droite et à gauche de la colonne vertébrale.

Organes des sens. — C'est l'organe de l'ouïe qui présente
les particularités les plus importantes. Il n'y a pas
d'*oreille externe.* Les quatre osselets se réduisent à une
seule tige osseuse, la *columelle,* et le limaçon présente
une simple digitation, la *lagena.*

Organes génitaux. — Ils sont très différents dans les
deux sexes.

Le testicule est une masse arrondie qui a des relations
étroites avec le rein ou *corps de Wolf* dont le canal
excréteur (canal de Wolf) sert également à l'évacuation
des produits génitaux.

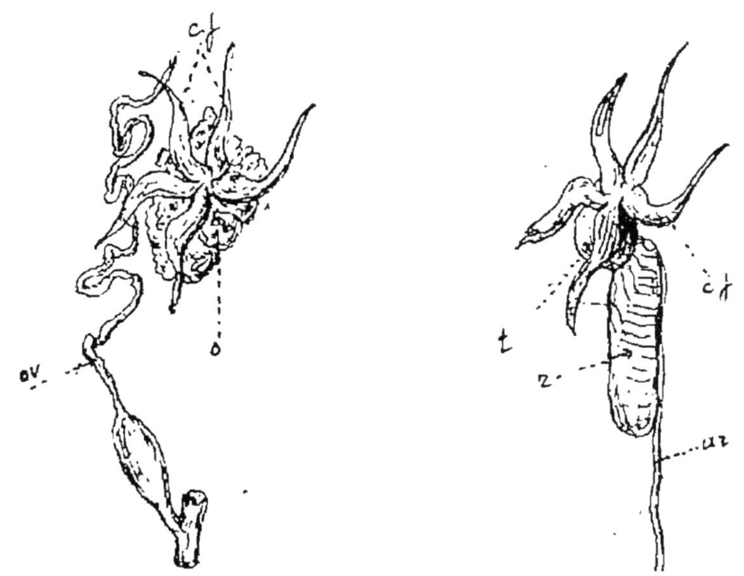

Fig. 185. — Appareil génital femelle. — *o*, ovaire; *c.j*, corps
jaune; *ov*, oviducte.
Fig. 186. — Appareil génital mâle. — *t*, testicule; *c. j*, corps
jaune; *r*, rein; *ur*, uretère.

Chez la Grenouille Rousse (*Rana Fusca*) il y a en plus
un renflement sur chaque canal, qui constitue une vésicule séminale.

Chez la femelle, l'ovaire peut présenter les dimensions les plus faibles, comme aussi envahir toute la cavité thoraco-abdominale au moment de la ponte. Les œufs tombent dans la cavité générale où ils sont repris par deux pavillons placés très en avant, de chaque côté de l'œsophage. Aux pavillons font suite deux canaux extrémement longs et tortueux qui remplissent en partie l'abdomen, puis se dilatent avant de s'ouvrir dans le cloaque.

Les œufs, d'abord nus, se recouvrent en parcourant l'oviducte d'une couche de substance mucilagineuse qui gonfle et devient transparente au contact de l'eau.

Les ovaires, comme les testicules, sont surmontés de sortes de lanières jaunâtres formées entièrement de cellules adipeuses et que l'on considère généralement comme étant des organes de réserve.

Particularités à signaler. — Les vertèbres ne présentent jamais de côtes, mais des apophyses transverses costiformes.

Il y a deux paires de cœurs lymphatiques, la première placée sous les omoplates, la deuxième de chaque côté de l'urostyle à la naissance des cuisses.

On peut étudier la circulation capillaire dans la membrane interdigitale des pattes.

Parasites. — Dans le gros intestin, on trouve des Infusoires (*Opalina*, *Nyctotherus*) ; dans la vessie, des Trématodes (*Polystomum*) ; dans le poumon des *Distomes*. Enfin quelques Nématodes (*Ascaris*) se rencontrent à la fois dans le poumon, le sang, l'intestin, etc.

EMBRANCHEMENT DES VERTÉBRÉS

Classe des Poissons.

Type : la Perche (*Perca fluviatilis*). — Ordre des Osseux.

La Perche est un poisson facile à se procurer à l'état frais.

Extérieur. — Cet animal est recouvert tout entier par un grand nombre de petites écailles *cténoïdes*, c'est-à-dire dont un côté seulement est dentelé ou hérissé d'épines, les écailles se recouvrent à la façon des tuiles d'un toit.

Sur la partie dorsale se trouve une nageoire (nageoire dorsale) formée par le dédoublement d'une nageoire primitivement unique.

La queue est formée d'une nageoire *homocerque*, c'est-à-dire dont les deux parties sont semblables.

De chaque côté de l'ouverture des *ouïes* on trouve une nageoire pectorale, plus en dessous, en arrière et presque

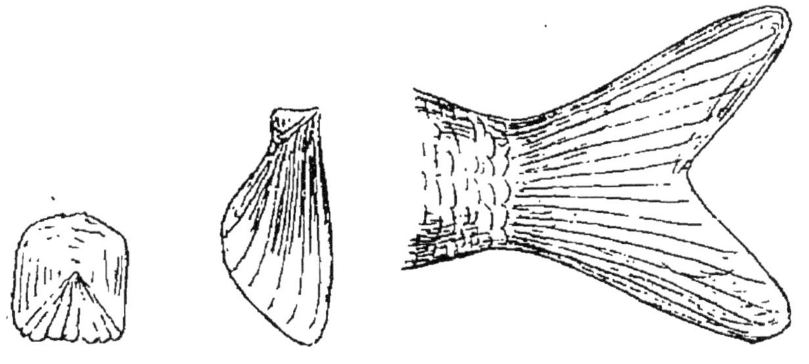

Fig. 187. — Ecaille cténoïde de la *Perche.*
Fig. 188. — Nageoire pectorale.
Fig. 189. — Nageoire caudale *homocerque.*

sur la ligne médiane ventrale, une nageoire *ventrale.* Enfin, en arrière de l'anus une nageoire *anale.*

Sur le milieu des faces latérales, se trouve une ligne ponctuée qui s'étend de la tête à la queue, c'est la *ligne latérale.* Elle contient de petits organites nerveux et semble présider à une sensation d'équilibre dans le milieu aqueux.

Orifices. — A la partie antérieure de la tête et dorsalement se trouvent deux orifices des narines. Tout à fait en avant et un peu ventralement la bouche.

En arrière des yeux, on trouve un volet mobile de chaque côté, qui recouvre les branchies, c'est l'opercule, qui laisse libre une ouverture (ouverture des ouïes).

Un peu en avant de la nageoire anale on trouve une fente, la *papille*, qui examinée plus attentivement pré-

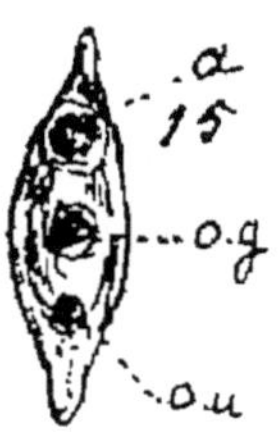

Fig. 190. — Papille avec ses trois orifices. —*a*, anus; *o.g*, orifice génital; *o. u*, orifice urinaire.

sente trois orifices : en avant l'*anus*, au milieu l'*orifice génital* mâle ou femelle, et en arrière le *pore urinaire*.

Préparation. — L'animal que l'on se propose de disséquer doit être, autant que possible, vivant. On le couche dans la cuvette sur l'un des côtés pour l'examen des viscères. A l'aide d'un ciseau, on coupe avec précaution la paroi latérale, depuis l'opercule en remontant vers la colonne vertébrale et redescendant en arrière (un centimètre et demi environ) de l'anus. En allant avec précaution, on fait disparaître la paroi musculaire d'un côté, et cette sorte de volet enlevé, on aperçoit l'intérieur de la cavité abdominale.

Appareil digestif. — La bouche est très largement fendue. En l'ouvrant fortement, on aperçoit dans l'intérieur quatre paires d'arcs branchiaux osseux. Une langue courte occupe le plancher.

Plusieurs os (vomer, palatin, etc.) portent des dents fines. Le pharynx, large, débouche dans un court œso-

phage, qui se renfle en un long estomac. A la partie antérieure de la poche stomacale part un tube gros et renflé
qui en forme la portion ascendante à l'extrémité de
laquelle débouchent trois cæcums ou *appendices dylo-
riques.* L'intestin, après s'être deux fois contourné en
anses, se renfle en une ampoule rectale, avant de s'ouvrir à l'anus.

Glandes annexes. — Le foie, volumineux, recouvre en
partie le tube digestif, un de ses lobes descend souvent
jusqu'au voisinage de l'anus. Le canal cholédoque
s'ouvre tout à fait au commencement du duodénum.

Il n'y a ni glandes salivaires, ni pancréas.

Appareil circulatoire. — Le cœur est situé sur la face
ventrale, en arrière des branchies. D'arrière en avant, il
est formé par un *sinus veineux* où se rassemble le sang

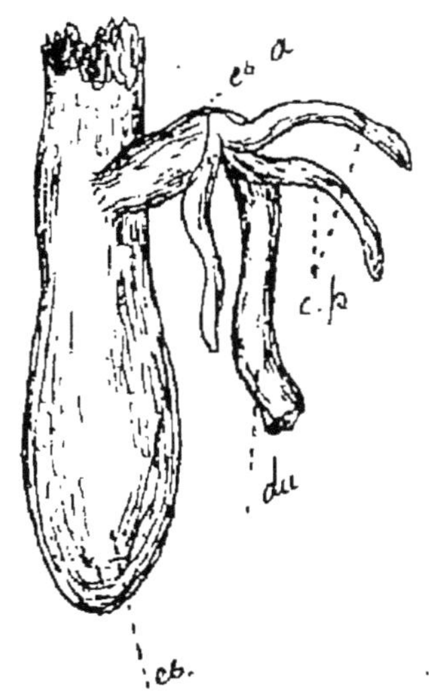

Fig. 191. — Portion antérieure du tube digestif.— *es,* estomac;
es. a, portion ascendante du même organe; *c. p,* cæcum
pylorique, *du,* duodénum.

qui a circulé dans le corps, d'une *oreillette,* d'un *ventricule* et d'un *bulbe artériel,* d'où partent deux vaisseaux

se rendant aux branchies (*artères branchiales*). De ces organes partent des *veines branchiales* qui se réunissent sur la ligne médiane dorsale pour donner naissance à l'*aorte dorsale*, qui distribue le sang artériel dans tout le corps.

Etant donnée cette disposition, on comprend qu'en poussant l'injection par le cœur, en avant, on remplit les artères branchiales, en arrière, les veines qui se rendent dans le sinus veineux.

En général, l'injection artérielle se fait par l'aorte dorsale. En coupant la queue, on voit la section de l'artère dans l'arc rénal de la vertèbre, on la met un peu à nu par la direction et l'on pousse l'injection par là.

Il existe une *veine porte-hépatique* et une veine *porte-rénale*.

Appareil respiratoire. — Sur chacune des quatre paires d'arcs branchiaux, sont disposés des lames appliquées les unes sur les autres, et constamment baignées par l'eau qui entre par la bouche et sort par les ouies.

Dans chaque lame branchiale, arrivent une veinule et une artériole, et c'est par osmose que se fait l'hématose.

Appareil excréteur. — Ce sont les *corps de Wolf* qui constituent chez les Poissons les reins *définitifs*. Ils sont allongés. Séparés sur leur partie antérieure, ils se soudent en arrière et les deux uretères d'abord séparés se réunissent également en un seul canal débouchant dans une vessie urinaire à parois minces, qui s'ouvre en arrière de l'anus.

Système nerveux. — La dissection du système nerveux se fait par la face dorsale, elle est assez délicate chez les poissons osseux, bien plus facile chez les Poissons cartilagineux à cause de la facilité avec laquelle on se débarrasse de la boite cranienne.

L'encéphale se compose de *deux lobes olfactifs* placés

tout à fait en avant et d'où partent deux nerfs olfactifs se terminant par un bulbe assez développé au niveau des fosses nasales. En arrière, deux petits hémisphères cérébraux, légèrement striés transversalement. En arrière et sur la ligne médiane se trouve l'épiphyse, et enfin deux masses latérales, deux fois volumineuses comme les hémisphères et qui forment les lobes optiques ou

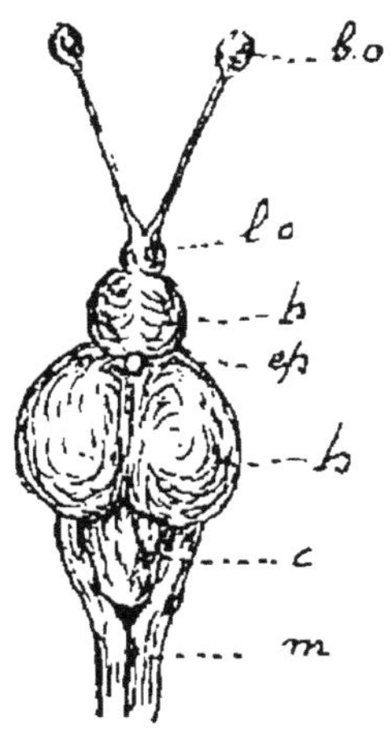

Fig. 192. — Système nerveux de la Perche. — *l. o*, lobes olfactifs; *h*, hémisphères cérébraux; *ép*, épiphyse; *l. op.* lobes optiques; *c*, cervelet; *m*, moelle épinière; *g*, ganglions sympathiques.

tubercules bijumeaux. Le cervelet est réduit à une simple lame transversale.

A la face inférieure, on trouve un chiasma des nerfs optiques et un hypophyse volumineux.

La XIIe paire de nerfs craniens manque, les nerfs spinaux commencent après la XIe paire.

Organes des sens. — Ne présentent de particulier que ce que nous en avons dit au chapitre spécial qui en traite.

Organes génitaux. — Les glandes génitales, qu'elles

soient mâles ou femelles, sont, en général, absolument semblables chez les Poissons.

Chez la Perche, il n'y a qu'un seul ovaire bien déve-

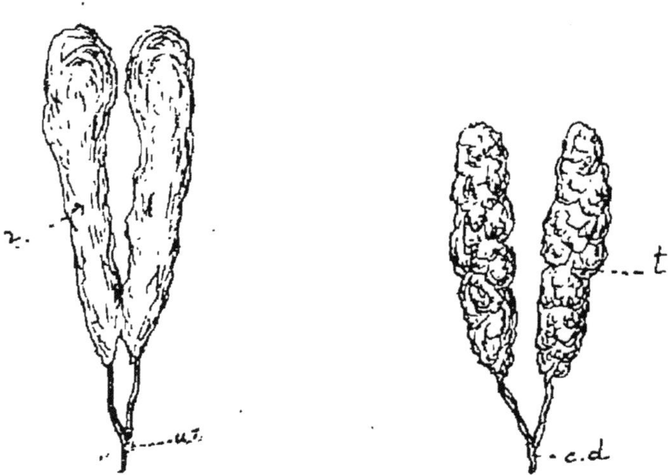

Fig. 193. — Appareil urinaire. — *r*, reins; *ur*, uretères.
Fig. 194. — Appareil génital mâle. —*t*, testicules; *c. d*, canal déférent unique.

loppé; à un court oviducte fait suite un vagin qui s'ouvre entre l'anus et le porte urinaire.

Chez le mâle, les deux canaux déférents se réunissent bientôt en un seul pour s'ouvrir au dehors.

Vessie natatoire. — Tout à fait contre la colonne vertébrale et en arrière de l'estomac, on trouve une poche d'aspect nacré et brillant, remplie de gaz, c'est la vessie natatoire.

Elle est rattachée aux parois du corps par des tractus fins et peu nombreux, mais elle en est indépendante au point de vue fonctionnel.

Ici elle est simple, souvent elle est pincée en son milieu et forme une sorte de bissac.

On aperçoit par transparence des points de couleur rouge, dont la fonction est assez peu connue.

Son rôle est purement hydrostatique.

EMBRANCHEMENT DES ARTICULÉS OU ARTHROPODES

Classe des Crustacés

1er Type : l'Ecrevisse : *Astacus fluviatilis.* — Ordre des Décapodes.

L'Ecrevisse est un Crustacé très commun, vivant dans l'eau douce, courante et bien aérée.

Extérieur. — Aspect gris verdâtre sale, avec quelques parties du tégument colorées en rouge.

Le mâle se distingue facilement de la femelle. (Voir organes génitaux.)

La partie antérieure et dorsale de l'animal présente un grand céphalothorax, ne portant pas trace de segmentation et recouvrant latéralement les branchies. L'abdomen est nettement annelé et se termine par une

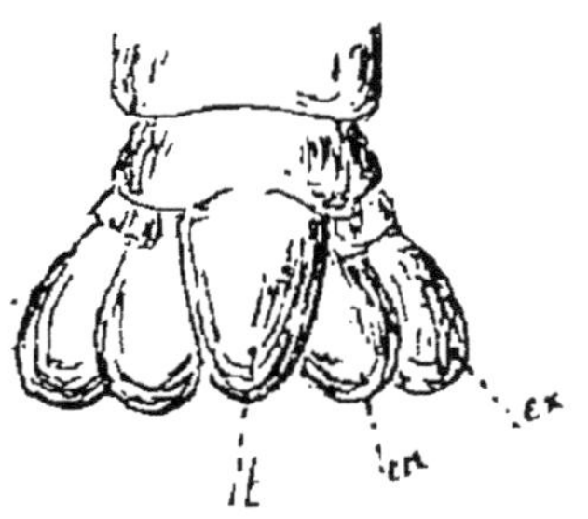

Fig. 195. — Partie terminale de l'abdomen de l'Ecrevisse : *t*, telson, *ex* et *en*, exopodite et endopodite, formant avec le telson, la queue.

pièce impaire (*telson*), formant avec deux paires d'appendices latéraux voisins, une forte nageoire caudale.

Orifices. — Tous à la face ventrale : — 1° la *bouche*, fente longitudinale entourée de pièces masticatrices ; — 2° *orifices de glandes vertes* à la base des antennes ; — 3° orifices génitaux mâles à la base de la 5e paire d'appendices thoraciques ; orifices génitaux femelles à la base de la 3e paire d'appendices thoraciques.

12

4° *Anus.* — Fente longitudinale au milieu du telson.

Appendices. — Un anneau étant toujours caractérisé par la présence d'une paire d'appendices, le nombre de paires d'appendices déterminera le nombre de segments du corps. Nous avons donc :

Une paire de pédoncules oculaires,
Une — d'antennules,
Une — d'antennes,
Une — de mandibules,
Deux — de mâchoires,
Trois — de pieds mâchoires ou maxillipèdes,
Une — de pattes ravisseuses ou pinces,
Quatre — de pattes ambulatoires,
Cinq — d'appendices abdominaux,
Une — portant les nageoires caudales,
Telson ? — sans appendices.

Il y a donc 9 paires d'appendices céphaliques, 5 paires

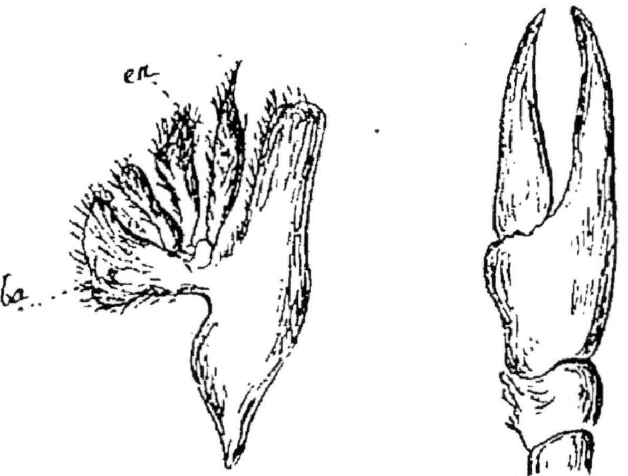

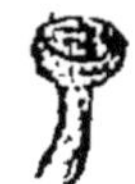

Fig. 196. — Pédoncule oculaire avec l'œil à son extrémité.
Fig. 197. — 2° mâchoire de l'Ecrevisse : *ba*, basipodite, *en*, endopodite.
Fig. 198. — Pièce terminant la patte ravisseur de l'Ecrevisse.

d'appendices thoraciques, 6 paires d'appendices abdominaux, soit en tout 20 paires d'appendices correspondant à 20 segments du corps ou 21 si l'on compte le telson pour un segment véritable.

Chacun de ces appendices est composé suivant le plan général de ces formations chez les Arthropodes avec des modifications plus ou moins grandes.

La troisième maxillipède représente un appendice typique avec endo, exo et épipodite bien caractérisés. Dans les pinces, c'est la propodite qui poussant un prolongement opposable au dactylopodite forme la pince ravisseuse.

Chambre branchiale. — Passer la pointe fine d'un ciseau fort sous la partie latérale du céphalo-thorax et mettre ainsi à nu les branchies qui se divisent en : podobranchies — insérées sur la base des membres. Arthrobranchies (externe ou interne) insérées sur la membrane articulaire ; pleurobranchies fixées sur le flanc du thorax (une seule paire sur 4e paire d'appendices).

La *lame* attachée au premier maxillipède et le *fouet* ou scaphognatite attaché à la dernière paire de mâchoires ne sont que des branchies modifiées.

Tube digestif (préparation). — Fixer l'animal sur la face ventrale au moyen d'épingles placées sur les pinces ravisseuses et sur l'endo et l'exopodite du 6e anneau abdominal formant avec le telson la nageoire caudale. Commencer la dissection par la partie postérieure. Avec des ciseaux forts inciser les anneaux abdominaux de la carapace de chaque côté, en faire autant de la carapace céphalothoracique jusqu'au niveau des yeux. Enlever la partie dorsale ainsi incisée avec précaution, et le tube digestif est mis en grande partie à nu. Pour voir l'œsophage, échancrer avec les ciseaux la carapace céphalique assez fortement au niveau de l'estomac. On voit alors : l'œsophage court et rectiligne débouchant à angle droit dans l'estomac, masse ovalaire sur laquelle on aperçoit quelques formations chitineuses. La partie postérieure se rétrécit puis s'élargit un peu avant d'arriver à l'intestin qui devient tout droit et se rétrécit un peu au rectum. Sur les côtés de l'estomac on trouve une masse glandulaire de couleur jaune sale, c'est le foie formé de trois lobes, antérieur, moyen et postérieur. Il déverse ses produits dans la portion postérieure (pylorique) de l'estomac par une seule paire de conduits excréteurs.

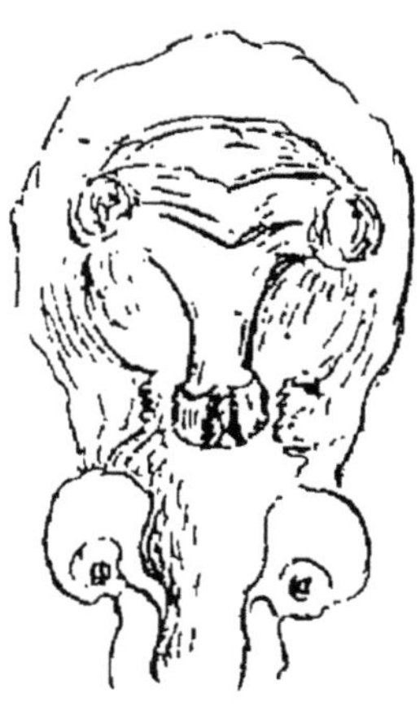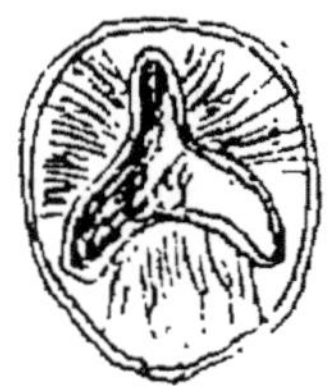

Fig. 199.—Estomac de l'Ecrevisse ouvert ventralement et montant la pièce impaire chitineuse dorsale et les deux pièces masticatrices latérales.
Fig. 200. — Coupe montrant la forme de la communication entre les deux chambres, cardiaque et pylorique, de l'estomac.

Armature stomacale.—L'estomac présente dans son intérieur une série de pièces chitineuses destinées à broyer les aliments. Les principales sont deux dents latérales et une forte dent médiane et dorsale contre laquelle les deux premières viennent moudre. Pour bien les voir, il faut enlever l'estomac en coupant l'œsophage et l'intestin à son origine.

On fixe l'estomac ainsi détaché sur le liège de la cuvette et, en l'ouvrant par une incision circulaire, on a alors sous les yeux l'aspect dessiné ci-contre. Les deux portions, cardiaque et pylorique de l'estomac sont parfaitement nettes et l'on peut voir dans cette dernière les ouvertures des canaux hépatiques.

Une petite valvule pylorique sépare le pylore de l'intestin.

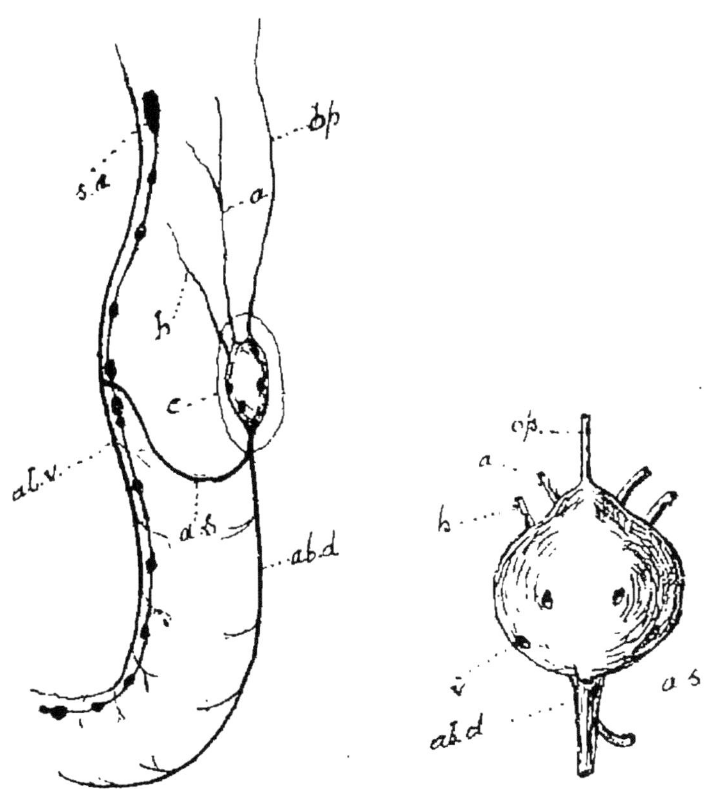

Fig. 201. — Appareil circulatoire artériel de l'Ecrevisse vu de profil : c, le cœur d'où partent : op, l'artère ophtalmique ; a, l'artère antennaire ; h, l'artère hépatique ; ab. d, l'artère abdominale dorsale ; a. s, l'artère sternale qui va se jeter dans ab. v, l'artère abdominale ventrale. La chaîne nerveuse est représentée avec ses rapports s. œ, ganglion sous-œsophagien.
Fig. 202. — Cœur dépouillé de son péricarde et montrant ses valvules, v, et les artères qui en partent.

Les *gastrolithes* ou pierres de l'estomac n'existent pas toujours dans cet organe.

Appareil circulatoire. — L'organe central, le cœur est exactement situé sous la carapace céphalo-thoracique, dans le petit quadrilatère formé par des sillons postérieurs de cette carapace. Pour le mettre à nu, il faut inciser à droite et à gauche de ce quadrilatère et enlever la carapace sur une longueur de un centimètre environ. On crève le plus souvent le péricarde.

L'injection pratiquée à froid ou mieux encore à chaud montre, si elle est réussie parfaitement, le système artériel dans son ensemble.

Du cœur partent en avant :

1° une artère ophthalmique médiane et impaire, très fine qui se divise au niveau des pédoncules oculaires ;

2° Une paire d'artères antennaires plus en dehors ;

3ª Une paire d'artères hépatiques un peu plus en dehors et plus profondément.

En arrière : 1° Une artère abdominale dorsale qui envoie des rameaux dans chaque anneau de l'abdomen ;

2° une artère sternale qui plonge dans les tissus en passant soit à gauche soit à droite de l'intestin pour aller rejoindre l'artère ventrale entre le 3ᵉ et le 4ᵉ ganglions thoraciques.

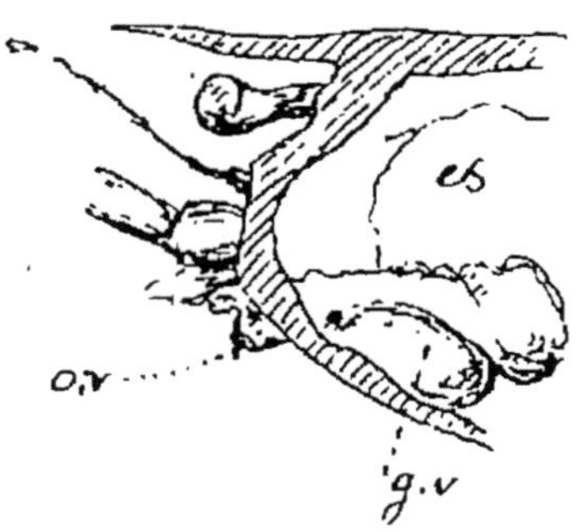

Fig. 203. — Coupe de la partie antérieure de l'Ecrevisse : *g. v*, glande verte ou rein ; *o. v*, orifice externe de cette glande ; *es*, estomac.

Le sang est envoyé du cœur dans les membres d'où

il retombe dans les lacunes sanguines allant se jeter dans le sinus abdominal. De là il est apporté aux branchies d'où il revient au péricarde par les canaux branchiocardiaques. Du péricarde il passe dans le cœur par le jeu de valvules qui permettent au sang de passer du péricarde dans le cœur mais non de refluer du cœur dans le péricarde.

Appareil respiratoire. — Il est constitué par les branchies dont nous avons déjà parlé.

Appareil excréteur. — Il est formé par deux glandes situées au-dessous de la portion latérale de l'estomac et que leur couleur a fait appeler les *glandes vertes*. Elles débouchent à la base des antennes.

Système nerveux. — La dissection du système nerveux doit être commencée par la portion abdominale. Après s'être débarrassé de la carapace et avoir vu le tube digestif, on l'enlève ainsi que la couche musculaire qui se trouve au-dessous. En fendant cette masse sur la ligne médiane, on met à découvert, le système nerveux appliqué tout au fond, au-dessus de la paroi ventrale. On suit la chaine en enlevant les muscles au fur et à mesure.

Quand on arrive à la portion thoracique, la difficulté augmente, car la chaine nerveuse se trouve cachée sous les apodèmes des anneaux thoraciques.

Il faut les inciser à droite et à gauche de la ligne médiane, enlever les débris, et l'on arrive ainsi aux ganglions sous-œsophagiens. On voit les connectifs œsophagiens se rendant au cerveau situé tout à fait en avant, exactement entre les deux pédoncules oculaires.

En résumé, le système nerveux se compose :

1° D'une paire de g. cérébroïdes ou sus-œsophagiens ou cerveau, distribuant les nerfs aux organes des sens et représentant 3 paires ganglionnaires.

2° D'une paire de g. sous-œsophagiens donnant des

nerfs aux pièces de la bouche et représentant 6 paires ganglionnaires soudées.

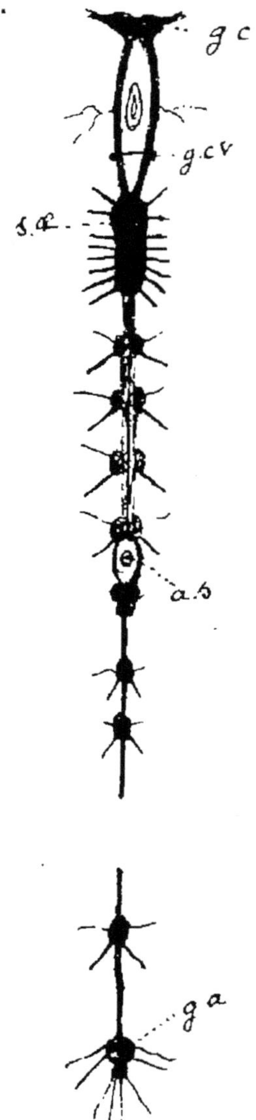

Fig. 204. — Système nerveux de l'Écrevisse : *g. c*, cerveau formé de deux ganglions ; *g. cv*, ganglions connectivaux ; *œs*, ganglion sous-œsophagien ; *a. s*, artère sternale ; *g. a*, ganglion anal.

3° 4 paires de g. thoraciques dont le dernier est double et qui donnent des nerfs aux pattes.

Enfin, 4° 6 paires de g. abdominaux, la dernière étant double.

En tout 21 paires ganglionnaires qui indiqueraient que le nombre des anneaux du corps est de 21.

Sur les connectifs œsophagiens on trouve deux g. connectivaux, origines d'une partie du stomato-gastrique et plus bas une commissure connectivale.

L'artère sternale passe entre le 3e et le 4e gangl. thoraciques.

Organes des sens. — Ce sonts 1° une paire d'yeux composés à facettes ; 2° une paire de sacs auditifs à la base des antennules.

Organes génitaux. — Les sexes sont séparés.

Mâles. — Une paire de testicules de couleur blanchâtre, un peu au-dessous et en arrière du cœur.

Les canaux déférents d'abord très entortillés vont s'ouvrir à la base de la 5e paire de membres thoraciques.

Les deux premières paires d'appendices abdominaux sont transformées en un appareil excitateur assez compliqué.

Femelles. — Une paire d'ovaires avec un lobe médian impair, très visibles quand elles sont gonflées d'œufs bruns. Les oviductes qui en partent latéralement vont déboucher à la base de la 3e paire d'appendices thoraciques.

Pas d'appareil excitateur comme chez le mâle. La dissection des organes génitaux est très simple et doit se faire en même temps que celle du tube digestif ou du système nerveux.

Les canaux déférents des testicules sont remarquables par leur belle couleur blanche.

2e type, le Crabe (*Carcinus Mœnas*),

L'Anatomie du Crabe est tellement semblable à celle

de l'Écrevisse que nous ne ferons qu'en indiquer ici les différences essentielles.

Au point de vue de l'extérieur, le Crabe est caractérisé par une réduction considérable de l'abdomen qui se re-

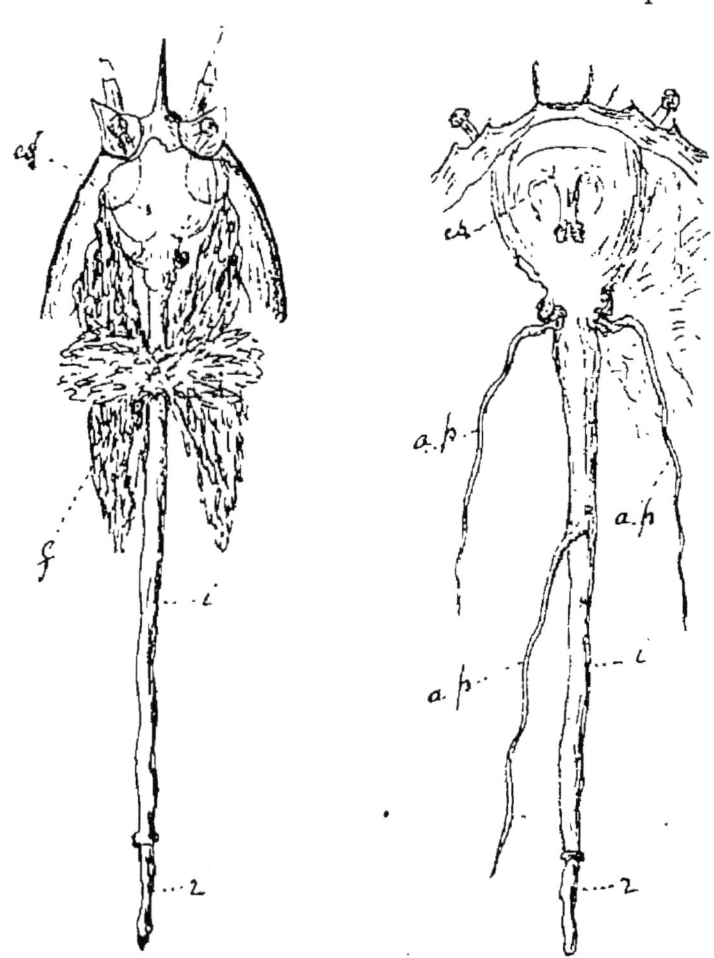

Fig. 205. — Appareil digestif de l'Ecrevisse : *es*, estomac avec ses deux portions cardiaque et pylorique ; *f*, foie ; *i*, intestin ; *r*, rectum. On voit par transparence les glandes vertes.

Fig. 206. — Appareil digestif du Crabe (mêmes lettres) : *a. p*, appendices ou cæcums.

plie sous le céphalotorax de façon à disparaître complè-tement à l'état normal.

Il importe donc, pour la dissection, d'étaler l'abdomen et de le fixer avec une épingle.

Le céphalotorax est beaucoup plus ramassé et plus large, les antennes sont courtes.

L'*appareil circulatoire* est disposé exactement comme chez l'Ecrevisse, l'*artère sternale* passe au centre de la masse nerveuse abdominale unique.

Les *branchies* ne sont pas filamenteuses, mais formées de lamelles juxtaposées, et leur forme rappelle assez celle d'une pyramide triangulaire à pointe libre.

Dans le *tube digestif* on trouve en arrière de l'estomac et situés symétriquement deux cæcums pyloriques très enroulés. Dans le milieu de l'intestin, un léger renflement où vient s'ouvrir un troisième cæcum (cæcum rectal). Le foie est très volumineux et de couleur jaune clair.

Le système nerveux est très condensé dans sa partie thoraco-abdominale et se réduit à un fort ganglion percé en son centre d'un orifice par où passe l'artère sternale.

Enfin les *organes génitaux* sont très semblables à ceux de l'Ecrevisse. On les voit dés que l'on a enlevé le céphalotorax, et ils cachent le cœur et une grande partie du foie.

Les orifices mâles sont à la même place que chez l'Ecrevisse, c'est-à-dire à la base de la 5ᵉ paire de pattes ambulatoires, tandis que les femelles sont situés en face de la troisième paire de pattes, non pas sur la patte, mais plus ventralement, sous la carapace vers la ligne médiane.

Pour la dissection, elle se fait absolument comme pour l'Ecrevisse.

EMBRANCHEMENT DES ARTHROPODES.

Classe des Insectes.

Type : l'Hydrophile (*Hydrophilus Piceus*),

Ordre des Coléoptères.

L'Hydrophile est un insecte assez gros, coloré en brun marron et très facile à trouver dans les mares et les étangs pendant l'été.

Extérieur. — Corps nettement divisé en trois parties : la tête, le thorax et l'abdomen.

La tête porte une paire d'antennes. Les pièces de la

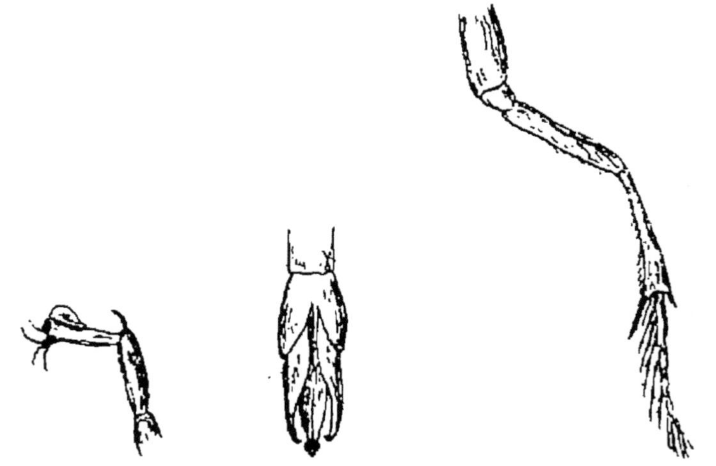

Fig. 207. —Extrémité de la patte antérieure chez l'Hydrophile mâle.

Fig. 208. — Pénis de l'Hydrophile.

Fig. 209. — Patte postérieure de l'Hydrophile.

bouche sont : 1° une lèvre supérieure ou labre ; 2° une paire de mandibules ; 3° une paire de mâchoires ; 4° une lèvre inférieure ou labium.

Le thorax porte trois paires de pattes locomotrices, plus deux paires d'ailes, dont l'une purement protectrice,

et la seconde, membraneuse, sert au vol. Les ailes pro-
tectrices sont les *élytres;* les secondes peuvent se replier·
sur elles-mêmes et, par conséquent, être complétement
recouvertes par les élytres.

L'abdomen est nettement segmenté et chaque segment

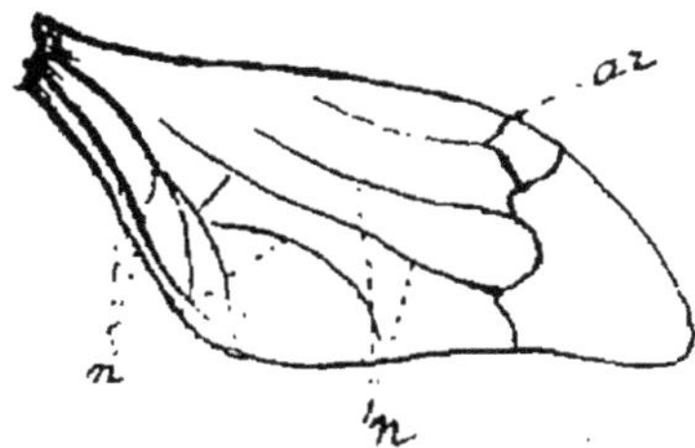

Fig. 210.— Aile membraneuse de l'Hydrophile avec ses nervures
n, et son articulation *ar*.

porte sur la face latero-dorsale une paire d'orifices respiratoires ou stigmates. Il est dépourvu d'appendices.

Orifices. — Les orifices sont : la bouche située à la face
ventrale de la tête sous la forme d'une fente longitudinale bordée par les pièces masticatrices.

L'anus s'ouvre à la face ventrale du corps au dernier
anneau de l'abdomen. L'orifice génital s'ouvre en avant
mais du côté de l'anus.

Enfin, sur le côté du corps et dorsalement, sous les
ailes on trouve le stigmate.

Appareil digestif. — Pour disséquer le tube digestif, il
faut placer l'animal sur la face ventrale, le fixer dans la
cuvette avec des épingles fines placées sur les pattes et
inciser la partie latérale de l'abdomen après avoir enlevé
les ailes ou les avoir écartées et fixées par des épingles.

On se trouve tout d'abord en présence d'une grande
quantité de petites vésicules aériennes qui ne sont autre
chose que les prolongements variqueux des trachées. Il
faut les enlever avec soin et l'on rencontre alors au-dessous
une masse très contournée qu'il faut déplier avec de

grandes précautions, c'est l'intestin. On continue la dissection dans le thorax pour découvrir l'œsophage.

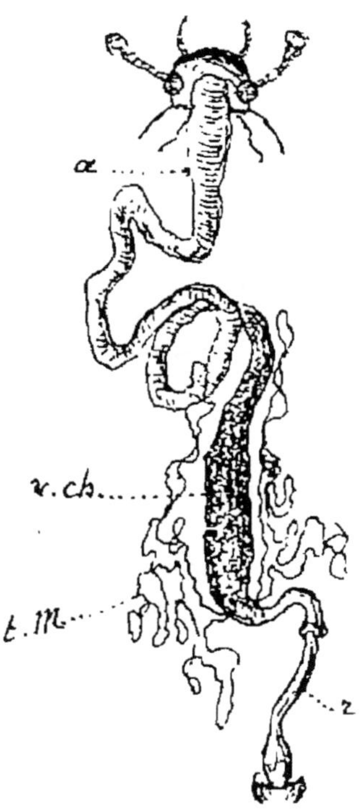

Fig. 211. — Appareil digestif de l'Hydrophile : *œs*, œsophage; *v. ch*, ventricule chylifique; *t. m*, tubes de Malpighi ou organes urinaires; *r*, rectum.

Une fois déplié, on voit que l'intestin se compose d'un long œsophage qui s'élargit d'une façon lente pour former un renflement un peu mamelonné : c'est le *ventricule chylifique*, hérissé de papilles arrondies, à la limite postérieure duquel débouchent deux longs tubes hyalins très contournés, ce sont les tubes de Malpighi qui remplissent les fonctions de reins, chez les insectes. Au-dessous commence l'intestin proprement dit, qui, après s'être renflé très légèrement en un point de son trajet, va se terminer à l'anus.

Appareil circulatoire. — La partie centrale de la circulation consiste en un long cœur dorsal, divisé en chambres, sortes de ventricules percés d'orifices latéraux par où le sang peut passer de l'extérieur à l'intérieur. Des muscles, dits aliformes, mettent en mouvement ce long organe central. Grâce à un jeu de valvules, le sang ne peut qu'aller d'arrière en avant, et toujours dans le même sens.

Appareil respiratoire. — Les trachées, qui constituent l'appareil respiratoire des Insectes sont constituées par des tubes extrêmement ramifiés et anastomosés, et formant, à droite et à gauche de l'appareil digestif, deux

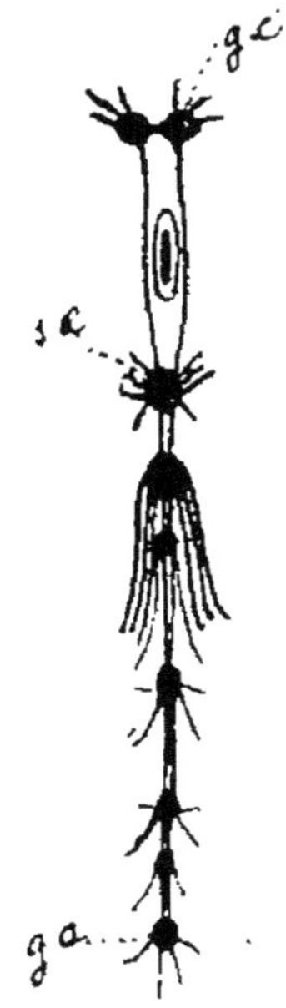

Fig. 212. — Système nerveux de l'Hydrophile : *g. c*, g. cérébroïde ; *sœ*, ganglion sous-œsophagien ; *g. a*, ganglion anal.

grosses vésicules aériennes. L'air peut facilement pénétrer dans l'intérieur de ces tubes grâce à un épaississement chitineux en spirale qui en tapisse la cavité.

L'air est donc ainsi porté directement aux organes. (Voir au microscope la structure des trachées.)

Système nerveux. — Le système nerveux est assez dissocié. Il se compose d'une paire de ganglions cérébroïdes constituant un cerveau d'où partent tous les nerfs se rendant aux organes des sens, et un collier qui, après avoir contourné l'œsophage, va se jeter dans une seconde masse ventrale, le ganglion sous-œsophagien. Le reste de la chaîne se compose de cinq ganglions qui envoient des nerfs aux pattes, aux ailes et aux autres organes internes.

Appareil génital. — Les sexes sont séparés, et le mâle

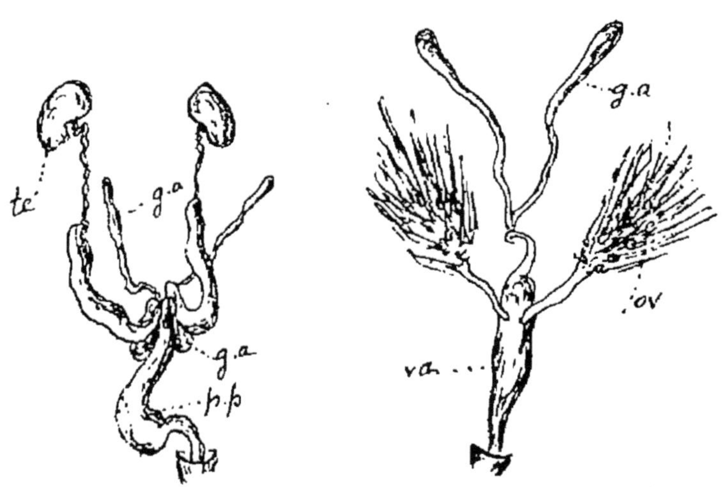

Fig. 213. — Appareil génital mâle de l'Hydrophile : *te*, testicules ; *g. a*, deux paires de glandes annexes ; *p. p*, poche péniale.

Fig. 214. — Appareil génital femelle : *ov*, ovaires en forme de cæcum ; *g. a*, glandes annexes ; *va*, vagin copulateur.

ne se distingue de la femelle que par la présence d'une partie aplatie et portant des griffes à l'article terminal des pattes antérieures ; de plus le pénis est très développé et formé de trois pièces, deux paires et une impaire, terminale.

Chez le mâle, il y a deux testicules distincts formés chacun d'un seul lobe et donnant naissance à un canal déférent qui s'élargit bientôt et va s'unir sur la ligne médiane en un point où viennent également déboucher deux paires de glandes annexes, les unes allongées, les autres au contraire, ne formant que deux petites masses de chaque côté du canal déférent commun.

Le canal éjaculateur unique est très large et se renfle à son extrémité terminale en une vaste poche qui reçoit le pénis, lorsque celui-ci est à l'état de rétraction.

Chez la femelle, on trouve deux *ovaires* formés par

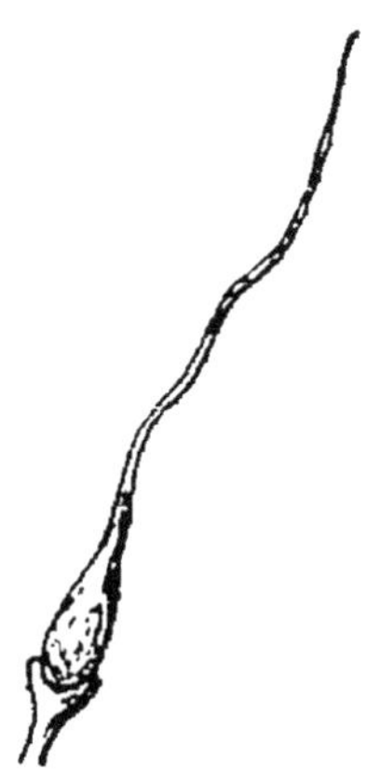

Fig. 215. — Un cæcum ovarien grossi.

deux faisceaux de tubes coniques plus ou moins volumineux suivant le degré de maturité des œufs. Les deux oviductes qui en partent se réunissent sur la ligne médiane en une sorte de long utérus, qui reçoit en outre les produits de deux glandes annexes, s'ouvrant à son extrémité distale.

EMBRANCHEMENT DES MOLLUSQUES

1er Type : la Moule (*Mytilus edulis*)

Ordre des Lamellibranches ou Acéphales.

Cet animal est très facile à se procurer et d'une dissection assez simple, au moins en ce qui regarde les principaux organes.

Il est bon quelquefois de les laisser macérer dans l'alcool fort (70°) avant de les donner à la dissection, car les tissus sont plus fermes et permettent mieux de se rendre compte de la structure anatomique.

La coquille est formée de deux valves. L'extrémité antérieure est presque pointue et renferme la bouche et les palpes labiaux, l'extrémité postérieure est arrondie. La charnière est antérieure et dorsale, elle ne porte pas de dents, mais un simple ligament.

Une cuticule jaunâtre recouvre la coquille (*periostracum*).

Il faut faire pénétrer avec précaution le manche du scalpel entre les valves de la coquille, le passer, entre celle-ci et le manteau que l'on détache ainsi avec précaution en coupant le muscle adducteur postérieur on refait la même opération de l'autre coté et l'animal se trouve ainsi complètement séparé de sa coquille.

On étudie d'abord la partie interne de la valve gauche par exemple et l'on y voit, la charnière l'impression musculaire inférieure qui se poursuit un peu du côté dorsal, car il insère là des ligaments destinés à renforcer l'occlusion ; enfin tout le tour excepté du côté de la charnière et à quelques millimètres du limbe, l'impression palléale.

Le manteau a les bords lisses en avant, frangés en arrière. Ils se réunissent sur une faible largeur et délimitent ainsi deux ouvertures fort inégales de dimensions ;

en avant l'orifice branchial très grand en arrière l'orifice anal très petit. Souvent la partie libre du pied sort entre les deux lobes palléaux.

Préparation. — On fixe l'animal sur la face dorsale en rabattant de chaque côté les deux lobes du manteau et les maintenant par des épingles.

Entre le manteau et la masse viscérale centrale on trouve les *branchies* formées de chaque côté par deux lames, non continues ; elles sont formées de filaments parallèles munis de cils vibratiles dont il est très facile de voir le mouvement sur des animaux frais et à l'aide du microscope.

Tout à fait à la partie antérieure, on trouve deux paires

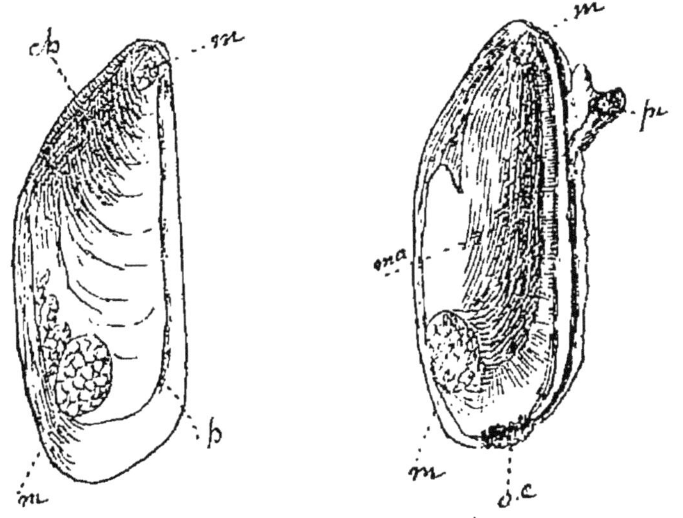

Fig. 216. —Valve gauche de la coquille de la Moule, montrant la face interne avec : *ch,* la charnière ; *m,* les impressions musculaires ; *p,* l'impression palléale.

Fig. 217.—Moule enlevée de ses valves et laissant voir le manteau, *ma;* les muscles, *m;* le pied, *pi,* passant entre les deux lobes du manteau et *o. e* l'orifice expirateur par où sort l'eau entraînant les résidus de la digestion.

de longs *palpes labiaux* au point de convergence desquels est placée la *bouche*. En arrière est placé un organe brun très saillant, c'est le pied, à la base duquel une toute petite proéminence présente une sorte de cupule, c'est l'*orifice* de la glande du *byssus*, qui sécrète de longs filaments, à l'aide desquels, l'animal se fixe. Enfin, plus en arrière encore, une autre partie saillante, en forme de bosse de polichinelle qui se continue jusqu'au niveau du muscle adducteur inférieur.

Derrière le muscle se trouve l'orifice *anal* sur la ligne médiane.

Enfin, à la partie antérieure, en avant du pied, on trouve deux masses musculaires divergentes, ce sont les *muscles rétracteurs antérieurs du pied*. Ils vont s'attacher dans la région antérieure des valves.

Orifices. — Nous avons vu où sont placés la bouche ét l'anus, on trouve encore de chaque côté de la bosse viscéral deux orifices, dont les deux externes au sommet d'une papille : ce sont les orifices des *organes génitaux*, et en face d'eux mais du côté interne *les orifices des organes de Bojanus.*

Tube digestif. — Cet appareil est assez difficile à suivre dans toute sa longueur.

Il faut enlever le pied et ses muscles rétracteurs et on arrive sur l'œsophage, de là dans un estomac spacieux où viennent s'ouvrir deux canaux hépatiques. Du côté postérieur on voit partir un canal large et qui se termine en cul-de-sac ; il renferme un axe hyalin, la *tige cristalline* que l'on pense être un organe de réserve. A côté de lui prend naissance l'intestin, qui revient jusqu'en avant de l'estomac, puis se replie du côté dorsal et arrive au cœur, il traverse le péricarde et le ventricule, passe derrière le muscle adducteur inférieur et se termine à l'*anus.*

Appareil circulatoire. — Le cœur est situé du côté dorsal, il est formé d'un ventricule (traversé par le rectum) et de deux oreillettes, enveloppés dans une péricarde.

Du ventricule partent deux troncs aortiques, l'un antérieur, l'autre postérieur qui se répandent dans tous les organes et suivent d'abord le côté dorsal de l'animal. Ils

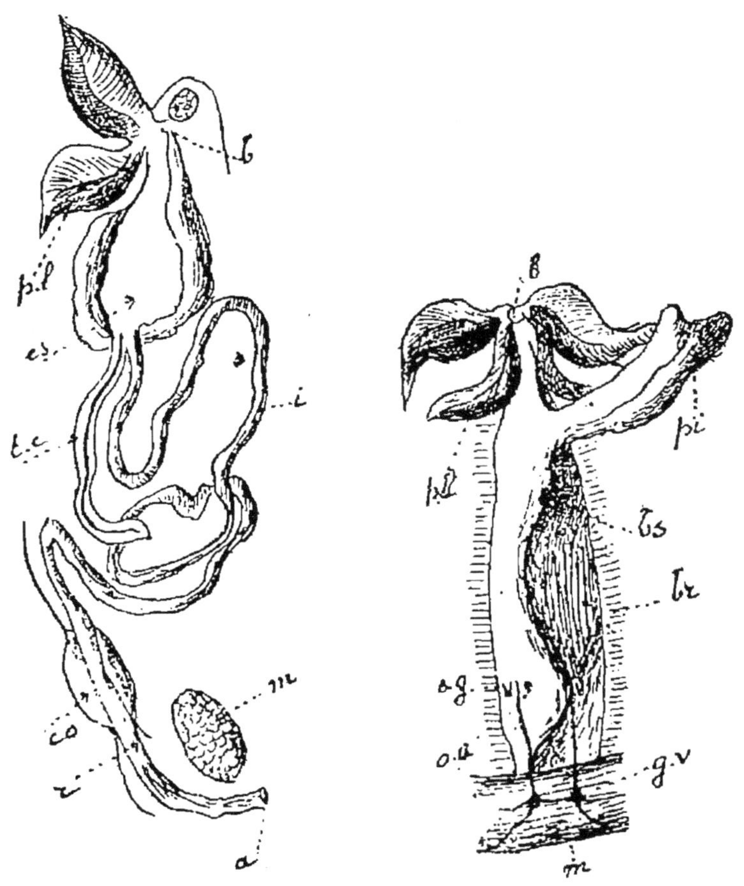

Fig. 218. — Appareil digestif de la Moule: *p. l,* palpes labiaux; *b,* bouche; *es,* estomac avec *t. c,* le cæcum contenant la tige cristalline; *i,* intestin; *r,* rectum traversant le cœur, *co;* *m,* muscle adducteur des valves; *a,* anus.

Fig. 219.— Comme dans les figures 216 et 217 : *bs,* byssus; *br,* branchies; *o. g,* orifice génital; *o. u,* orifice urinaire.

aboutissent dans un système de lacunes interorganiques. De là le sang est conduit aux organes respiratoires et ramené au cœur par des vaisseaux particuliers, appelés *vaisseaux branchio-cardiaques.*

Appareil respiratoire. — Il est formé par deux paires de branchies lamelleuses, ce qui a valu à l'ensemble du groupe le nom de *Lamellibranches.* Ici chacune est formée par un feuillet direct et un feuillet réfléchi, unis entre eux par de nombreux tractus; le tout recouvert de cellules ciliées.

Appareil excréteur. — Il est annexé à l'organe circulatoire, au cœur. Il est formé de deux sacs unis sur la ligne médiane, et communiquant chacun avec le péricarde. Chacun d'eux porte un canal excréteur, dont nous avons vu l'orifice. Il prend le nom *d'organe de Bojanus.*

Système nerveux. — Cet appareil est relativement

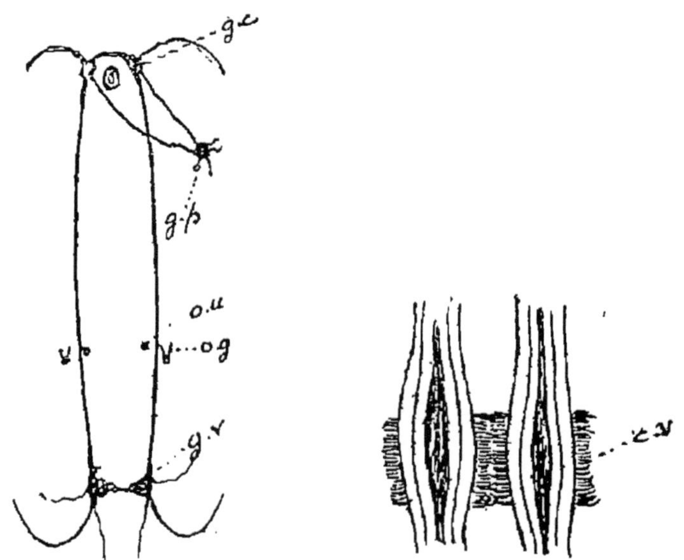

Fig. 220. — Système nerveux de la Moule : *g, c,* ganglions cérébroïdes; *g. p,* ganglions pédieux; *g. v,* ganglion viscéral.
Fig. 221. — Deux lamelles branchiales montrant leurs cils vibratiles, *c, v.*

facile à voir chez la moule. Il se compose de trois paires de ganglions unis entre eux deux à deux par des commissures et des connectifs : deux ganglions *cérébroïdes*, deux *pédieux* et *deux viscéraux*. Chaque ganglion cérébroïde est uni au ganglion pédieux correspondant, par un connectif *cérébro-pédieux*, et aussi au ganglion viscéral par un autre connectif *cérébro-viscéral*, ces deux connectifs sont soudés sur une toute petite partie de leur trajet à partir du ganglion cérébroïde.

Pour la dissection, il est bon d'opérer comme suit : l'animal ayant été placé sur le dos comme nous l'avons indiqué.

On verra *sans dissection*, sur la partie antérieure du muscle adducteur inférieur, deux petites masses orangées, reliées par une commisssure, ce sont les *ganglions viscéraux*; à partir d'eux on suit également *sans dissection* les connectifs *cérébro-viscéraux*, jusque vers la partie postérieure de la bosse de polichinelle, là ils plongent obliquement dans la masse viscérale, et c'est à cet endroit précis indiqué par M. de Lacaze-Duthiers que l'on trouve les deux orifices, *de Bojanus* du côté externe et *génital* du côté interne.

Il faut alors disséquer avec soin sous la loupe et l'on remonte ainsi facilement aux ganglions cérébroïdes.

On coupe le pied presque à sa base ainsi que ses muscles rétracteurs, et c'est exactement sous ces muscles et à leur point de convergence dans le pied que l'on trouve les ganglions pédieux, presque fusionnés en un seul. On voit *sans autre dissection* les connectifs *cérébro-pédieux*.

Organes génitaux. — Les sexes sont séparés : les glandes génitales sont très volumineuses, surtout les femelles, et présentent le même aspect. Souvent, elles se répandent jusque dans le manteau. Elles s'ouvrent, mâles comme femelles au sommet de la papille dont nous avons déjà parlé.

2ᵉ Type : l'Escargot (Helix Pomatia)

Ordre des Gastéropodes.

Cet animal appartient au groupe des *Gastéropodes Pulmonés*. Il a le corps mou, mais protégé par une coquille spiralée. Cette coquille fait quatre tours et demi de spire, qui se produisent autour d'un axe central, la *columelle*.

Pour pouvoir facilement disséquer l'Escargot, il faut le faire mourir parfaitement étalé, et pour cela, le moyen le plus simple et le plus sûr est de l'asphyxier par immersion dans l'eau, dépouillée d'air par ébullition préalable.

L'animal ainsi tué, est débarrassé de sa coquille, que l'on enlève morceau par morceau, à l'aide de pinces introduites entre le manteau et la coquille elle-même, le long du sillon des tours de spire. Seule la columelle présente quelque difficulté, attachée qu'elle est au *muscle columellaire* qui sert à l'animal à se rétracter dans sa carapace.

Extérieur. Téguments. — A la partie inférieure se trouve une grosse masse musculaire, sur laquelle l'animal se

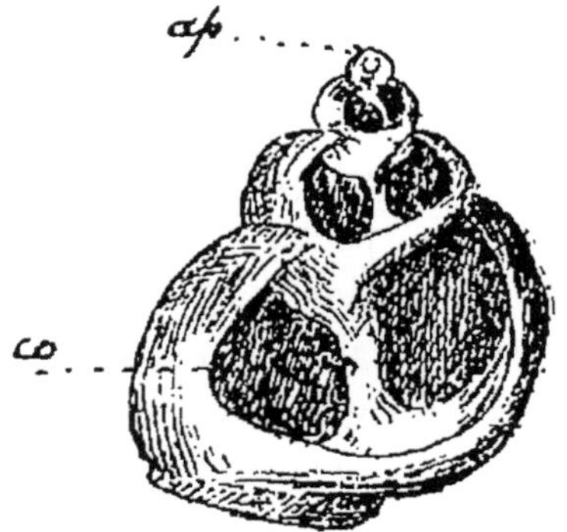

Fig. 222. — Coquille d'Escargot ouverte pour montrer : ap, l'apex ou sommet; co, la columelle.

déplace, c'est le pied. En avant de *petits tentacules*, puis une paire de grands qui portent les yeux (*tentacules ocu-*

laires). Le manteau qui recouvre l'animal tout entier, porte, du côté du bord libre de la coquille, un épaississement considérable, qui sécrète une mucosité très abondante : c'est le bourrelet. Il est percé à droite d'un orifice (*pneumostome*) : c'est l'orifice pulmonaire qui conduit dans une cavité palléale visible à travers la paroi du manteau et qui représente la cavité respiratoire ou *poumon*.

Par transparence, on peut distinguer quelques organes : le *cœur* à gauche, blanchâtre, le *rein* jaunâtre, et dans le tortillon le *foie* brun et enfin la *glande de l'albumine* blanche.

Orifices. — En avant et ventralement, la *bouche* sous la forme d'une fente quadrangulaire, limitée par des lèvres plus ou moins épaisses. A droite, à côté et en arrière des tentacules oculaires, l'*orifice génital hermaphrodite*. Enfin, à droite encore, sous le bourrelet, le

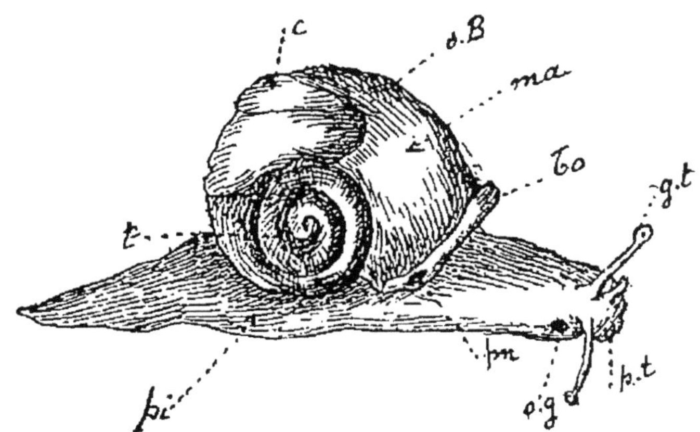

Fig. 223. — Extérieur de l'Escargot dépourvu de sa coquille : *pi*, le pied ; *g. t* et *p. t*, les grands et les petits tentacules ; *o. g*, l'orifice génital hermaphrodite ; *ma*, le manteau avec *bo* le bourrelet ; *pn*, le pneumostome et *t*, le tortillon ; *c*, le cœur et *o. B*, l'organe de Bojanus vu par transparence à travers le manteau.

pneumostome ; à côté de lui débouchent à la fois le *rectum* et le *canal bojanien*.

Préparation des organes internes. — L'étude des organes nternes est assez difficile à cause de la torsion de ces organes ; on peut éviter en partie ces difficultés en 1º incisant la peau suivant une ligne passant par le côté droit interne du tortillon, ce qui permet de découvrir la canal hermaphrodite et la glande de l'albumine sans les endommager ; 2º en sectionnant le muscle columellaire ;

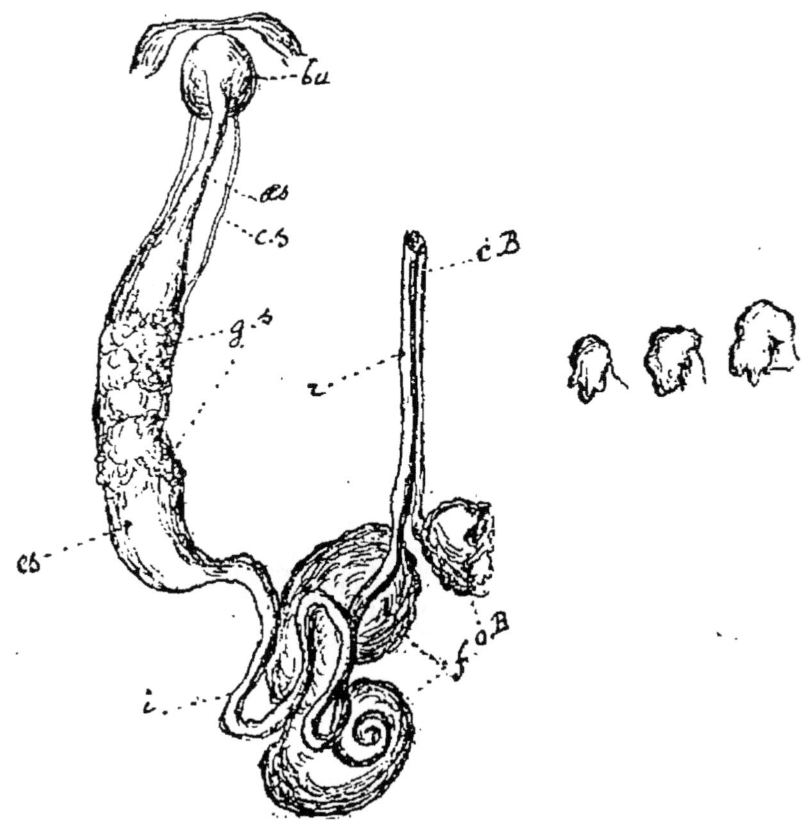

Fig. 224. — Appareil digestif de l'Escargot : *bu*, bulbe ; *œs*, œsophage ; *g. s*, glandes salivaires avec leurs canaux *c. s* ; *i*, intestin ; *f*, le foie ; *r*, rectum ; *o B*, organe de Bojanus, avec son canal, *c. B*, accolé au rectum ; *f*, foie.
Fig. 225. — Dents de le radula de l'Escargot.

3º en enlevant la peau dans le voisinage de l'incision

pour montrer l'estomac et les lobes hépatiques; 4° ouvrant
la cavité palléale le long de son bord gauche, en respectant le *cœur*, continuant l'incision le long du sillon qui
sépare le bourrelet du manteau et du corps, et rabattant
à droite le manteau avec le corps de bojanus et le cœur ;
5° enfin en fendant les téguments sur la ligne médiane.

On peut, par cette série d'opérations, apercevoir l'ensemble des organes.

Appareil digestif. — La bouche bordée de lèvres dont
nous avons parlé, est placée à l'extrémité antérieure du
corps. Elle conduit dans une bulbe buccal extrêmement
musculeux, qui renferme en avant et dorsalement une
mâchoire cornée, et, sur son plancher très anfractueux,
un organe, la *radula*, servant à la mastication et à la progression des aliments. Cette *radula* (fig. 225) est une lame
chitineuse, portant des dents très nombreuses à droite et à
gauche de la ligne médiane. Elle est à dessiner et, pour
la préparer, on fait bouillir les téguments avec la radula
dans une solution de potasse et on l'examine au microscope. Deux *glandes salivaires*, placées sur l'estomac
viennent s'ouvrir dans ce bulbe.

L'œsophage, d'abord élargi, se rétrécit et conduit dans un

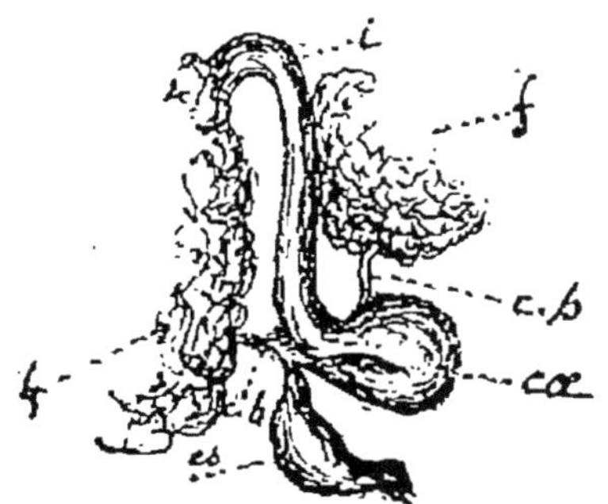

Fig. 226. — Portion plus grosse du commencement de l'intestin, pour montrer les canaux hépatiques, c *h*, s'ouvrant dans
le cœcum, *cœ*; *f*, foie; *i*, intestin.

estomac pyriforme qui reçoit à sa terminaison les deux

canaux hépatiques provenant du lobe droit et du lobe gauche du foie.

Après quelques circonvolutions dans la masse droite hépatique, l'intestin arrive sur le plafond de la cavité palléale et va s'ouvrir à côté du pneumostome.

Appareil circulatoire. — Le cœur est formé par une oreillette et un ventricule contenus dans un péricarde, sorte de sac à parois minces.

Du ventricule part un gros tronc qui, dès son origine détache une petite **artère hépatique** (*aorte postérieure*), et

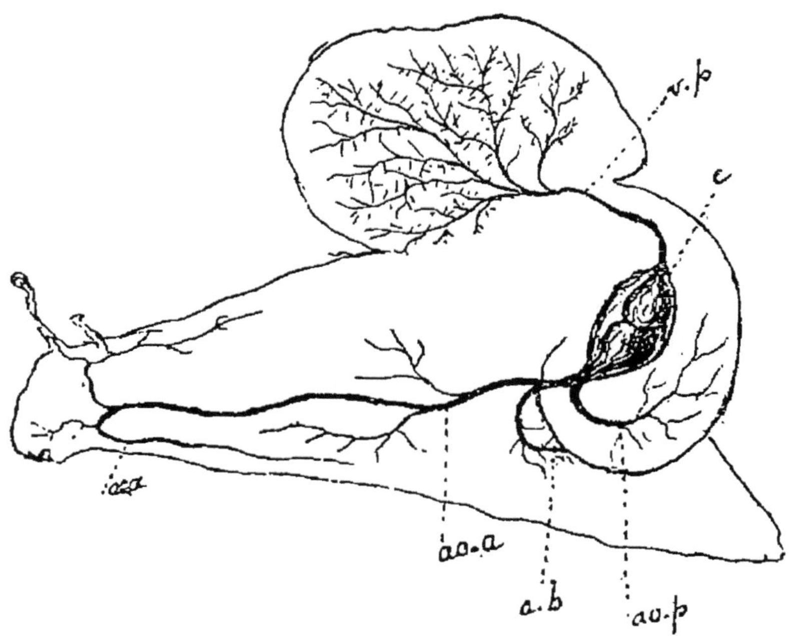

Fig. 227. — Appareil artériel de l'Escargot, demi-schématisé : c, cœur d'ou partent *ao. a*, l'artère antérieure donnant *a. h*, l'artère hépatique et les autres artères viscérales; *a. o. p*, aorte postérieure ; *v. p*, veine pulmonaire qui ramène le sang du poumon.

dont le plus gros tronc se porte en avant (*aorte antérieure*) distribue des ramifications à l'estomac, aux glandes salivaires, aux organes génitaux et aux tentacules. Arrivée au niveau de la masse ganglionnaire sous-œsophagienne, elle la contourne en avant et revient sur elle-même dans le pied (*aorte récurrente*), après avoir envoyé un rameau dans le bulbe. Le sang veineux arrive par la veine qui court le long du *bourrelet* palléal se ramifie sur le plafond de la cavité palléale qui fait office de poumon. Le sang revivifié est repris par la **grande veine pulmonaire** et ramené par elle à l'oreillette.

Appareil respiratoire. — Il est localisé dans le Poumon dont nous venons de parler.

Appareil excréteur. — Le *rein* ou organe de *Bojanus* est un sac en contact intime avec le péricarde. Le canal excréteur qui en part, longe le bord gauche du rectum et va s'ouvrir à côté de l'*anus* et à gauche.

Appareil reproducteur. — L'Escargot est hermaphrodite. La *glande hermaphrodite* est intimement soudée au lobe gauche du foie et assez difficile à isoler. Elle produit à la fois les œufs et les spermatozoïdes qui sont évacués par le *canal hermaphrodite*. Ce canal se termine au point où s'ouvre une glande blanchâtre (*glande de l'albumine*); il est continué par un conduit séparé par un étranglement longitudinal, en deux canaux incomplets, l'*oviducte* plus gros, où s'engagent les œufs, et le *canal déférent* qui reçoit les spermatozoïdes. Plus loin, ces deux canaux se séparent complètement : l'oviducte après avoir reçu un canal venant de la *vésicule séminale* ou *poche copulatrice*, débouche dans le *vestibule génital* qui s'ouvre au dehors par l'orifice génital. Le canal déférent aboutit au pénis qui possède un muscle rétracteur et s'ouvre dans le vestibule où s'ouvrent également le *sac du dard* contenant un organe pointu et chitineux, qui est un organe excitateur, et les glandes multifides, à fonctions assez mal déterminées.

Enfin un long tube glandulaire, le *flagellum*, s'ouvre dans le canal déférent.

Système nerveux et organes des sens. — Le système nerveux central forme un anneau tout autour de l'œsophage et placé normalement en arrière du bulbe buccal; mais quelquefois celui-ci est rétracté et le collier semble alors placé en avant. Les ganglions sont très concentrés chez l'Escargot. On trouve d'abord une masse *cérébroïde* formée de deux ganglions unis par une commissure entre eux. Deux paires de connectifs les unissent

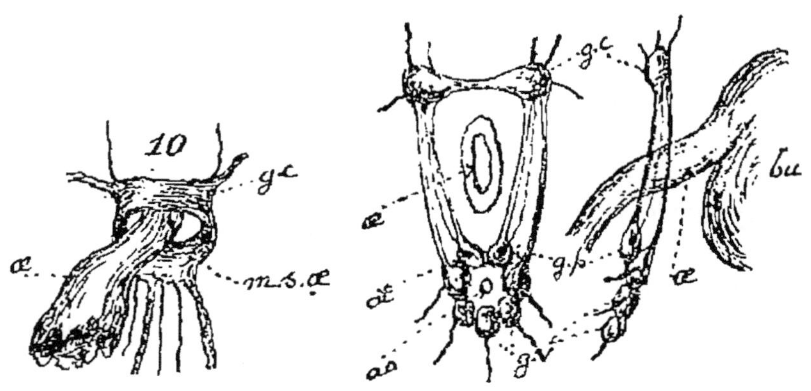

Fig. 228. — Système nerveux central de l'Escargot: *g. c*, ganglions cérébroïdes; *m. s. œ*, masse sous-œsophagienne d'où partent les nerfs viscéraux pédieux; *œ*, œsophage.

Fig. 229. — Le même schématisé pour montrer les différents ganglions qui le forment; *g. c*, ganglions cérébroïdes; *g. p*, ganglions pédieux; *g. v*, ganglions viscéraux, au nombre de cinq; *ao*, aorte antérieure; *ol*, otocyste relié au cerveau par un petit filet nerveux.

à la masse *sous-œsophagienne* formée de sept ganglions (deux ganglions *pédieux*, et cinq *viscéro-palléaux* qui sont réunis directement au cerveau par des connectifs (cérébro-viscéraux). Entre les connectifs *cérébro-viscéraux* et *cérébro-pédieux*, passe un nerf qui relie l'*otocyste* placé sur le ganglion pédieux, au cerveau. L'aorte antérieure passe entre la masse pédieuse et la masse viscérale.

Les organes des sens sont exercés: le *toucher* par les

tentacules, la *vue* par les yeux portés à l'extrémité des tentacules oculaires et l'*ouïe* par les deux *otocystes* placés sur les ganglions pédieux et renfermant des *otolithes*.

3° type : la Seiche (*Sepia officinalis*)
Ordre des Céphalopodes.

Extérieur. Orifices. Ce qui frappe au premier abord chez cet animal, c'est la présence de huit bras courts et robustes munis de *ventouses* en cæcum, c'est-à-dire dont

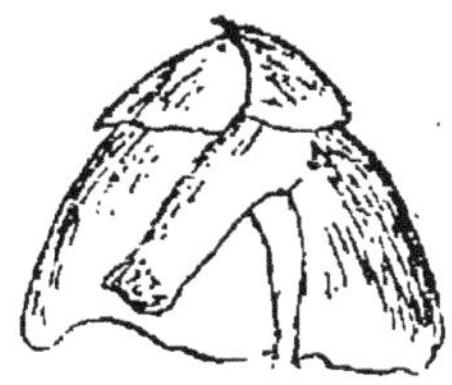

Fig. 230. — Le même vu de profil.

la cavité interne n'est pas en communication avec la cavité centrale du bras. Ces huit bras entourent un orifice dont sort un bec de couleur foncée, ressemblant à un bec de perroquet, avec cette différence qu'ici c'est la mandibule ventrale ou inférieure qui recouvre la supérieure.

Si l'on regarde attentivement on voit, dans la ceinture des bras, à la base, deux cavités dans lesquelles se trouvent souvent logés deux bras beaucoup plus longs que les autres qui sont les bras préhenseurs par excellence. L'animal peut les projeter au dehors très vigoureusement et saisir sa proie à l'aide des nombreuses petites ventouses qui arment leurs extrémités libres.

En arrière des bras, on aperçoit la *tête* avec deux *gros yeux* latéraux et, au-dessous, le corps proprement dit de l'animal, rigide sur la face dorsale. Cette rigidité est due à une coquille (*sépion, os de seiche*) contenue dans l'épaisseur de la peau et analogue, au point de vue du développement, à celle des autres Mollusques. Cette coquille, en donnant plus de rigidité au corps de l'animal, lui

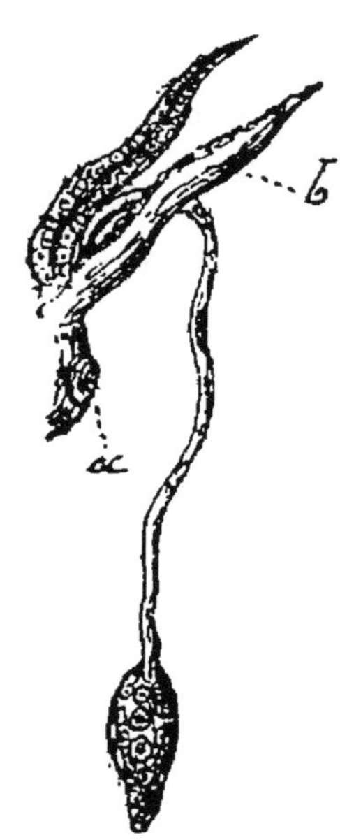

Fig. 231. — Figure montrant les deux différentes sortes de bras de la Seiche.

permet d'acquérir une vitesse de déplacement beaucoup plus grande.

Sur la face ventrale, on voit que le manteau, fixé au reste du corps sur la partie dorsale, est ici à peu près libre et forme une sorte de sac, contenant le corps de l'animal et dont il est séparé par un espace vide. Ces deux parties sont seulement unies ensemble par une bande médiane longitudinale.

Entre le bord libre du manteau et la tête, on trouve un appareil particulier ayant la forme d'un cône tronqué au sommet, c'est l'*entonnoir*.

La cavité comprise entre le corps véritable de l'animal et le manteau en avant prend le nom de *cavité branchiale* ou *palléale;* elle communique avec le dehors soit directement du côté de la tête, soit par l'entonnoir.

C'est là tout ce que l'on peut voir à l'extérieur.

Il faut maintenant fendre le manteau sur la ligne médiane ventrale pour étudier les organes contenus dans la *cavité palléale.*

On trouve alors tout à fait au fond les deux branchies, à droite et à gauche, au sommet d'une grosse papille, près de la branchie gauche, l'*orifice génital.* Sur la ligne médiane et suivant la ligne de suture, on trouve, au sommet, un orifice entouré d'expansions aliformes : c'est l'anus derrière lequel se trouve l'orifice de la *poche à encre.*

Au milieu de trajet rectal et de chaque côté, on trouve deux *pores urinaires* et, si l'individu examiné est une femelle, deux grosses glandes symétriques, les *glandes nidamentaires* et, entre les deux en arrière, *l'ovaire.*

Sur les lèvres qui forment la base de l'entonnoir on trouve deux sortes de *boutonnières* chitineuses latérales ; en face d'elles, sur la paroi intérieure du manteau, on aperçoit deux sortes de *crochets* également chitineux, qui pénètrent dans les boutonnières et augmentent l'adhérence entre l'entonnoir et le manteau, de sorte que l'eau qui est chassée de la cavité palléale, ne pouvant sortir que par l'entonnoir, augmente ainsi la force de propulsion de l'animal.

Tout le manteau est parsemé de cellules colorées ou *chromatophores* qui, par leur jeu permettent à l'animal d'adapter la teinte de son corps à celle du milieu sur lequel il repose. C'est un excellent exemple de *mimétisme.*

Tube digestif. — La bouche, placée au centre des dix bras, est armée du bec corné signalé plus haut, enchâssé dans un *bulbe pharyngien* très musculeux, et qui porte une *radula* et une petite langue gustative du côté ventral. La radula présente sept rangées de dents chitineuses.

L'œsophage est long, il traverse la région hépatique et le cartilage cranien, et vient s'ouvrir dans un estomac globuleux à parois membraneuses : le cardia et le pylore sont très rapprochés. Au point où le pylore s'ouvre dans l'intestin, on trouve on cæcum contourné en spirale

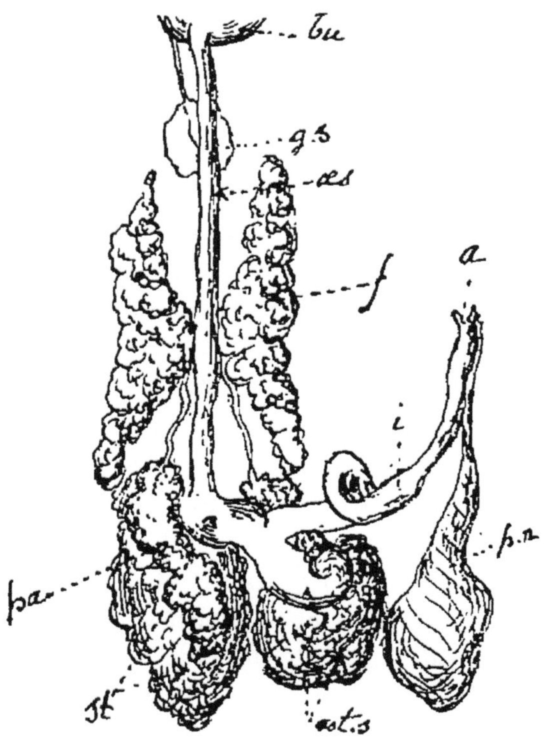

Fig. 232. — Appareil digestif du même Mollusque : *bu*, bulbe ; *œs*, œsophage ; *g. s*, glandes salivaires ; *f*, foie ; *st*, estomac ; *st. s*, estomac spiral ; *i*, intestin ; *pa*, pancréas.

(estomac spiral). L'intestin se dirige alors directement d'arrière en avant et se termine à l'anus, à côté de l'orifice de la *poche à encre.*

Cet organe consiste en une poche divisée en deux parties ou chambres, l'inférieure seule est glandulaire et à nombreux feuillets, elle communique avec la supérieure par un orifice. Elle sécrète une substance noire, très colorante, connue dans le commerce sous le nom de *sépia*, et que l'animal peut rejeter à volonté pour troubler l'eau qui l'environne afin de se dérober par la fuite à ses ennemis.

Il y a deux *glandes salivaires* situées près de l'œsophage et dont les deux canaux excréteurs se réunissent en un seul qui va s'ouvrir à la partie ventrale du bulbe.

Le *foie* est une masse brunâtre, formée de deux lobes auxquels se rattachent deux petites glandes blanches *pancréatiques*, qui empruntent les canaux hépatiques pour l'excrétion de leurs produits.

Ces canaux vont s'ouvrir près du point d'où se détache l'estomac spiral.

Appareil circulatoire. — Quoique lacunaire, il est beaucoup mieux indiqué que chez les autres mollusques.

Il se compose d'un organe central de propulsion situé au fond de la cavité palléale, et duquel arrivent deux *veines* venant des branchies, ces veines se dilatent à leur arrivée dans le ventricule pour former deux oreillettes. Leur cavité est séparée de celle du ventricule par deux valvules qui empêchent le sang de refluer dans les branchies.

Du ventricule partent : une *aorte antérieure* qui distribue le sang à tous les organes de la partie antérieure du corps (*art. palléale, a. céphalique, a. brachiales, etc.*); une aorte postérieure qui se distribue à l'intestin et aux organes génitaux. Le sang, après avoir circulé dans les organes, continue par des capillaires; mais il tombe néanmoins dans des espaces lacunaires, d'où il est repris par des veines qui se réunissent pour former un grand vaisseau ventral (veine céphalique). Ce vaisseau se divise au niveau des branchies en deux troncs qui se dilatent et forment des *cœurs branchiaux*, avant de pénétrer dans les organes respiratoires, sous le nom d'*artères branchiales*.

Sur les troncs veineux qui se rendent aux branchies, on remarque des amas glandulaires (*organes spongieux ou glandes péricardiques*) que l'on considère comme des *appareils urinaires.* Ils vont, d'autre part, déboucher aux pores urinaires signalés précédemment.

Appareil respiratoire. — Les branchies, au nombre de deux, sont des sorte de panaches pyramidaux, formés de

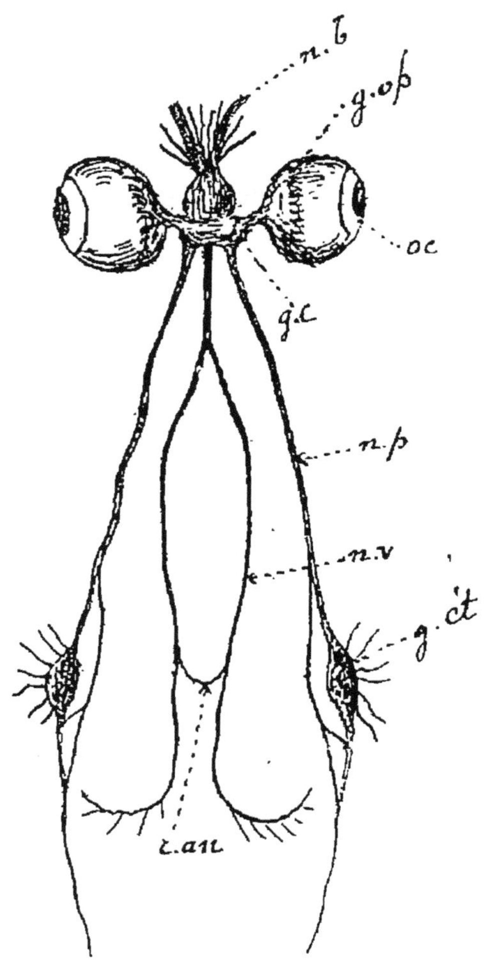

Fig. 233.—Système nerveux de la Seiche : *g. c*, cerveau ; *n. b*, nerfs des bras ; *g. op*, ganglions optiques ; *oc*, yeux ; *g. ét*, ganglions étoilés ; *n. p*, nerfs palléaux ; *n. v*, nerfs viscéraux; *c. an*, commissure anastomotique.

lamelles membraneuses, qui s'insèrent latéralement sur un axe parcouru par deux vaisseaux sanguins, l'un afférent, l'autre efférent. Il n'existe pas de cils vibratiles à la surface de l'appareil respiratoire,

Système nerveux. — Cet appareil est très développé. Il est formé d'une masse centrale considérable, enfermée dans une sorte de boite cranienne cartilagineuse (cartilage céphalique). Les ganglions *cérébroïdes, pédieux* et *viscéraux*, sont comme fusionnés en une seule masse; mais l'œsophage qui la traverse, sépare nettement les *g. cérébroïdes*, de la masse *viscéro-pédieuse* située ventralement.

Les *ganglions cérébroïdes* fournissent deux masses nerveuses latérales (ganglions optiques), et deux petits nerfs qui vont aux *otocystes* situés dans le cartilage céphalique (n. acoustiques).

La *masse pédieuse* fournit les dix nerfs qui vont chacun dans un bras, et la *masse viscérale* donne deux grands nerfs (n. palléaux) qui vont former un ganglion étoilé énorme (*g. étoilé* de Cuvier), placé à la face interne du manteau et à la base des branchies. Enfin, deux nerfs viscéraux qui, d'abord accolés, se séparent et sont unis à la partie postérieure du corps par une *anse anastomotique*.

Pour la dissection de cet appareil, il est quelquefois bon de partir du ganglion étoilé, de suivre le nerf pallélal jusqu'aux centres nerveux, d'où l'on peut ensuite rayonner dans toutes les directions.

Organes génitaux. — Les sexes sont toujours séparés chez les Céphalopodes. La glande génitale, qu'elle soit mâle ou femelle, est placée au fond du sac viscéral. Les produits génitaux tombent directement dans une dépendance de la cavité générale, d'où ils sont repris pour être évacués au dehors soit par le canal déférent, soit par l'oviducte.

Chez le *mâle*, on trouve d'abord un testicule contenu dans un sac de forme sphéroïdale plus ou moins régulière. Il donne naissance à un *canal déférent* qui bientôt se renfle en plusieurs glandes ou vésicules annexes. D'abord une vésicule triple à parois glandulaires qui sert de *vésicule séminale*; puis viennent deux appendices en forme de cæcum comparés à une *prostate*, enfin, un grand

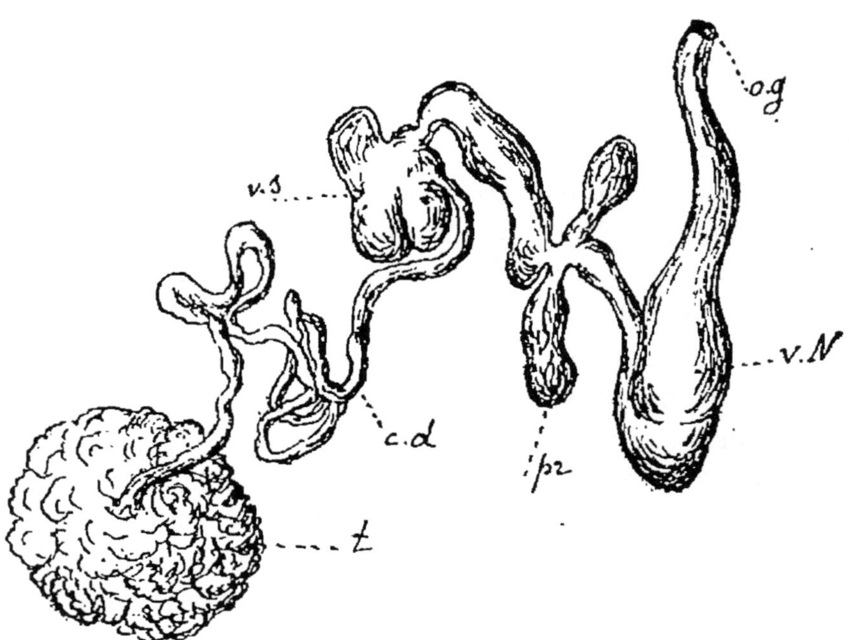

Fig. 234. — Appareil génital mâle : *t*, testicule unique ; *c. d*, canal déférent ; *v. s*, vésicule séminale ; *pr*, prostate ; *v. N*, vésicule de Needham ; *o. g*, orifice génital.

réceptacle très dilaté, c'est le réceptacle de *Needham* qui contient les *spermatophores* dont nous allons parler. Ce réceptacle se continue, par un *canal éjaculateur* qui va s'ouvrir dans la cavité branchiale à la base de l'entonnoir sur une saillie papilleuse.

Les *spermatophores* découverts par *Swammerdam* et étudiés beaucoup plus à fond par *Milne-Edwards*, ne sont autre chose qu'une sorte de *réservoir spermatique* entouré d'une enveloppe extérieure plus ou moins effilée et contournée à son extrémité.

Le mâle nous montre une particularité intéressante. Le

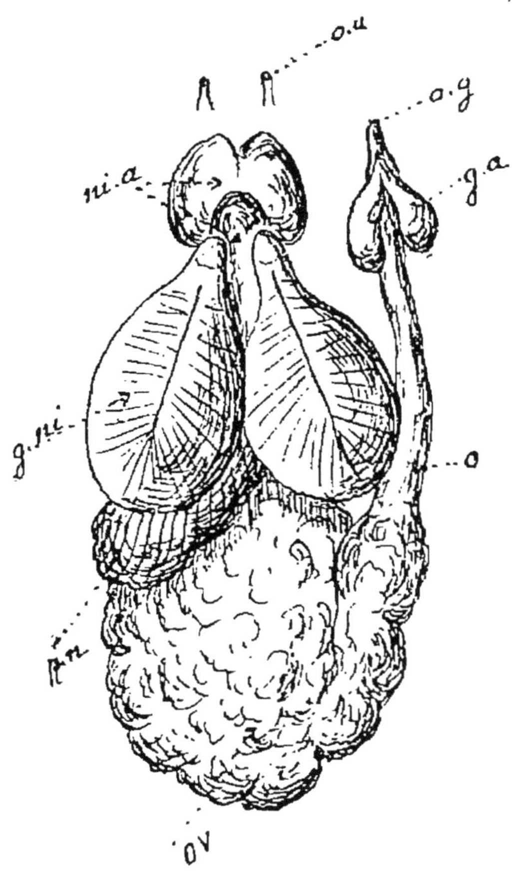

Fig. 235. — Organes génitaux femelles de la Seiche : *ov*, l'ovaire ; *g. ni*, glandes nidamentaires ; *ni. a*, glandes nidamentaires accessoires ; *o*, oviducte ; *o. g*, orifice génital ; *g. a*, glandes annexes ; *p. n*, poche du noir ; *o. u*, orifices urinaires.

bras ventral gauche présente à sa base des ventouses peu nombreuses et plus petites qu'aux autres bras. Il porte également une série de replis transversaux irréguliers. Ce bras différencié en vue de l'accouplement est dit *hectocotylisé*. Il sert à l'animal à recueillir les spermatophores et à les porter dans la cavité branchiale de

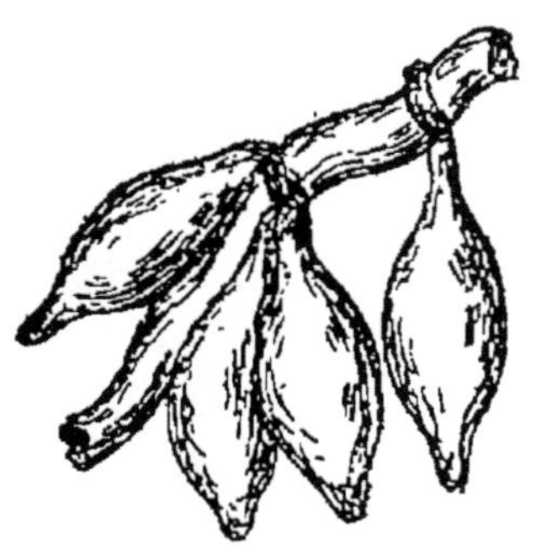

Fig. 236. — Ponte de Seiche attachée à une branche.

la femelle. Souvent à ce moment ce bras particulier se rompt et reste engagé dans la cavité branchiale où il a été pris pour un parasite décrit par Cuvier sous le nom d'Hectocotyle, nom qui lui est resté attaché, en établissant, toutefois, son origine.

Chez *la femelle*, l'ovaire est logé dans une poche formée par le péritoine. C'est de cette poche que part l'oviducte qui ne se continue pas directement avec la glande.

L'oviducte débouche à gauche du rectum ainsi que cela a été décrit plus haut. Il présente sur son trajet des glandes accessoires consistant en éléments glanduleux disséminés sur les parois.

De plus, il existe une paire de glandes à structure lamelleuse, qui s'ouvrent directement dans la cavité palléale et très actives au moment de la ponte : ce sont les *glandes nidamentaires*.

Elles fournissent une matière visqueuse qui entoure les œufs et sert à les unir ensemble sous forme de grappes noires, qui ont fait donner à la ponte des seiches le nom de raisins de mer.

EMBRANCHEMENT DES VERS OU ANNELÉS

Classe des Annélides.

Type : la Sangsue officinale (*Hirudo officinalis*).

Ordre des Hirudinés.

Cette sangsue est verte; tandis que la sangsue médicinale est grise.

Extérieur. — L'animal a la forme d'un ver légèrement aplati, avec une ventouse orale située ventralement et donnant accès dans la bouche et une ventouse anale plus large et imperforée.

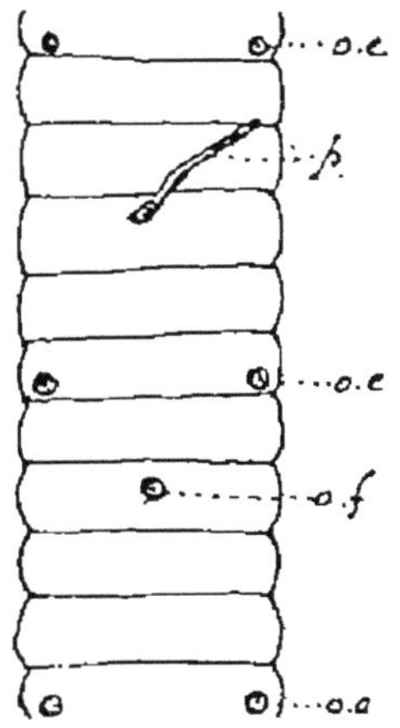

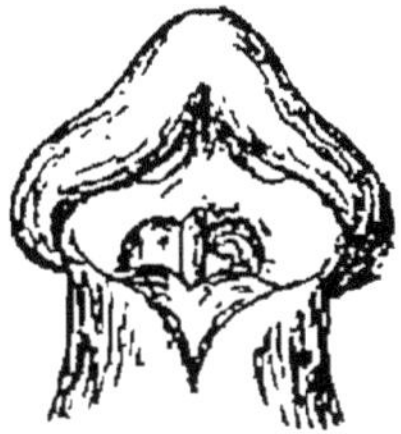

Fig. 237.— Segment moyen du corps de la *Sangsue* pour montrer la position respective de : *o. e.*, orifices excréteurs; *o. f.*, orifice femelle; *p.* pénis.

Fig. 238. — Partie antérieure de la Sangsue montrant la bouche ouverte et les trois dents chitineuses.

Le côté ventral se reconnaît facilement en ce qu'il est d'une couleur plus claire que le côté dorsal.

La sangsue semble composée d'un grand nombre d'anneaux, 95 environ, mais c'est là une annulation fausse qui ne correspond à aucun organe interne.

Sur la portion médiane du corps, on compte 5 anneaux

faux pour constituer un anneau vrai, à cause des orifices segmentaires qui sont de 5 en 5 anneaux.

Orifices. — Sur la face ventrale on trouve :

1° La bouche de forme triangulaire et armée de dents à convexité tournée vers le centre de la bouche.

2° Un peu au-dessous dans le 25° segment faux l'orifice génital mâle, d'où sort le plus souvent un long pénis blanchâtre.

3° Sur le 30° anneau faux, l'orifice génital femelle.

4° Enfin, sur les côtés du corps, un peu en dehors de la ligne médiane, on trouve du 7° au 23° anneaux faux, 17 paires d'orifices segmentaires.

5° Sur la face dorsale s'ouvre l'anus, immédiatement au-dessus de la ventouse.

Tube digestif. — Après avoir tué la sangsue par le chloroforme et avoir essuyé le mucus qui la recouvre, on la

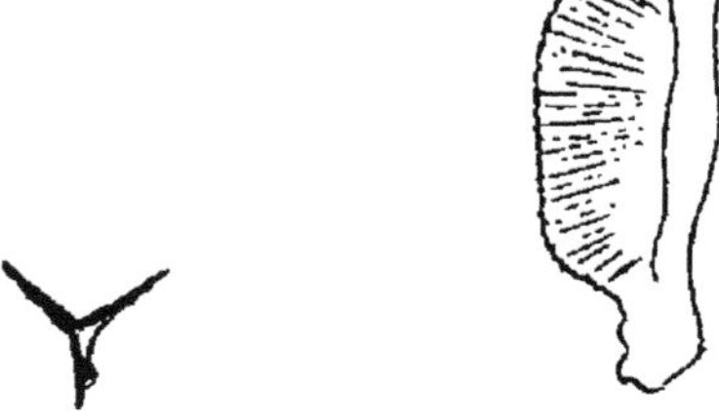

Fig. 239. — Aspect de la morsure de la Sangsue.
Fig. 240. — Dents de Sangsue isolées et grossies.

fixe par la ventouse anale au moyen d'une épingle et on l'allonge autant que possible en la fixant ensuite par la ventouse buccale.

La dissection doit être commencée par une incision délicate exactement sur la ligne médiane dorsale, en ayant soin de porter en dehors les lèvres de la plaie et de les attacher sur le liège de la cuvette au moyen d'épingles.

Le tube digestif est ordinairement très aplati, et on ne voit pas bien ainsi sa forme exacte si l'animal a l'intestin

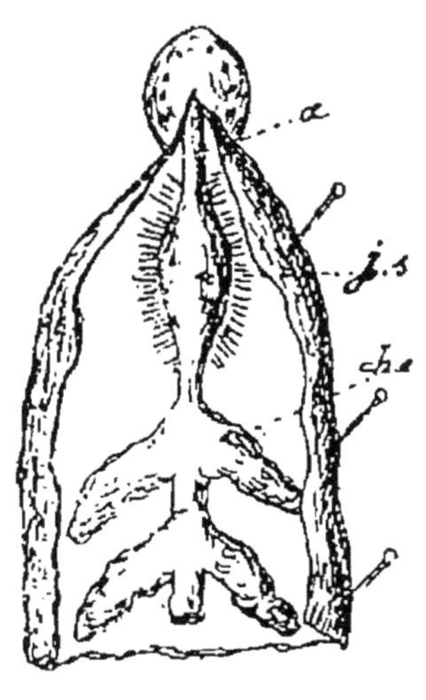

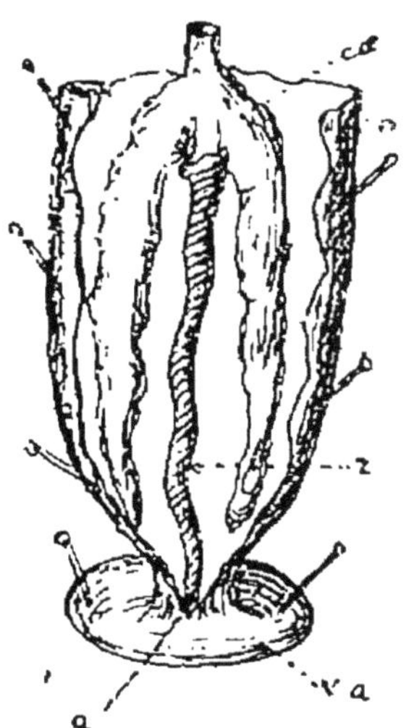

Fig. 241. — Partie antérieure de la sangsue ouverte pour montrer : œ, l'œsophage ; *j. s*, le jabot suceur ; *ch. e.* les chambres stomacales.

Fig. 242. — Partie postérieure du même animal ouverte pour montrer : *cœ*, les deux derniers cœcums de l'intestin ; *r*, le rectum ; *a*, l'anus ; *v.a*, ventouse anale.

vide. On peut [alors faire par la bouche une injection légère de graisse ou de gélatine.

On voit alors : après la bouche armée de trois dents en Y régulier, un court œsophage avec un jabot suceur très musculeux.

Après cela, l'intestin est tout droit jusqu'au rectum où il se renfle légèrement pour aller se terminer à l'anus.

Mais, tout le long du tube digestif, on trouve onze paires de cœcums latéraux, dont la dernière est très longue et parallèle au rectum.

L'intestin est aussi divisé par des diaphragmes percés d'un orifice central en onze chambres, ou ingluvies, portant, par conséquent, chacune une paire de cœcum

Appareil circulatoire. — Il se compose d'un canal ventral contenant dans son intérieur le système nerveux, d'un dorsal et de deux latéraux, reliés entre eux par de nombreuses anostomoses circulaires.

On ne le prépare pas ordinairement.

Appareil respiratoire. — N'existe pas. La respiration se fait par la peau.

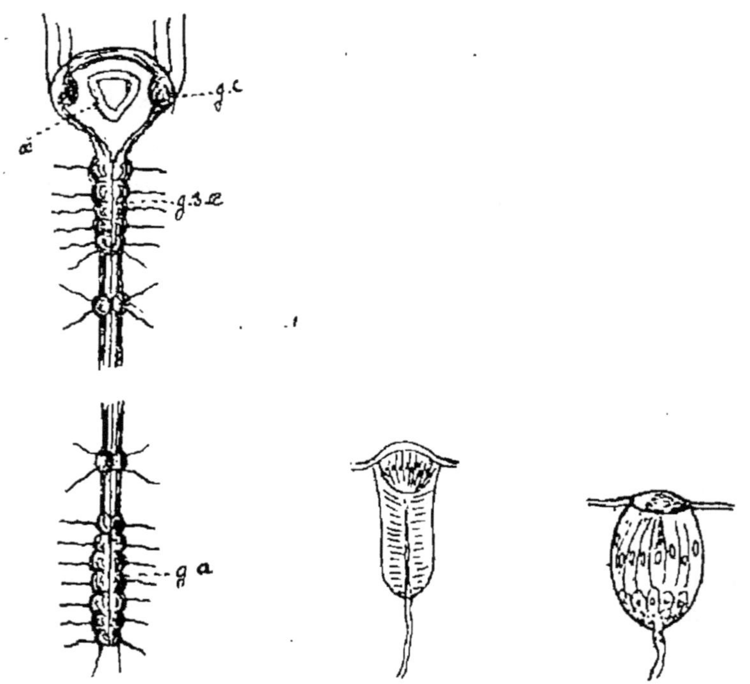

Fig. 243.—Système nerveux de la Sangsue (portions antérieure et postérieure) : *g. c*, ganglions cérébroïdes ; *g. s. œ*, ganglion sous-œsophagien ; *g. a*, ganglion anal.

Fig. 244. — Coupe de l'appareil oculaire de la Sangsue.

Fig. 245. — Aspect de l'appareil olfactif.

Système nerveux. — Quand le tube digestif est disséqué et dessiné, on l'enlève délicatement à l'aide de pinces fines et d'aiguilles coupantes, et l'on voit très facilement le système nerveux qui paraît noir. Il faut ouvrir avec précaution lé vaisseau sanguin qui l'entoure, et il se montre alors parfaitement blanc.

Il se compose : 1° d'une masse cérébroïde peu distincte, formant avec les connectifs œsophagiens et la masse sous-œsophagienne un collier très resserré autour de l'œsophage.

Le ganglion sous-œsophagien est formé par la réunion de 5 paires ganglionnaires ; puis viennent 21 paires de ganglions très nettement séparés les uns des autres.

Enfin le dernier, ou ganglion anal, est formé par la réunion de 7 paires de ganglions, en tout 33 paires de ganglions nerveux.

Le ganglion cérébroïde envoie des nerfs, à de petites

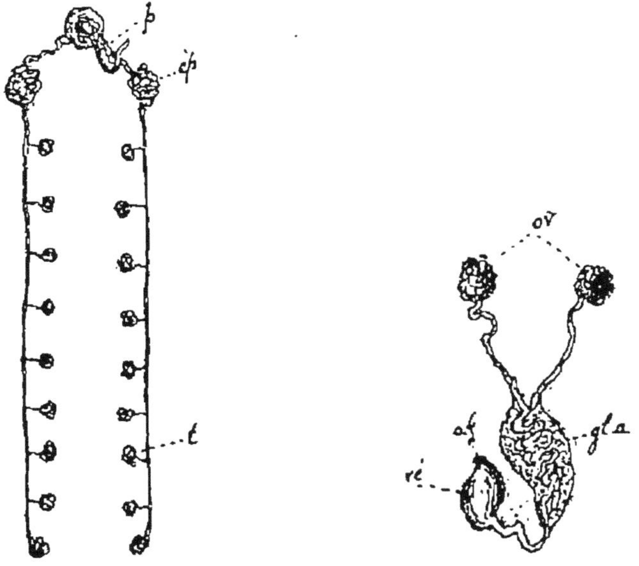

Fig. 246.— Organes génitaux mâles : *t*, testicule, *e p*, épididyme ; *p*, pénis.

Fig. 247. — Organes génitaux femelle : *ov*, ovaire ; *gl. a* ; glande de l'albumine ; *ve*, vésicule, *o. f.* orifice femelle.

taches pigmentaires qui ne sont autres que des yeux (fig. 244). .

Organes génitaux mâles. — Ces animaux sont hermaphrodites, mais se fécondent réciproquement.

Un peu en dehors de la chaine nerveuse, on trouve 9 paires de petits amas brunâtres : ce sont les testicules, qui se déversent tous dans un canal déférent commun de chaque côté, ce canal se contourne un peu en épididyme, puis passe dans une prostate et enfin les deux congénères s'ouvrent à la base d'un pénis rétractile placé dans le 25° anneau.

Organes génitaux femelles. — Un peu au-dessous du pénis, on voit deux petits amas bruns; ce sont les deux ovaires qui viennent déboucher dans un canal commun entouré par une glande de l'albumine. Cette glande sert à la formation des spermatophores. Puis vient une sorte de vagin qui s'ouvre au 30° anneau.

Organes segmentaires. — Un peu en dehors des testicules, on trouve de chaque côté du corps une rangée de 17 corps blanchâtres, ce sont les organes segmentaires.

Ils sont formés par une glande en fer à cheval fermé, d'où part un canal allant s'ouvrir dans une petite vé-

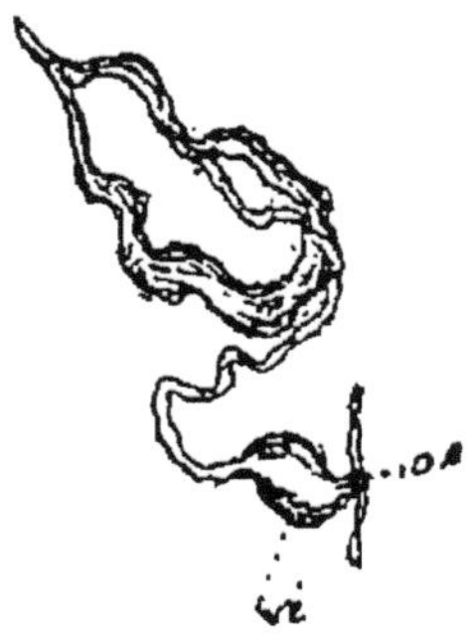

Fig. 248. — Organe segmentaire; *ve*, vésicule; *o. e*, orifice excréteur externe.

sicule, laquelle s'ouvre elle-même sur la face ventrale du corps, un peu latéralement. Ces orifices externes sont espacées de 5 en 5 anneaux du corps. Il est à remarquer que, dans la région testiculaire, les glandes segmentaires ne sont pas closes, mais s'ouvrent par un tout petit pavillon cilié dans les espaces péritesticulaires qui représentent la cavité générale.

Deux canaux sanguins, longitudinaux, blanchâtres, semblent unir tous ces organes ensemble ; en réalité, ils n'ont avec eux aucun rapport que celui de position.

EMBRANCHEMENT DES ANNELÉS.

Classe des Annélides.

Type : l'Arénicole (*Arenicola Piscatorum*)
Ordre des Polychètes.

L'Arénicole des Pêcheurs est un ver, de la classe des *Annélides* et de l'ordre des *Polychètes tubicoles*. C'est lui dont se servent les pêcheurs pour amorcer leurs filets et leurs lignes.

Elle vit dans un tube de sable agglutiné par un mucus sécrété par la peau de son corps. Elle a la tête en avant et l'anus rejette incessamment de petits cylindres de sable qui vont former à la surface les petits monticules qui trahissent leur présence.

Il est facile d'orienter l'animal en sachant que la partie antérieure du corps est beaucoup plus large que la partie postérieure, et qu'il en sort souvent une trompe ; que la face dorsale porte de petits panaches branchiaux dans la région moyenne du corps.

Extérieur. — Les segments antérieurs portent des *soies* bien développées, implantées dans des sortes de mamelons appelés *parapodes*. Examiner ses soies au microscope. Les dorsales sont barbelées, les ventrales en forme de crochet.

Les segments moyens portent à la fois des soies et des *branchies* dorsales.

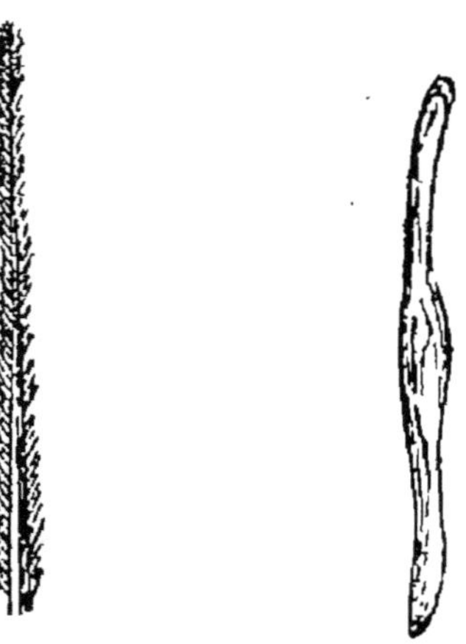

Fig. 249. — Soie dorsale de l'*Arénicole.*
Fig. 250. — Soie ventrale.

Enfin les derniers anneaux du corps ne portent absolument aucun appendice ni aucun organe semblable.

Pour la dissection, après avoir orienté l'animal, on le fixe dans la cuvette à droite et à gauche à l'aide d'épingles, après avoir incisé avec précaution la peau sur la ligne médiane avec les ciseaux fins, en tenant cette peau soulevée avec des pinces.

. Dans la région céphalique on rencontre trois cloisons membraneuses qui la divisent en chambres. Il faut avoir soin de ne pas inciser trop en avant afin de ne pas couper le collier nerveux.

Orifices. — A la partie tout à fait antérieure, on trouve l'orifice de la trompe, qui est en même temps l'orifice buccal. L'anus est le plus souvent artificiel et placé à l'extrémité opposée.

Enfin sur les côtés du corps et dans la région moyenne, on trouve, de chaque côté, 6 orifices très difficiles à voir; ce sont ceux des organes segmentaires.

Appareil digestif. — Le tube digestif est tout d'une venue. Il commence par une *trompe* exsertile, souvent

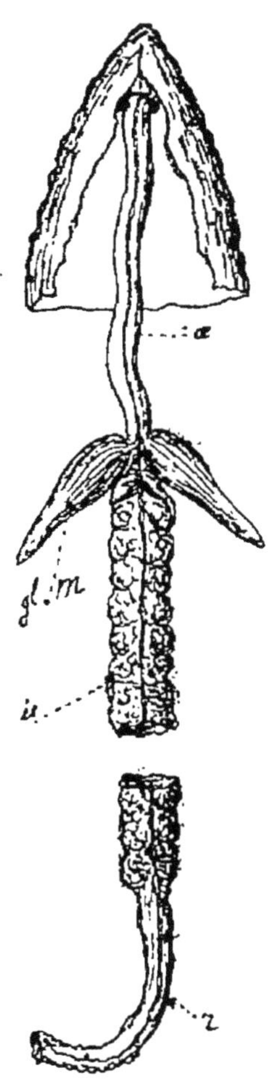

Fig. 251. — Appareil digestif de l'Arénicole *œ*, œsophage; *gl. m*, glandes de Morren; *i*, intestin; *r*, rectum.

rejetée au dehors. L'œsophage qui la continue se rétrécit pour recevoir la sécrétion de deux cœcums piriformes, correspondant aux *glandes de Morren* des Oligochètes. Puis l'intestin s'élargit et se mamelonne dans toute la

15

région moyenne du corps, se rétrécit un peu dans la région postérieure, pour s'ouvrir à l'anus terminal, naturel ou artificiel !

Appareil circulatoire. — Cet appareil est assez compliqué, et il y circule du sang rouge. Il y a deux organes contractiles situés de chaque côté du tube digestif au niveau des glandes de Morren. Ils lancent le sang dans un vaisseau ventral qui le conduit aux branchies.

Il existe à côté de cela un vaisseau *dorsal* et deux *latéraux* réunis par des anastomoses transversales.

Appareil respiratoire. — Il est formé par une série de paires de branchies situées sur la partie latéro-dorsale. du corps. Ces branchies sont en houppes d'autant plus développées que l'on s'approche davantage de la région antérieure du corps.

Système nerveux. — Le système nerveux très simple se compose de deux petits renflements ganglionnaires sus-œsophagiens formant le cerveau. Un collier périœsopha-

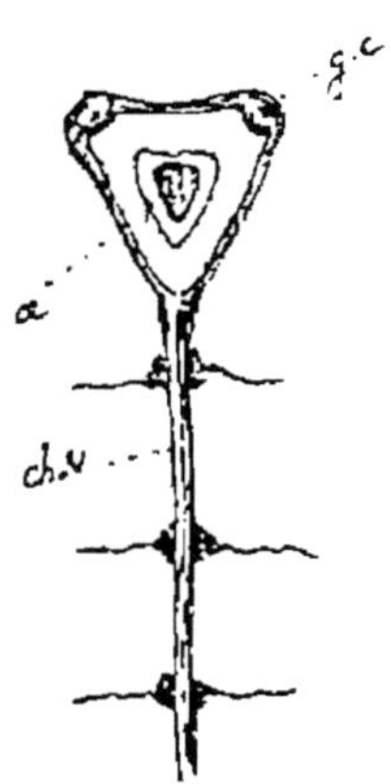

Fig. 252. — Système nerveux du même animal; *g. c* ganglions cérébroïdes; *ch. v.* chaîne ventrale,

gien le rattache à une chaîne ventrale où l'on ne trouve presque pas trace de renflements. Cet appareil se voit sans dissection, excepté le cerveau dont la découverte est un peu plus délicate.

Appareil excréteur. — Il est formé par six paires d'organes segmentaires placés dans six segments consécutifs. Ils servent en même temps à la fonction exécrétrice et à l'expulsion des produits génitaux à l'extérieur. Ils se composent d'un pavillon vibratile s'ouvrant dans la cavité générale et communiquant avec le dehors par un très petit orifice.

Organes génitaux. — Les glandes génitales, qu'elles soient mâles ou femelles, sont annexées aux organes segmentaires et empruntent pour éliminer leurs produits, la même voie que ces derniers.

Les sexes sont séparés.

EMBRANCHEMENT DES VERS OU ANNELÉS.

Classe des Plathelminthes.

1er type : La Grande-Douve (*Distomum hepaticum*).

Ordre des Trématodes.

Ce Distome se rencontre souvent en abondance avec la Petite Douve (*Distomum lanceolatum*) dans les canaux biliaires du foie de la plupart des ruminants, en particulier dans celui du mouton.

Examiné directement, il est assez difficile de se rendre compte des particularités essentielles de son organisation mais si l'on a seulement soin de le laisser macérer quelques heures dans de la glycérine, soit avant soit après coloration totale préalable, en le comprimant alors entre deux lames de verre, on pourra par transparence étudier les principaux organes.

La surface entière du corps est hérissée de petites écailles aplaties.

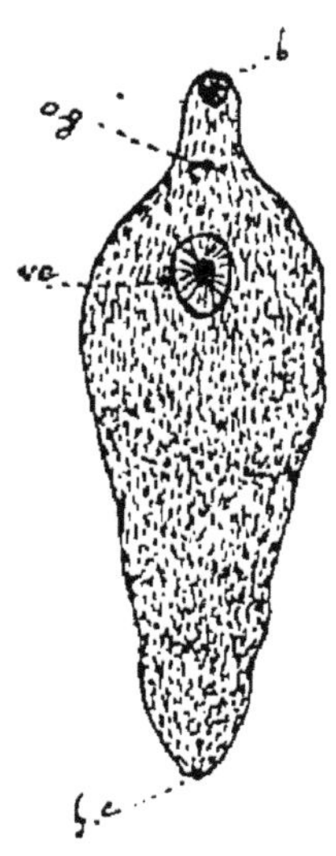

Fig. 253. — Aspect extérieur de la Douve du foie; *b*, bouche, *o. g*, orifice génital ; *ve*, ventouse ventrale ; *f. c*, foramen cœcum.

L'extrémité antérieure porte la bouche, qui a la forme d'une rosette ; un peu en arrière, toujours ventralement, se trouve une rosette plus large, qui est la ventouse, et entre celle-ci et la bouche, un tout petit orifice, c'est l'orifice génital commun.

Enfin, à l'extrémité terminale du corps, une sorte de pore très difficile à voir, c'est le *foramen caudale* ou orifice externe de l'appareil excréteur.

Le tube digestif est formé de deux cœcums assez ondulés et présentant de nombreuses ramifications qui tranchent en jaune-marron sur la couleur plus pâle des des autres organes. Ces deux cœcums se réunissent en avant de la ventouse pour donner naissance à un conduit unique qui s'ouvre à la bouche.

L'appareil excréteur plus difficile à voir est formé d'un canal étroit qui, partant du *foramen caudale*, vient au-

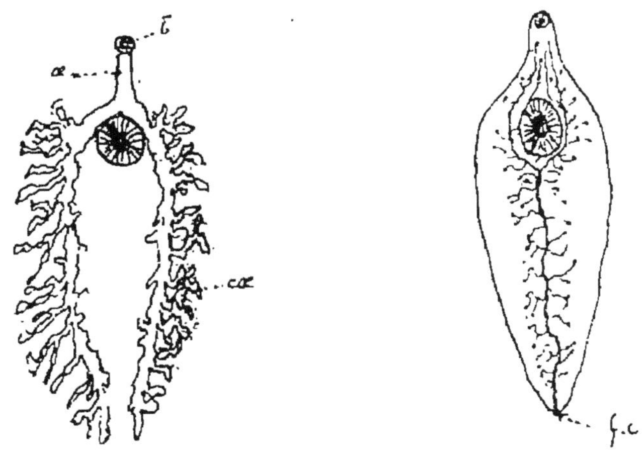

Fig. 254. — Aspect du tube digestif de cet animal avec ses nombreux cœcums.

Fig. 255. — Aspect de l'appareil excréteur s'ouvrant au *foramen cœcum, f. c.*

dessous de la ventouse, et là, se partage en 4 branches, se dirigeant vers la bouche. Tous ces tubes reçoivent une grande quantité de fins canalicules qui se terminent autour des organes par des entonnoirs ciliés.

Le système nerveux se compose essentiellement de deux masses cérébroïdes unies par une commissure dorsale grêle, et émettant quelques filets nerveux vers la bouche, et vers la partie postérieure, deux longs cordons nerveux, portant de très nombreuses ramifications latérales.

Ces animaux sont hermaphrodites. L'orifice génital est commun aux deux sortes de produits sexuels.

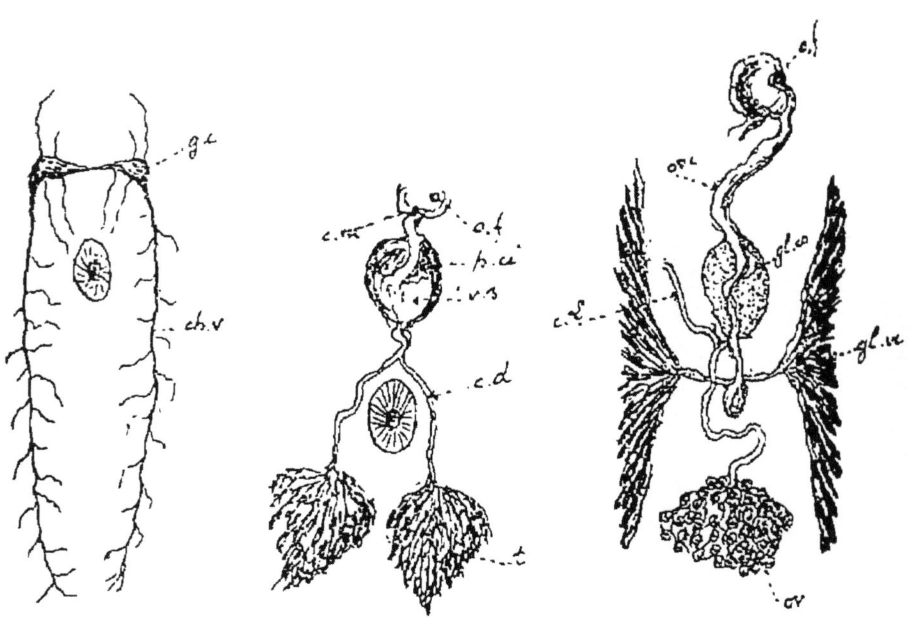

Fig. 256. —Système nerveux : *g. c*,ganglions cérébroïdes ; *ch. v*, cordons ventraux.

Fig. 257. — Organes génitaux mâles de la Douve : *t*,testicule, *c. d*, canaux déférents ; *v. s*, vésicules séminales ; *p. ci*, poche du cirrhe ; *om*, orifice mâle.

Fig. 258. — Appareil femelle ; *ov*, ovaire ; *gl. vi*, glandes vitellogènes ; *gl. co*, glandes coquillères ; *ovi*, oviducte ; *o. f*, orifice femelle.

Les organes mâles se composent d'une paire de testicules rameux, placés au-dessous de la ventouse. Les deux canaux déférents vont s'ouvrir dans une sorte de vésicule séminale, à la suite de laquelle vient un *cirrhe* ou *pénis*.

L'ovaire est situé un peu en arrière des testicules, il se continue par un oviducte qui traverse une poche

glandulaire (*glande coquillère*) et s'élargit en une sorte
d'utérus ou l'on trouve souvent des œufs.

L'appareil femelle est compliqué par deux *glandes vitellogènes* situées, à droite et à gauche de l'ovaire, très
allongées longitudinalement et déversant leurs produits
chacune par un canal, dans une ampoule qui se déverse
dans l'oviducte par un canal unique (*vitelloducte*).

Enfin, un très petit canal (*canal de Laurer*) fait communiquer l'oviducte, directement avec la paroi dorsale
du corps. On le considère comme une sorte de canal de
sûreté servant à l'évacuation des œufs, lorsque leur
nombre est trop considérable.

EMBRANCHEMENT DES VERS

Classe des *Nèmathelminthes*.

Type. : l'Ascaride (*Ascaris Lumbricoïdes*).
Ordre des Nématodes.

Ce nématode est parasite dans l'intestin de l'homme, etc.

L'extrémité antérieure est presque arrondie, tandis
que l'extrémité caudale est filiforme. La bouche est terminale, elle est entourée par trois lèvres. Du côté ventral
et près de l'extrémité caudale, on trouve un petit orifice
qui est, chez le mâle, le cloaque. L'orifice génital femelle
se trouve placé à peu près au tiers antérieur du corps,
du côté ventral.

Le corps de ces animaux est rond et présente au toucher une certaine rigidité, caractéristique du groupe. La
dissection se fait en ouvrant l'animal sur la ligne médiane dorsale et rabattant à droite et à gauche, les lèvres
de la plaie.

Dans ces conditions, on aperçoit un long tube presque

droit, c'est le tube digestif, qui est enlacé, dans la région
moyenne du corps, par les nombreuses circonvolutions

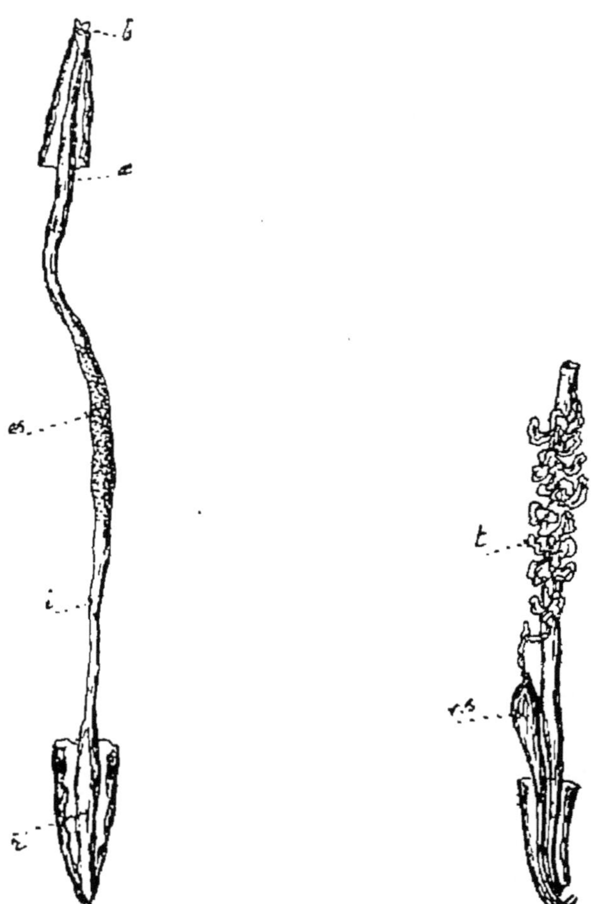

Fig. 259. — Tube digestif d'*Ascaris* : *b*, bouche ; *œ*, œsophage ;
es, estomac, *i*, intestin ; *r*, rectum.

Fig. 260. — Appareil génital mâle : *t*. testicule ; *v. s*, vésicule
séminale.

que présentent les organes génitaux, aussi bien mâles
que femelles.

Chez la femelle, l'intestin s'ouvre seul à l'anus ventral ; chez le mâle, il s'ouvre à côté de l'appareil génital dans un cloaque.

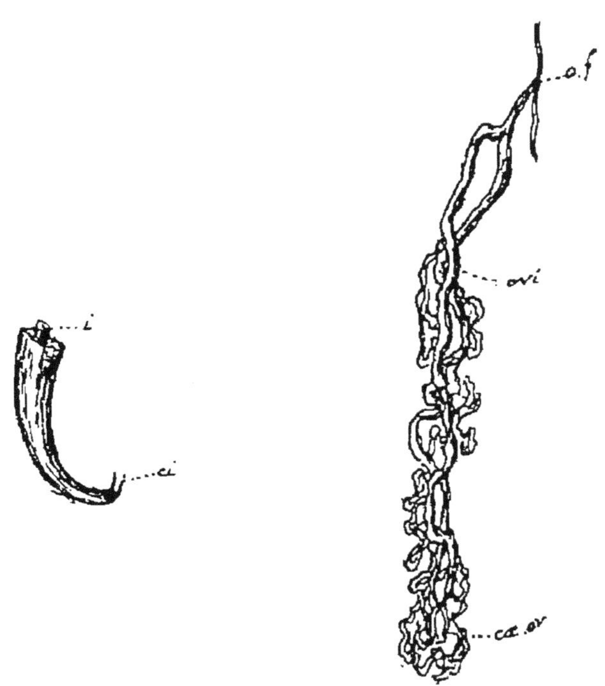

Fig. 261. — Extrémité postérieure du corps du mâle montrant les deux crochets copulateurs.
Fig. 262. — Appareil génital femelle d'*Ascaris* ; *cœ, ov*, cœcums ovariens ; *ovi*, oviductes ; *o. f*, orifice femelle.

Cet appareil génital est extrêmement volumineux.

Chez le mâle, on trouve un testicule formé par un canal, très long, très fin et très contourné, qui se jette dans une vésicule séminale allongée, laquelle s'ouvre à côté de l'anus par une fine extrémité. Le cloaque est armé de deux stylets copulateurs.

L'appareil femelle est formé par un ovaire double

formé de très longs tubes contournés et enroulés autour du tube digestif.

Les deux oviductes qui font suite, sont un peu plus larges, et remontant vers la tête, viennent s'unir l'un à l'autre au niveau du tiers supérieurs du corps, à peu près.

De leur union résulte une sorte de vagin impair qui va s'ouvrir à l'orifice génital placé ventralement et sur la ligne médiane.

Le système nerveux, très difficile à voir, est formé par un collier entourant l'œsophage, très légèrement renflé en certains endroits, et d'où partent des filets nerveux courant tout le long du corps.

Il est impossible de se rendre compte de la disposition de l'appareil excréteur, d'ailleurs très simple, sans préparations préalables.

EMBRANCHEMENT DES ÉCHINODERMES

1er type : l'Oursin (*Strongylocentrotus lividus*).

Ordre des Échinides réguliers.

Extérieur. — A première vue, dans les Oursins que l'on reçoit du bord de la mer, on n'aperçoit qu'une sorte de boule brune, hérissée de piquants, dans laquelle on peut cependant facilement distinguer un orifice garni de cinq pointes au pôle le plus aplati. Cet orifice est la bouche, les pointes sont les dents, et tout autour d'elles, on trouve une membrane (péribuccale) dépourvue de piquants; mais, si l'on gratte cette membrane avec un scalpel, que l'on place cette raclure dans une goutte d'eau, sur une lamelle, et qu'on l'exa-

mine au microscope, on y voit de petits appareils à
trois branches, les *pédicellaires*. Ce sont de petits organes

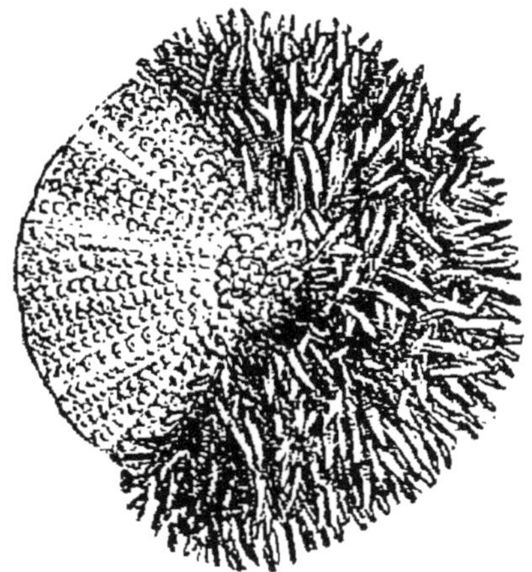

Fig. 263. — Sphœrechinus granularis

de défense portés à l'extrémité d'une tige, composée de

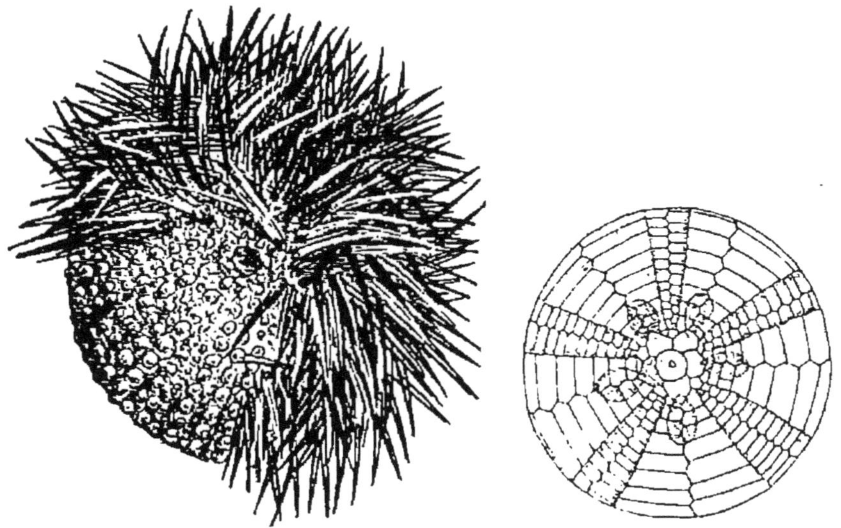

Fig. 264. — Strongylocentrotus lividus.
Fig. 265. — Région apicale du test d'un Oursin.

trois pièces calcaires formant pince et articulées avec
une pièce impaire basilaire.

Sur cette même membrane péribuccale on peut apercevoir cinq paires de petites houppes branchiales correspondant aux zones que nous allons étudier sous le nom de zones *interambulacraires*.

Entre les piquants qui hérissent le corps de ces êtres et

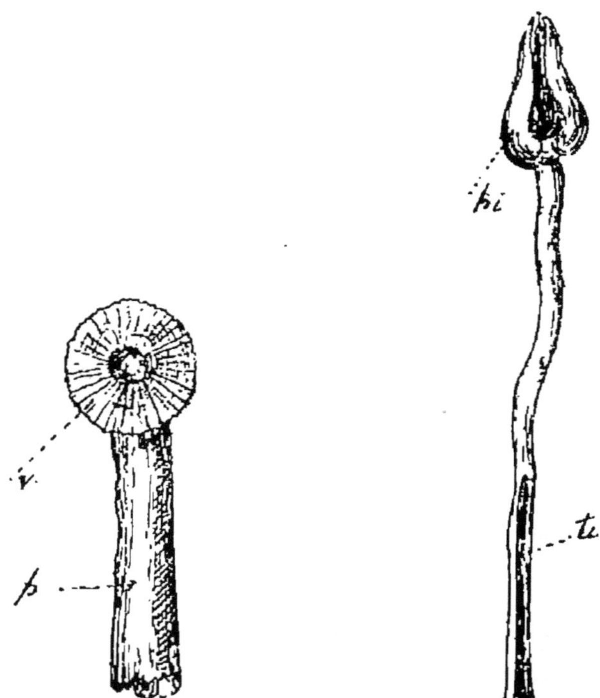

Fig. 266. — Portion terminale d'un ambulacre d'Oursin ; *p*, pédoncule; *v*, ventouse.
Fig. 267. — Pédicellaire d'Oursin; *ti*, tige calcairecentrale; *pi*, pince de l'appareil.

dans certaines régions (zones *ambulacraires*), on aperçoit des sortes de tubes creux terminés par une ventouse. Ces tubes deviennent turgescents chez l'animal vivant et servent à sa locomotion : ce sont les *ambulacres*. A côté d'eux on rencontre également des pédicellaires.

Après avoir ainsi examiné l'animal, on doit enlever

les piquants en les grattant fortement avec un mauvais
scalpel sous un courant d'eau, de façon à mettre absolument à nu l'enveloppe calcaire. On peut alors apercevoir quelques autres détails.

Les zones *ambulacraires* et *interambulacraires* o u *anam-*

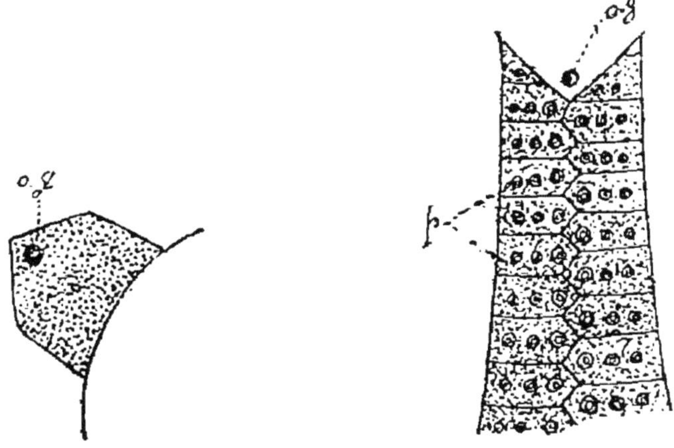

Fig. 268. — Plaque madréporique grossie avec *o, g*, l'orifice
génital.
Fig. 269. — Zone interambulacraire d'Oursin avec *p*. les con-
dyles d'articulation des piquants.

bulacraires sont faciles à voir, et les premières se distinguent des autres, en ce qu'elles sont criblées d'une série
de petits orifices par où passent les ambulacres : il y a
cinq zones de chaque sorte.

A l'opposé du pôle *oral*, c'est le pôle *apical*, où l'on
découvre une plaque centrale (plaque anale) percée un
peu excentriquement d'un orifice, l'*anus*. Autour de
cette plaque centrale, on en trouve cinq autres correspondant aux zones interambulacraires (*plaques génitales*)
percées du côté libre d'un orifice génital. L'une d'elles,
plus grande que les autres, est percée de nombreux petits
orifices, c'est la *plaque madréporique*. Autour de celles-
ci et alternant avec elles cinq autres *plaques ocellaires*

Toutes ces plaques servent à orienter l'animal, lorsqu'il est posé sur le pôle oral.

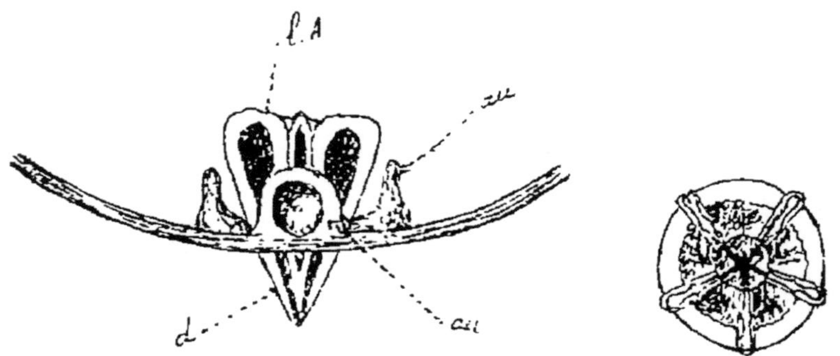

Fig. 270. — Profil de la lanterne d'Aristote, *d*, dents ; *au*, auricules du test.
Fig. 271. — Lanterne d'Aristote vue par sa partie postérieure.

C'est là tout ce que l'on peut voir à l'extérieur et ce que les élèves devront surtout bien étudier, le reste de

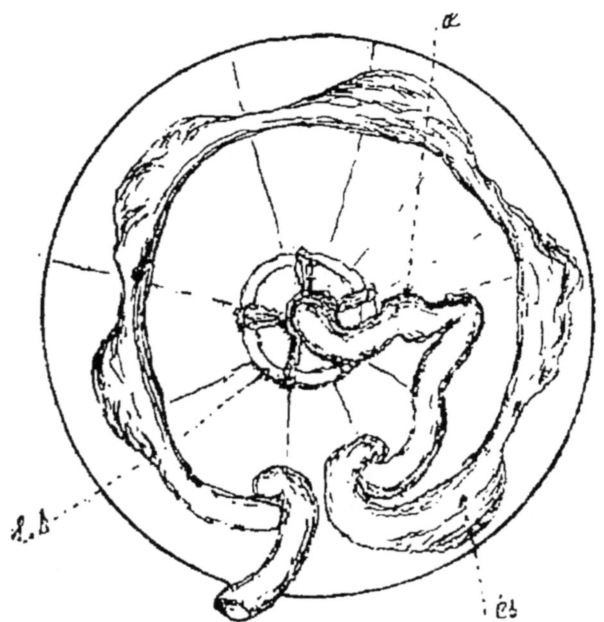

Fig. 272. — Moitié de l'intestin regardant la bouche avec sa portion œsophagienne *œ* ; ses dilatations stomacales, *es*.

l'organisation étant difficile à voir n'a pas pour eux la même importance.

Pour orienter l'animal, on le place sur le pôle oral de façon que la plaque madréporique soit *en avant* et *à droite*; de cette façon la zone ambulacraire immédiatement à gauche marque la région médiane et antérieure.

Pour ouvrir l'animal de façon à ne blesser aucun des organes internes et surtout le tube digestif, il faut une technique longue et difficile, impossible à réaliser dans le cours d'une manipulation; aussi doit-on se borner à couper l'animal suivant son équateur. On aperçoit

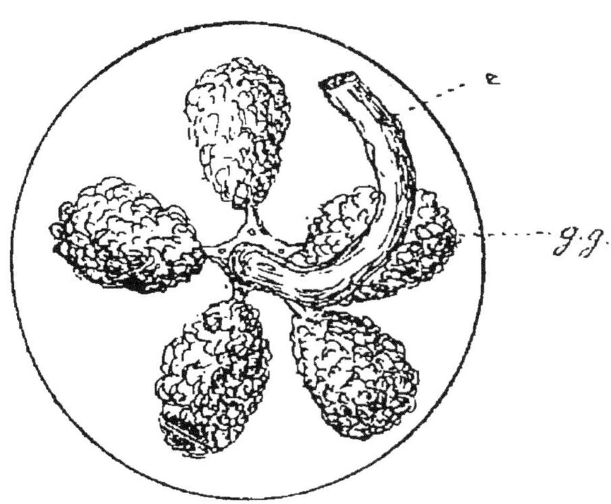

Fig. 273.— Portion terminale de l'intestin; *r*, et glandes génitales. *g*, *g*.

alors cinq paires de grosses glandes génitales et le tube digestif qui décrit plusieurs circonvolutions le long des parois auxquelles il est rattaché par des brides mésentériques. La partie la plus saillante du tube digestif est une sorte de pyramide à cinq faces appelée *lanterne d'Aristote*, qui en forme l'entrée. C'est l'appareil masticateur formé par cinq dents de forme pyramidale et ercées de fenêtres latérales. Ces dents sont unies ensemble par des pièces en Y et mues par des muscles spéciaux qui vont s'insérer sur des sortes d'arceaux calcaires du test, les *auricules*.

Dans l'intérieur on trouve un tube calcaire qui va s'ouvrir à la plaque madréporique, c'est le canal pierreux ou canal du sable.

EMBRANCHEMENT DES ÉCHINODERMES

2ᵉ type : l'Étoile de mer (*Asterancathion rubens*).

Ordre des Astérides.

L'organisation de l'Astérie ressemble assez à celle de l'Oursin. On y trouve cinq bras qui portent, à la partie inférieure, c'est-à-dire du côté buccal, des *ambulacres* et des *pedicellaires*. La bouche ne présente pas de dent.

A la face dorsale on trouve quelques pointes calcaires

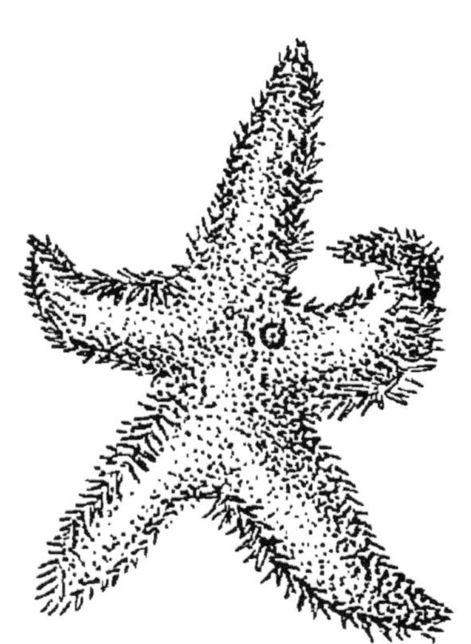

Fig. 274. — Asteracanthion rubens.

non mobiles et à l'angle de deux des bras, une plaque percée d'orifices, c'est la *plaque madréporique* de laquelle part un canal pierreux qui va s'annexer à d'autres organes dans le corps de l'animal.

Au centre et tout à fait dorsalement l'anus. Enfin, dans l'angle formé par les bras, deux à deux, les orifices génitaux.

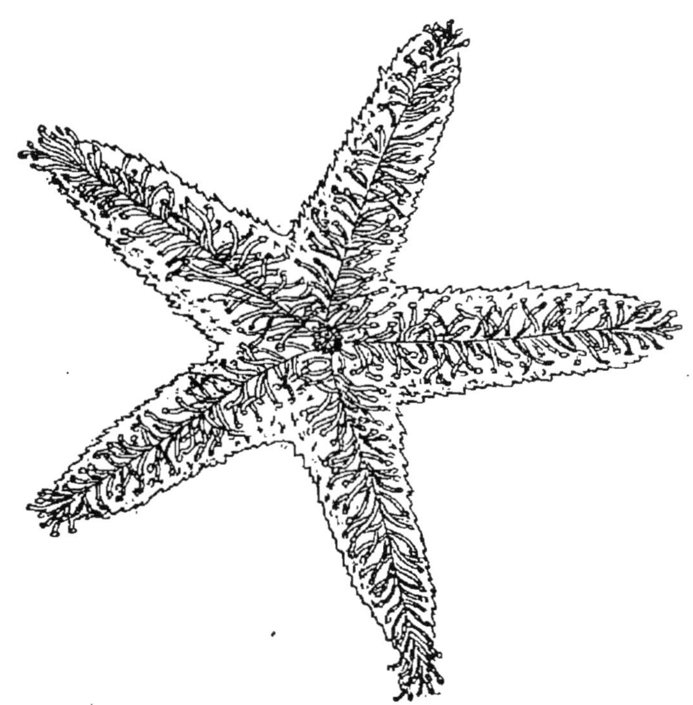

Fig. 275. — Etoile de mer montrant les tubes ambulacraires.

A l'extrémité des bras, on aperçoit un point noir, c'est l'œil. Pour ouvrir l'animal, on doit inciser circulairement la région dorsale, en respectant la plaque madréporique pour ne pas enlever le canal pierreux. On pénètre ainsi directement dans une grande cavité gastrique, d'où part, dans chaque bras, une paire de cæcums hépatiques de couleur jaune orangé.

Tout près de l'anus, on trouve aussi deux petits cæcums rectaux.

Les glandes génitales situées au dessous du foie sont,

où petites et blanches, ou grosses et jaunes, suivant l'état de maturité des éléments sexuels; elles sont faciles à voir.

Enfin tout à fait ventralement et de chaque côté de la ligne médiane des bras, on trouve une série de petites

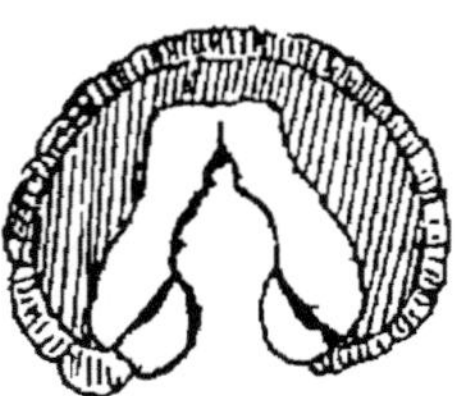

Fig. 276. — Coupe du squelette d'un bras d'Astérie, montrant les pièces calcaires qui le forment.

vésicules (vésicules ambulacraires) dont la cavité est en relation directe avec les ambulacres.

On trouve bien aussi des vésicules plus grandes (v. de Polli), mais nous n'insisterons pas sur ce point.

EMBRANCHEMENT DES CŒLENTÉRÉS.

Les animaux qui composent cet embranchement, sont de formes extrêmement nombreuses et variées et leur étude est, il faut le dire, à peu près complètement impossible par les procédés d'investigation mis en œuvre pour les autres animaux.

Tous ou à peu près tous, sont d'une délicatesse telle qu'il est très difficile de les observer en parfait état; enfin leurs tissus sont tellement fragiles que, pour l'étude histologique, ils doivent être fixés par les réactifs appropriés, aussitôt qu'ils ont été péchés.

Parmi les Cœlentérés, il en est qui habitent le fond de la mer et que, par conséquent, on ne peut se procurer qu'à l'aide de dragages avec des instruments appropriés. Lorsqu'on se trouve au bord de la mer, si l'on a soin de visiter les bateaux de pêche à leur rentrée, on trouve parfois d'assez jolis échantillons d'*Alcyons*, de *Gorgones*,

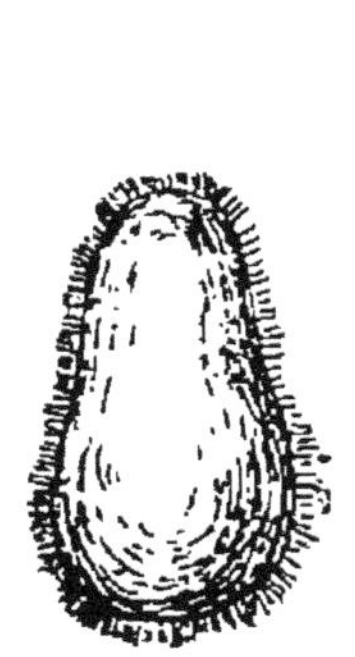 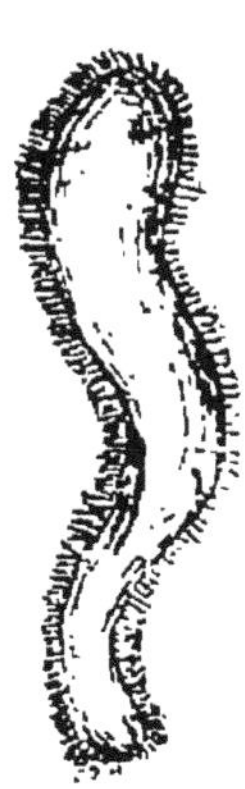

Fig. 277. — Forme larvaire de corail (d'après de Lacaze-Duthiers.)
Fig. 278. — Forme larvaire plus avancée (d'après le même).

de *Corail*, de *Pennatules*, etc.; mais malheureusement, ils arrivent le plus souvent dans un bien triste état et, dans ces conditions, il est impossible de se faire une idée exacte de leur forme.

Les *Actinies* ou *Anémones de mer* sont ordinairement

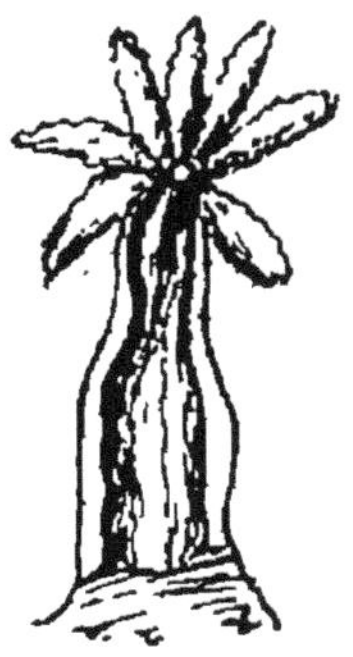

Fig. 279. — Polypier de Pennatule ouvert.

fixées sur le bord de la mer, dans les petites lagunes de peu de profondeur qui s'y rencontrent en abondance.

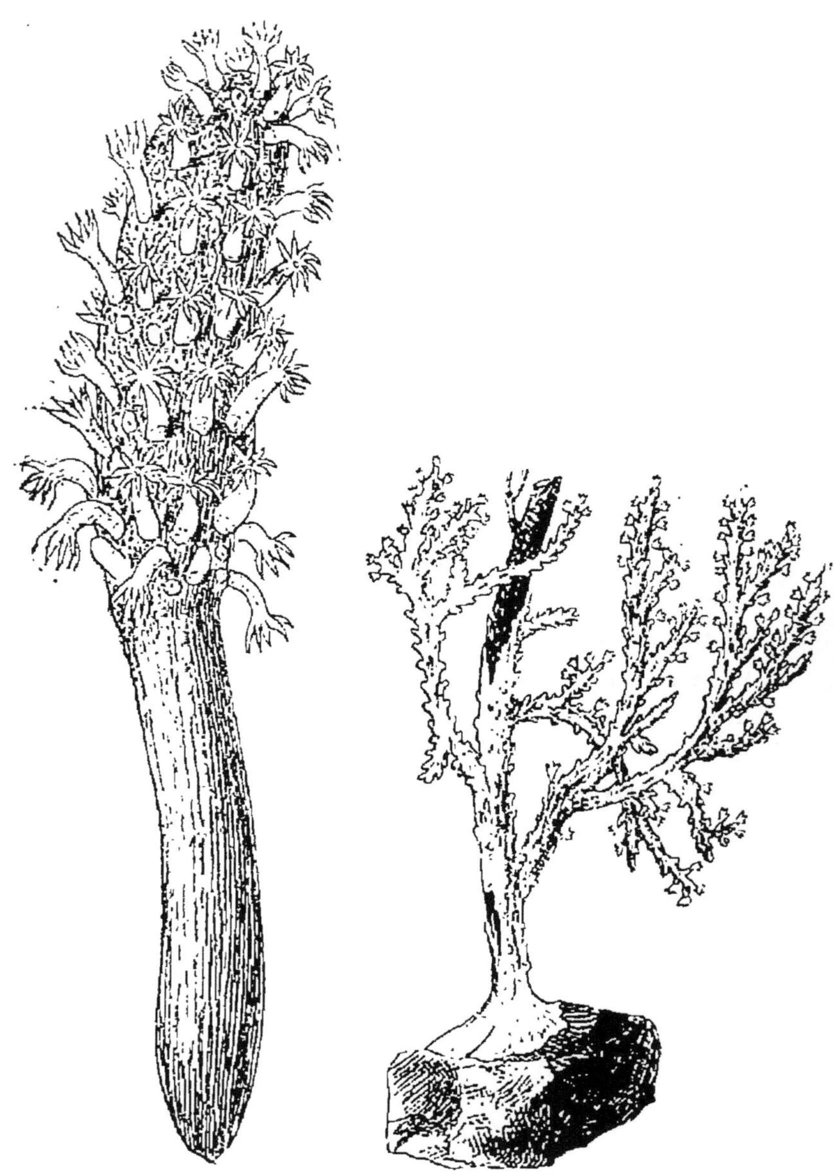

Fig. 280. — Voretillum cynomorium.
Fig. 281. — Gorgonia Verrucosa.

Tantôt elles sont fixées sur des rochers, tantôt sur des cailloux roulés ou des coquilles abandonnées de Mollusques. Il faut autant que possible prendre, en même temps que l'Actinie, l'objet sur lequel elle se trouve fixée, car, si l'on veut séparer l'animal de son support, on risque de le blesser et l'on n'a plus entre les mains qu'une masse gélatineuse absolument informe.

A côté de ces espèces fixées de Cœlentérés, on rencontre de nombreuses formes libres, qui se présentent parfois en quantités innombrables.

Ce sont des espèces pélagiques, d'une extraordinaire fragilité. Leur transparence est extrême, et c'est vraiment un régal des yeux que de les contempler parfaitement vivantes.

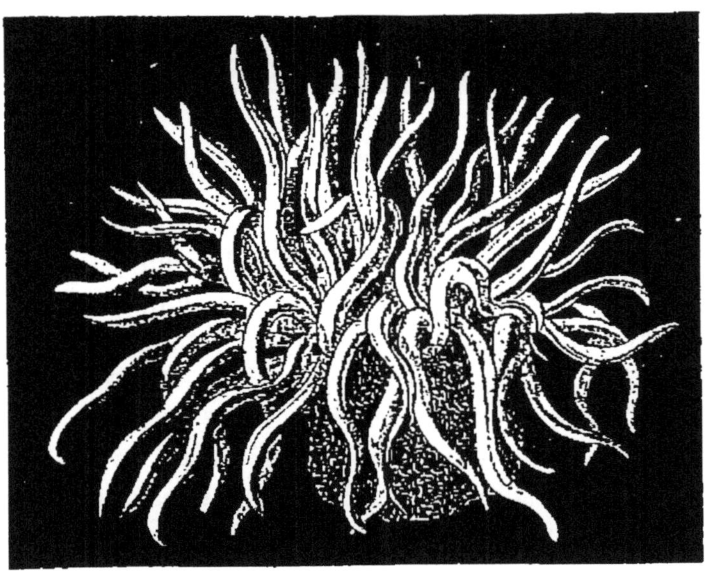

Fig. 282. — Anemonia sulcata.

Après une tempête, quand les vents soufflent du large, pendant l'été, on est à peu près certain de pouvoir en recueillir des quantités plus ou moins considérables.

Pour cela, on prend un petit canot de pêche à bords peu élevés. Deux personnes sont nécessaires, l'une dirige l'embarcation très doucement, tandis que l'autre,

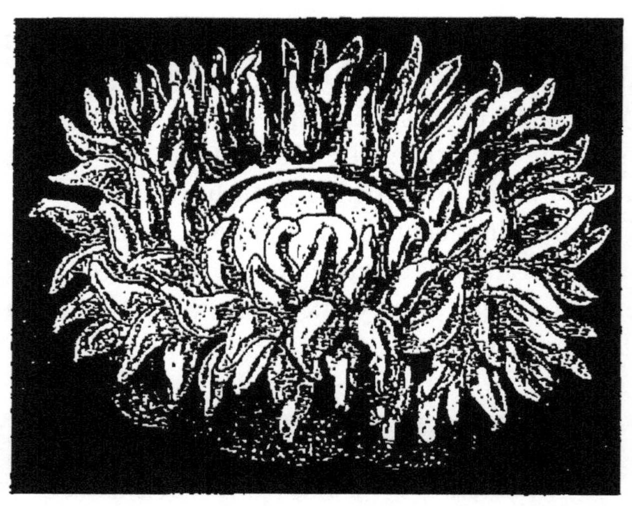

Fig. 283. — Actinia crassicornis.

munie d'un filet troubleau monté à l'extrémité d'une tige de 1^m50 à 2 mètres de longeur, laisse ce filet trainer à la surface de l'eau. De temps en temps, avec beaucoup de précaution, on approche le filet du bord du bateau, et, *sans le retirer de l'eau*, on regarde si on a capturé quelque Cœlentéré. Dans ce cas, on introduit un bocal vide dans le filet même et en se remplissant d'eau, celle-ci entraine les animaux dans le bocal. On peut ainsi prendre toutes les formes pélagiques, *Meduses*, *Béroés*, *Cestes*, *Cydippes*, etc.

Presque tous les Cœlentérés sont marins, mais il est quelques formes d'eau douce et l'une des plus faciles à se procurer est l'Hydre d'eau douce, que l'on rencontre dans les mares et les étangs, fixé le plus souvent le long des plantes aquatiques.

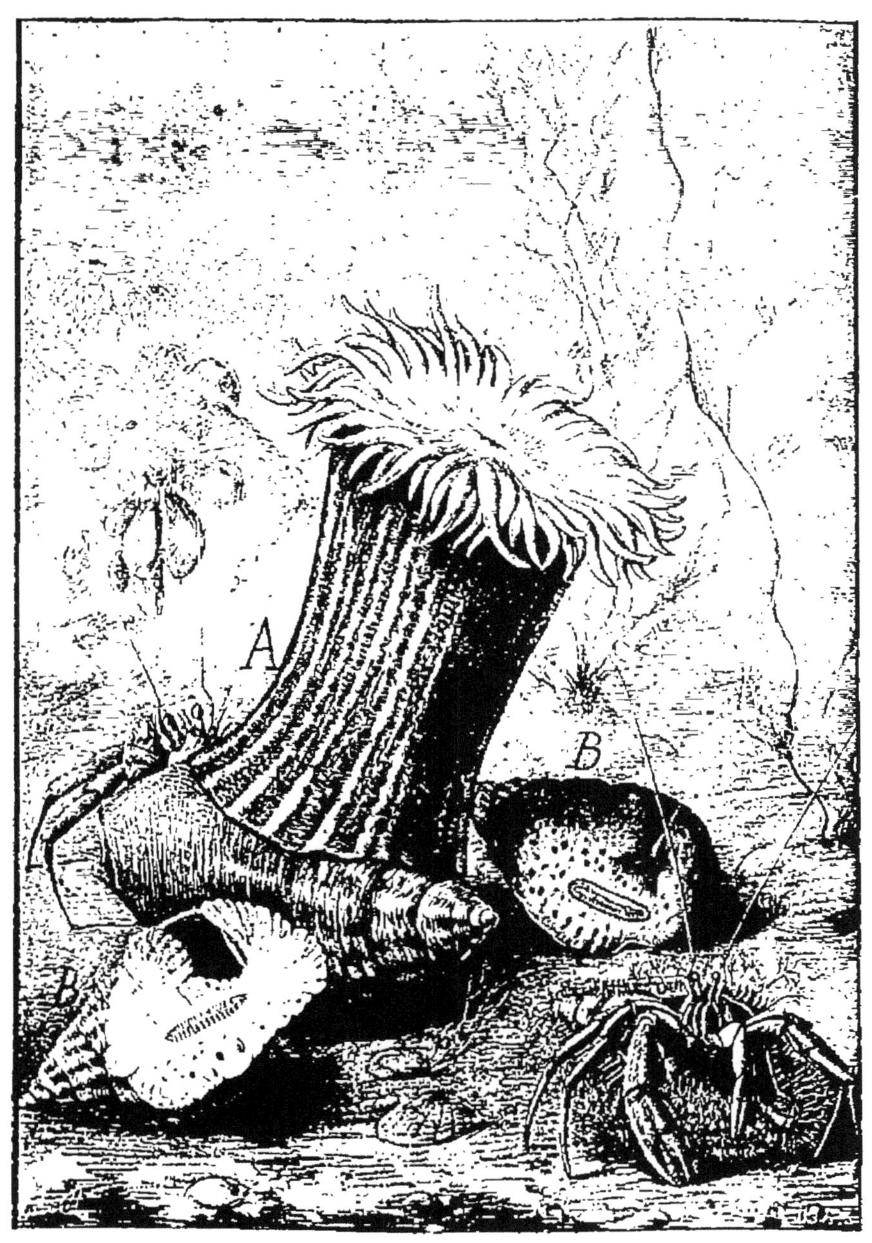

Fig. 284. — A. *Sagartia parasitica*; B. *Adamsia palliata*, sur des coquilles de *Buccinum undatum*.

On met, en général, plantes et hydres dans un bocal et l'on peut à loisir les examiner, car ils peuvent se conserver longtemps en aquarium.

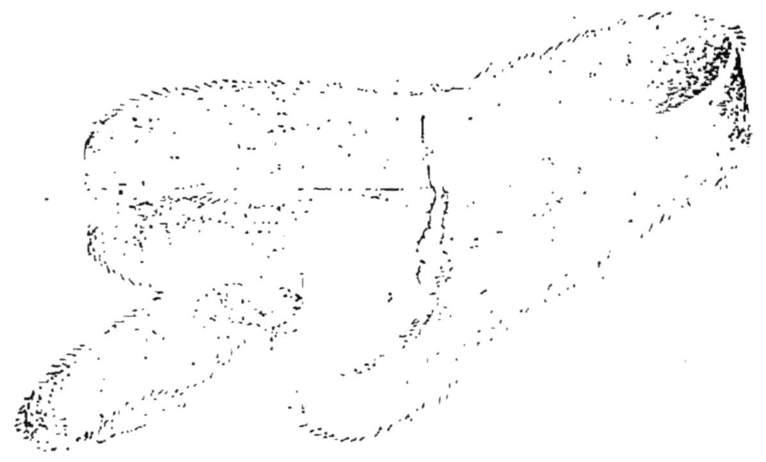

Fig. 285. — Cestum Veneris.

Comme ces formes sont assez faciles à se procurer, ce sont elles surtout qu'il sera facile de montrer aux élèves

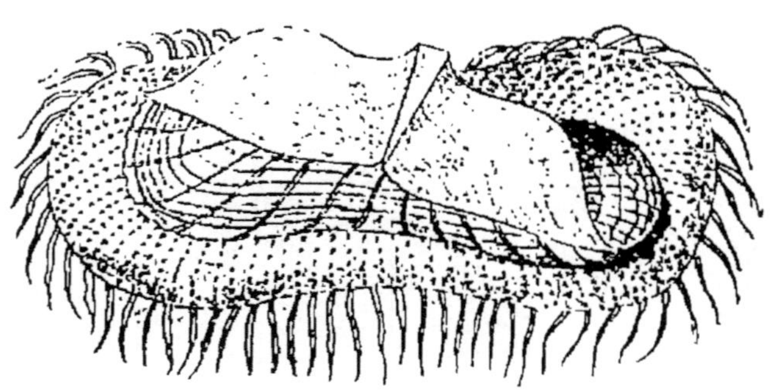

Fig. 286. — Vellela mutica.

dans des laboratoires qui ne sont pas assez voisins de la mer.

L'Hydre noire (*Hydra fusca*) est moins commune peut-être, mais plus facile à observer que l'Hydre verte

(*Hydra viridis*). Le microscope est indispensable pour des observations approfondies sur la structure de ces êtres.

L'Hydre noire est d'assez grande taille, comparative-

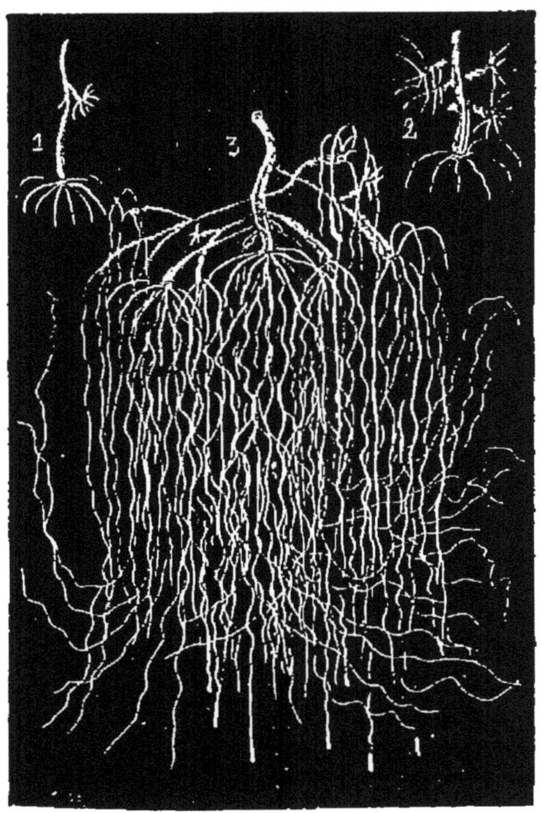

Fig. 287. — Reproduction des Hydres (d'après Perrier).

ment aux autres, et ses bras, sont très longs. Cet animal a été immortalisé par les expériences de Tremblez en 1744.

Tout le long de ses bras se trouvent des séries de petites ampoules qui renferment un appareil urticant servant à l'animal, pour la défense et même pour l'attaque : ce sont des *nématocystes*.

Ces bras sont au nombre de six et, en leur centre, on trouve une sorte de papille perforée : c'est la papille buccale, qui conduit dans une cavité, occupant tout le

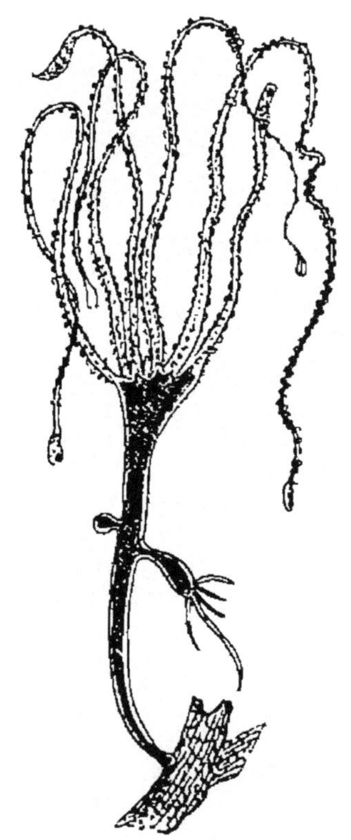

Fig. 288. — Hydre brune avec deux bourgeons.

pédoncule et se prolongeant dans les bras, et qui est la cavité gastro-vasculaire, servant à la fois à la digestion et à la circulation.

Tremblez remarqua que, si l'on coupe une partie quelconque du corps de l'animal, les organes manquants se reforment et régénèrent un animal complet, ce qui veut dire que cet être peut se reproduire par *scissiparité* ; mais ce n'est pas là le cas ordinaire, et le plus souvent il se forme, en un point quelconque du pédoncule, une sorte

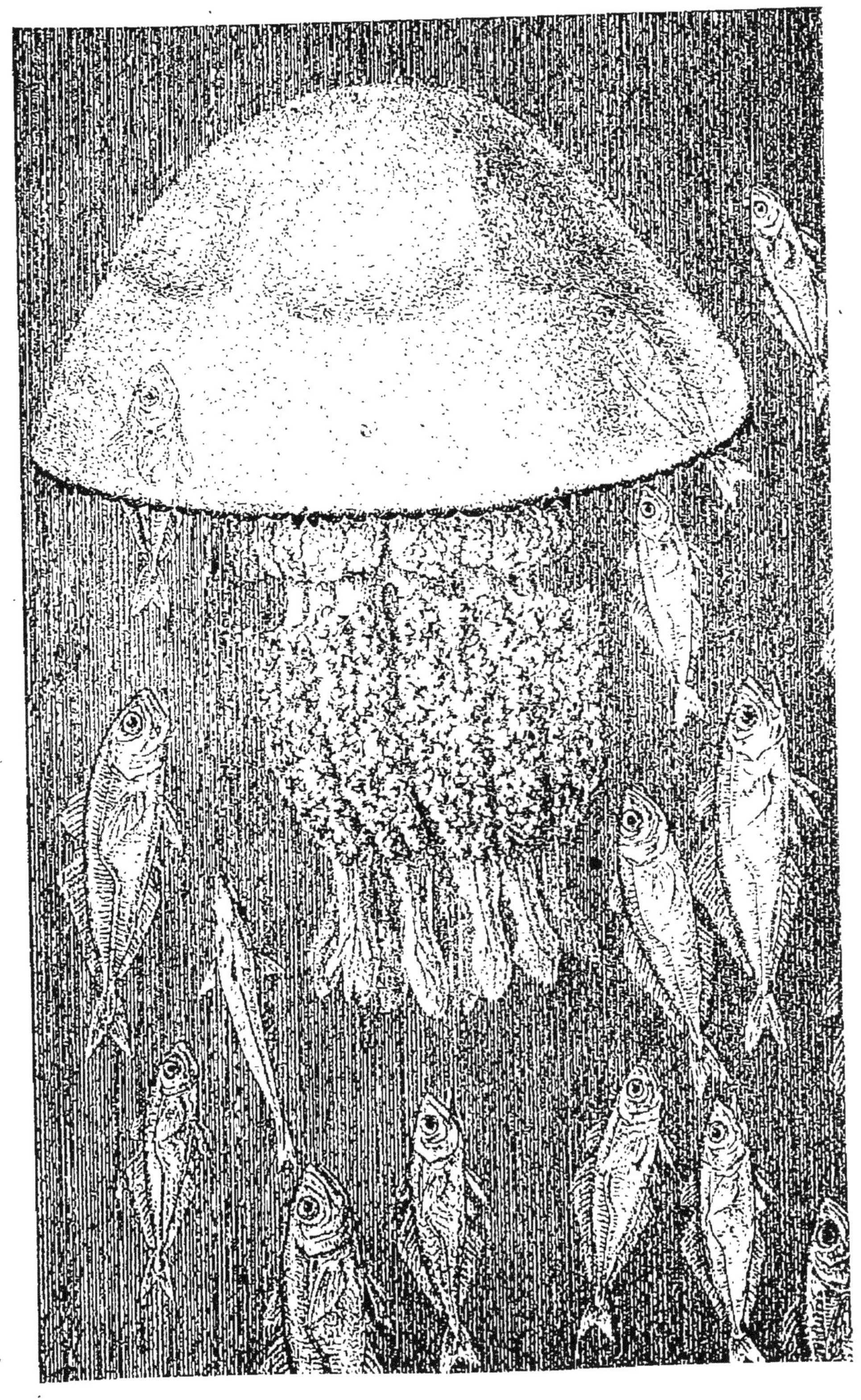

Fig. 289. — Rhysostome de Cuvier, accompagné de jeunes Saurels.

de bourgeon, parfois plusieurs, dans lesquels se déveperont les produits génitaux, œufs ou spermatozoïdes.

La paroi du corps de l'embryon de ces animaux est,

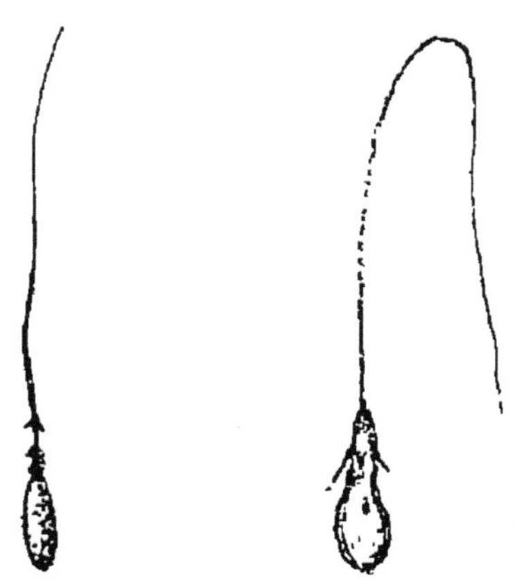

Fig. 290. — Nématocyste de *Coryne fructicosa*.
Fig. 291. — Nématocyste de *Plumularia Similis*.

chose à retenir, formée seulement par deux couches cellulaires, l'une interne (*endoderme*), l'autre externe (*ectoderme*).

EMBRANCHEMENT DES PROTOZOAIRES.

Les Protozoaires étant les animaux les plus simples, c'est par eux que nous terminerons cette courte étude d'anatomie comparée.

Ce sont tous des animaux extrèmement petits et qui, par conséquent, ne peuvent être étudiés qu'avec l'aide du microscope. On a beaucoup écrit sur leur compte et l'on est encore loin d'avoir fini. Leur structure a donné lieu à de nombreuses discussions et l'on a à peine,

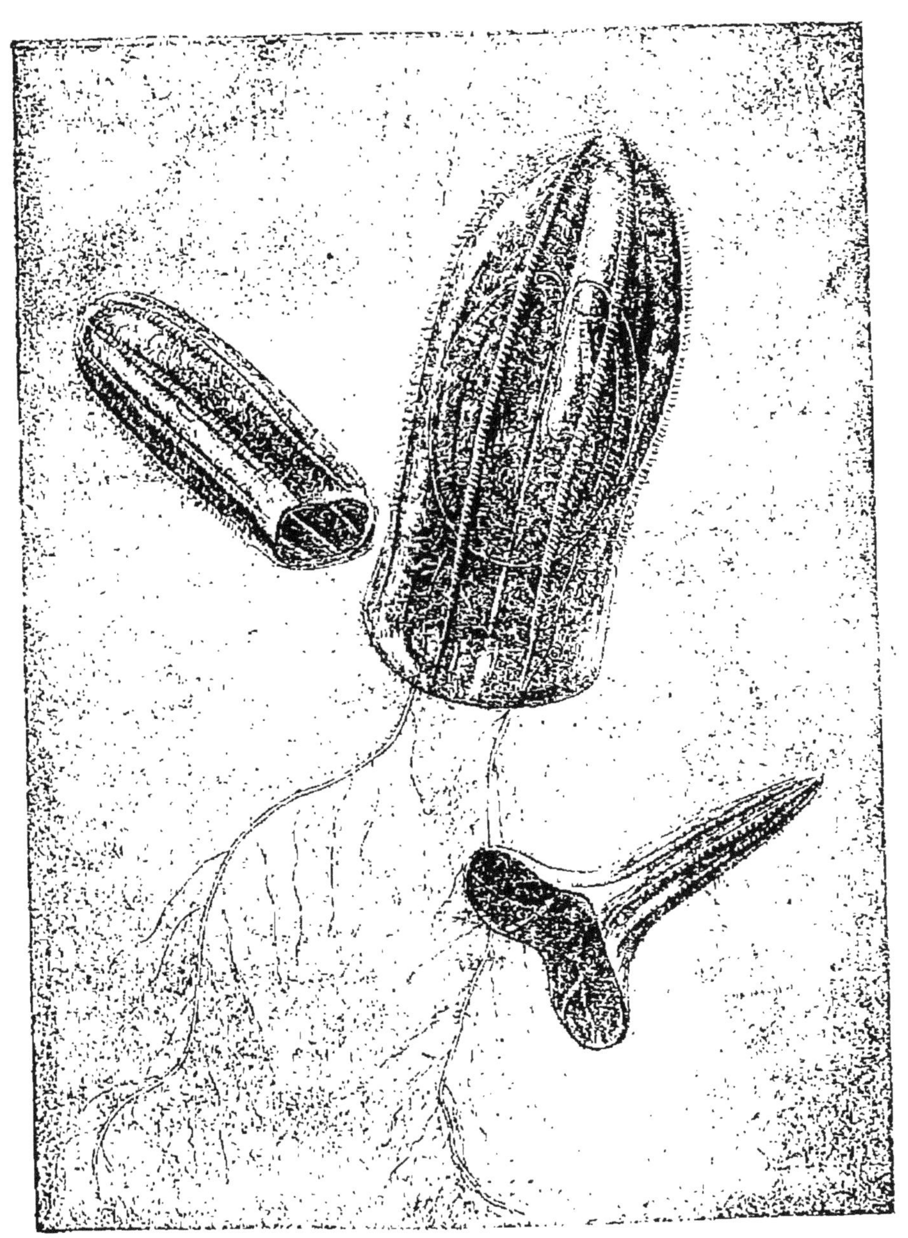

Fig. 292. — Beroé et Cydippe.

Dans l'intérieur d'un Beroé on voit un Cydippe.

aujourd'hui encore, déterminé quelques points de leur organisation.

On comprendra que dans une étude comme celle-ci, il nous soit, par conséquent, difficile d'insister sur ce groupe, peut-être le plus vaste et sûrement le moins connu du règne animal, puisqu'on n'en sait pas encore exactement les limites.

Les Protozoaires sont les êtres les plus répandus, on les rencontre partout, aussi bien dans l'eau de mer que dans l'eau douce, dans les eaux stagnantes, dans les êtres à l'état de putréfaction, dans le fumier, la terre, dans les organismes les plus simples comme dans les plus complexes et jusque dans le sang des animaux.

Ils résistent et se développent là où les êtres plus élevés ne peuvent vivre; ils se plaisent, semble-t-il de préférence, dans ces endroits interdits à tout autre organisation que la leur.

Ils résistent à une forte chaleur comme à une température très basse.

Placés dans des conditions défavorables de vie, ils semblent devoir succomber, mais dès que d'autres conditions plus favorables surviennent, ils paraissent doués d'une vigueur nouvelle et d'une puissance de reproduction inconnue chez les autres animaux.

Il est impossible de donner même une simple idée des principaux types de Protozoaires.

Nous nous bornerons à indiquer quelques espèces, les plus vulgaires, et que l'on est appelé par conséquent à rencontrer le plus généralement.

On peut les observer soit à l'état vivant, soit morts, mais dans ce cas fixés à l'aide de réactifs appropriés.

Il faut dire que les deux modes d'observation sont nécessaires, en effet : à l'état vivant, on peut étudier le mouvement des *flagellum* ou des *cils vibratiles* qui sont les organes locomoteurs, l'ingestion de corps étrangers et le mouvement des *vésicules contractiles*, ainsi appelés, parce que, si on les examine attentivement, on les voit se dilater peu à peu, et de plus en plus, puis tout à coup, brusquement, se contracter de façon à reprendre leur volume minimum, pour recommencer ainsi une série de dilatations lentes, suivies de brusques contractions.

Pour les examiner ainsi, on prend à l'aide d'une pipette, un peu d'eau où ils vivent et on en laisse tomber une goutte sur la lame de verre qui doit servir à l'observation.

On peut examiner directement cette goutte de liquide en ayant soin de l'étendre un peu sur la lame pour éviter une trop grande réfringence. De cette façon, on les voit aller et venir rapidement dans le milieu liquide. Pour les immobiliser, on n'a qu'à recouvrir la gouttelette à l'aide d'une lamelle couvre-objet, en ayant soin de la déposer avec précaution. De cette façon, les animaux ne sont pas écrasés, mais deviennent à peu près immobiles, tout en restant parfaitement vivants.

Il est ainsi assez facile d'observer le jeu des cils vibratiles et celui des vésicules contractiles,

Quant à l'ingestion de matières solides, elle est encore facile à voir, à la condition de mettre sur le bord de la lamelle un peu de poudre colorée en rouge ou bleu par exemple. Cette poudre se mélange à l'eau et les mouvements des cils forment des courants qui entraînent ces poudres au niveau de la bouche, d'où elles pénètrent dans des sortes de *vacuoles digestives*.

Les Protozoaires que l'on rencontre le plus ordinairement sont des *Infusoires*.

Ils vivent aussi bien dans l'eau de mer que dans l'eau douce, mais toujours dans des eaux stagnantes et croupissantes. On n'a qu'à recueillir dans un bocal de l'eau dans laquelle on place des débris trouvés dans cette eau elle-même, et au bout de quelques jours, les Infusoires sont en quantités innombrables, il est alors facile de les étudier.

Parmi les espèces les plus communes, il faut citer le *Stylonichia Mytilus*, ainsi appelé à cause de sa forme générale, qui ressemble un peu à celle d'une moule.

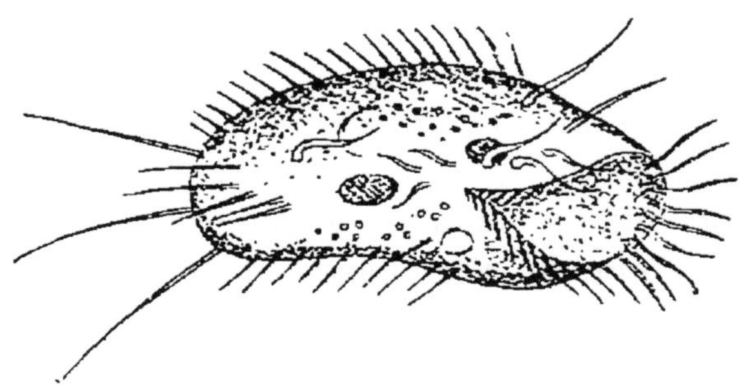

Fig. 293. — Stylonichia mytilus.

C'est certainement une des plus grandes espèces connues, elle se rencontre dans l'eau croupissante des marais.

Dans les fossés qui bordent les routes ainsi que dans les mares, on rencontre très souvent un autre Infusoire assez facile à observer, c'est le *Paramæcium Aurelia* Cet être est entièrement cilié et présente sur le tégument des sortes de bâtonnets qui servent d'organes urticants.

D'autres Paramæcies se rencontrent à côté de cette première forme, par exemple le *Paramæcium bursaria*, enfin d'autres sont parasites dans l'estomac ou l'intestin de l'homme (*P. Coli*).

Nous en resterons à ces deux principales espèces; nous recommandons cependant au lecteur désireux de pousser plus loin l'étude des Protozoaires, le volume de M. Albert Granger que viennent de publier les Fils d'Émile Deyrolle et où ces questions purement zoologiques sont poussées beaucoup plus à fond.

Si l'on veut étudier les Protozoaires morts, de façon à se rendre compte de la structure fine de l'animal, il est

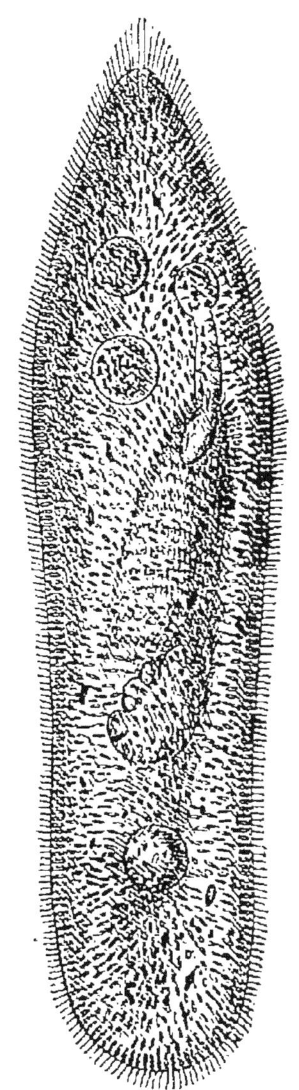

Fig. 294. — Paramæcium Aurelia.

de toute utilité de fixer et de colorer la préparation. On peut fixer, soit par les vapeurs très légères d'acide

17

osmique et colorer au carmin ou simplement par une trace d'une solution alcoolique de carmin qui a l'avantage de colorer et de fixer en même temps. Dans ces conditions, on aperçoit très facilement le noyau plus coloré que le reste du corps de l'animal.

TABLE DES MATIÈRES